AI ファースト・ヘルスケア

医療現場における AI アプリケーションの利用

Kerrie L. Holley、Siupo Becker, M.D.　著

木村 映善　監訳

岡 響　訳

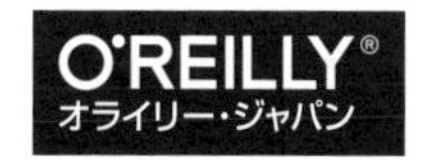

AI-First Healthcare

AI Applications in the Business and Clinical Management of Health

Kerrie L. Holley and Siupo Becker, M.D.

Beijing • Boston • Farnham • Sebastopol • Tokyo 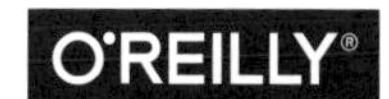

監訳者まえがき

『データ匿名化手法』に続いて監訳のご縁を頂いた。原題『AI-First Healthcare』は、AIの中核的技術である機械学習の委細には触れず、医療（制度）・人とAIの関係性に焦点を当てて解説しており、巷に溢れている機械学習関連の書籍とは一線を画した内容となっている。2022年現在もAIに関する研究の隆盛はとどまるところを知らない。一方で、AIと現実世界をどのように融合、運用させていくべきかについて、我々は社会の幅広い構成員によって議論すべき時期に移行しつつあると思われる。そのような時代的潮流にあって本書籍が先導的に果たす役割は大きいと思われ、日本の皆様にも紹介したいと思っていたため、この話を頂いたときには喜んでお受けした。

どのような「世界」が来るのか、その「世界」に到達するためにはどのような道のりを歩いて行くのか、という未来予想図とその地点へ到達するための地図を共有していくことが、非常に重要だと感じている。本書は米国の医療制度を念頭において書かれているので、必ずしもわが国の状況とは合致しないだろうが、我々なりの未来予想図や地図を描くための洞察を提供してくれるものと思う。

私が専門としている医療情報学という学問は、医療分野において人・モノ・情報を、最適な時期に必要な資源・場所に提供することを追求するロジスティクスの学問である。従って、医療情報学の黎明期は医療機関内の部門システム間の連携や医師個人の知識を支援するというところからスタートしたが、インターネット、モバイルデバイスの普及により、医療機関を越え、医療従事者を越え、患者個人へと到達しつつある。つまり「医療（Medical）」から「健康（Health）」そして、「個別化（Personal）医療」と範囲が広がっていった。ネットワークの拡大とデータの流通可能性の向上の現象は「ビッグデータ」とひとまとめに説明されている。しかし、ビッグデータは研究者や顧客サービスに活用したい企業の所に留まっていた。そこへIoTの登場により、個人から発するデータがリアルタイムに収集され、AIによって人間を介することなく膨大なデータが処理され意思決定支援を研究者・行政・企業レベルから個人レベルまでに引き下げることを可能にしつつある。それゆえ、医療情報学の研究者として、患者個人を最終的にはサポートしたいという本来の動機に直結できるような形で貢献できるようになりつつあることを嬉しく思う。やはり、人間は自分が係わっていることがどのような結果につながっているかというのが直接見えないと不安になりやすいようである。

まさしく我々は、AIが機械・電気・インターネットに続く汎用的技術となり社会に広がる光景を目撃しつつある。その中にあって、人々が安寧な生活を送れるように、AIの導入と社会の制度設計、環境の変化を融和的に進められるよう、社会に対する自らの社会的立場に対して自覚し、現実世界に主体的に参加していくという態度（アンガジュマン）がますます重要なものとなると思う。そのような方々のために本書が何らかの示唆を提供することを願うものである。

前回の『データ匿名化手法』の監訳を共に行った魔狸先生は、現在首都圏で総合内科医として非常に多忙な日々を送られている。今回の監訳に携わることは叶わなかったが、本書における臨床的な記述についてレビューしていただいた。臨床の世界で真摯に働かれており、いつも私に啓発いただいている魔狸先生に感謝と賛辞を述べたい。

また諸般の事情により、本書は当初より困難な行程であった。家族サービスや習い事の送迎の合間にノートパソコンを開いて作業をしている父親を生暖かく見守ってくれた子どもたち。寝かしつけのために絵本を読むとそのまま入眠するリスクが非常に高いため、読む絵本の冊数のディスカウントに理解を示してくれた末娘。そして生活諸般にわたり、常に寄り添ってくれた妻に感謝を捧げたい。

木村 映善

まえがき

人工知能（AI）、機械学習、深層学習、自然言語処理などAIを取り巻く技術などについて解説している本を集めると、図書館を埋め尽くせるほどです。さらに増え続ける記事、ビデオ、ブログまで合わせるとコンテンツに事欠くことはないでしょう。医師、コンピュータ研究者、技術者、医療従事者、哲学者、そしてジャーナリストがAIに関するさまざまな問題や課題に取り組んでいます。

しかしながら、医師と技術者の両方の視点からAIを論じた書籍は見当たりません。本書は医師と技術者がともに歩み、AIの可能性を議論しながら医師、IT技術者、利用者、経営者、ビジネスのステークホルダーのためにAIを解説した1冊です。私たちが目指すのは、AIがもたらす医療の改善の可能性を理解していただくことです。

この大きな可能性を語る上で、AIへの畏敬の念を持ちつつも、読者の理解が今日のAIの現実をしっかり踏まえたものになるよう心掛けました。本書が、神話と現実の違いを理解するための一助になれば幸いです。それはさておき、**1章**では、読者にモデル、アルゴリズム、ニューラルネットワークなど、線形代数やコンピュータサイエンスを勉強しなくても、AI関連の用語に親しんでいただけるように配慮しました。

2章では医療従事者と技術者が協力し、人間中心の設計を統合し、AIが良いことをするために使用されることを保証するスマートシステムを構築することについて解説します。**3章**は、AIがセンシング、モニタリングと組み合わさることで、インテリジェントデバイスが大きく発展・拡大し、個別化医療を促進するための比類のない機会をどのように提供するかを理解するのに役立ちます。**4章**ではDX（デジタルトランスフォーメーション）とAI、及びDXのためのAIの有用性について解説します。

5章ではAIを活用することによって医療の無駄を省き、医療過誤を減らすことについて取り扱います。**6章**では医療の4大目標に大きな影響を与えるAIソリューションを紹介します。**7章**では、AIがもたらす恩恵を単独の事例のみならず大規模に実現するためのロードマップを提供します。

私たちの生活の多くの場面に影響を与えるため、医療に高い関心がよせられています。COVID-19のパンデミックは、医師や医療現場の方たち、患者を苛立たせるような拙いシステムの問題を露呈させました。"銀の弾丸"、"即効薬"、"万能の解決策"はありませんが、AIで医療を変革できる可能性は今ならあり得ます。私たちは、本書がAIを活用して、誰もがより良い医療を受けられるようにするための組織の青写真を提供できることを願っています。

意見と質問

本書の内容については、最大限の努力をもって検証、確認していますが、誤りや不正確な点、誤解や混乱を招くような表現、単純な誤植などに気づかれることもあるかもしれません。そうした場合、今後の版で改善できるようお知らせいただければ幸いです。将来の改訂に関する提案なども歓迎いたします。連絡先は次の通りです。

株式会社オライリー・ジャパン
電子メール　japan@oreilly.co.jp

本書のウェブページには正誤表などの追加情報が掲載されています。次のアドレスでアクセスできます。

https://www.oreilly.co.jp/books/9784814400034/
https://oreil.ly/ai-first-healthcare（英語）

オライリーに関するそのほかの情報については、次のオライリーのウェブサイトを参照してください。

https://www.oreilly.co.jp/
https://www.oreilly.com/（英語）

謝辞

O'Reilly Mediaのコンテンツデベロップエディターであるメリッサ・ポッターによる編集、提案、そして思慮深いコメントに感謝します。彼女は私たちが執筆できるように常に寄り添い、私たちがこの本を執筆している過程での彼女の忍耐と洞察は非常に貴重なものでした。メリッサとの毎週のミーティングがなくなるのは寂しい限りです。

また、『AI-First Healthcare』（本書原題）のコピーエディターを務めていただいたアーサー・ジョンソンにも感謝します。このトピックを理解し、私たちの調査を検証してくれただけでなく、この本を非常に良いものにしてくれました。

本書のレビューに時間を割いていただいた方々にも特別の感謝を捧げます。ギャリー・チョイ、ドミニク・ダーレム、トーマス・デイヴンポート、カーリー・エカート、ジュン・リー、そしてバラス・ラムサンダーの思慮深いコメントは本書に大きく貢献しました。

ケリー・ホリー

このプロジェクトでシウポ博士とともに働くと、まるでドリームチームの一員になったような気分になります。医療現場や課題に対する彼女のリアルな視点は、技術の未来像を生き生きしたものにしてくれました。

1年を通して週末の作業に取り組ませてくれた妻のメロディー・ホールデン・ホーリーのサポートがなければ、この本は完成しなかったでしょう。発展途上国の女性の健康に貢献する彼女の非営利活動は、医療の行き届かない地域における多くの問題について私に啓発を与えてくれました。さらに、毎週支えてくれた我が子、キール・ホーリー、ヒューゴ・ホーリーの助けにも感謝しています。いつまでも楽観的なアリーヤ・ホリー、そして思慮深い会話をしてくれたリーシー・ホールデンに感謝します。私はこの本が、長男であるキールにとって、医師になるという目標に到達するためのヒントになることを願っています。そして、Zoom越しに多くの笑顔で元気づけてくれた妹のリタ・オルフォード、姪のテレッサ、甥のディオン、ハーバート、ハワード、マーカスにも感謝します。

自身のエピソードを共有してくれたベサニー・コリンズにも感謝を申し上げます。

AIについて、私に多くの知識や見識を与えてくれた同僚たちに感謝をします。ギャリー・チョイ医師、ドミニク・ダーレム博士、サンジーヴァ・フェルナンド、スティーブ・グラハム、ガリナ・グルーニン、ラヴィ・コンダダディ、ダン・マクレーリー、マーク・ミゲリアン、ディマ・リケシュ博士、ヴァーノン・スミス医師、そしてジュリー・チュー。

フェイフェイ・リー博士、同じくアンドリュー・ムーア博士にも感謝を捧げます。AIや医療についての議論を重ねる中で、彼らが知っている以上のことを教えてくれました。

最後に、私の子ども時代の恩師であり教育者であるスー・ダンカンと、シカゴのスー・ダンカン児童館での彼女のライフワークに捧げます。そして、毎日会いたいと思い続けている、私の亡き兄妹、ローレンス・ホリーとリネット・ホリーに捧げます。

シウポ・ベッカー

まず本書の作成にあたって私にパートナーを依頼してくれたケリー・ホリーに深い感謝を申し上げます。あなたはこれまでも、そしてこれからも特別な友人であり、同僚であり続けます。

メリッサ・ポッターには多くの感謝と称賛を送ります。私たちのコンテンツデベロップエディターを務めてくださり、彼女なしにはこの本が世に出ることはなかったでしょう。さらに、本書の執筆期間中サポートをしてくれた夫のトム、そして仕事に集中できるようすべての家事を引き受けてくれたフロリンダとニール・デロヤにも感謝を捧げます。そして最後になりましたが、親愛なる読者の皆様、急速に発展する医療におけるAIの分野にご関心をお寄せいただき、ありがとうございました。皆様のご健勝をお祈りいたします。

はじめに

世界各地で医療システムは、医療サービスへのアクセスの欠如、コスト、無駄、高齢化などの大きな課題に直面しています。コロナウイルス（COVID-19）のようなパンデミックは医療システムに多大な負荷を発生させ、防護服が不足し、不十分または不正確な検査、医師への過剰な負担、不完全な情報共有など重大な影響をもたらしました。さらに重要なことは、COVID-19や1980年代のHIV（ヒト免疫不全ウイルス）の出現が招いた医療の危機は、医療制度に欠陥があるという厳しい現実を浮き彫りにしているということです。私たちは、医療の危機を通して浮き彫りになった下記のような現状の問題から、ケアシステムや医療制度のバックオフィスのあり方について見直しを進めていかなければならないでしょう。

- 医療サービスへのアクセスの格差
- 必要に応じた医療サービスの供給能力の不足
- 高いコストと価格の透明性の欠如
- 著しい無駄
- 分断化・孤立化した支払機関と医療機関のシステム
- 非常に利便性の低い医療サービスと貧弱な顧客体験
- 1960年代から進歩していない診療記録の管理
- 先進的技術の導入の遅れ
- 吸収すべきデータが多すぎて最新の医療知識の維持ができず、医療従事者が燃え尽き症候群に陥る

これらの問題は相互に依存しており、医療分野は非常に複雑な構造をしているものだと誤解してしまいがちです。しかし、実際には医療分野自体が複雑なわけではな

く、複雑になってしまったシステムを通して届けられているという現実を認識しなければなりません。つまり、優れた医療を提供すること自体が困難なのではなく、より複雑でない医療システムを構築して、より良いケアを提供し、医療システムがすべての人のためにうまく機能するようにできる可能性があるのです。AI（Artificial Intelligence：人工知能）は医療システムの簡素化に貢献し、ケアのためのインテリジェントシステムを構築するための重要な手段であるべきです。COVID-19の危機は、診断や治療の意思決定支援から接触者の追跡に至るまで、AIを適用できる機会があることを提示しました。

私たちは、AIは機械学習と同義だと考えがちです。そのため、ケア提供のプロセス、構造、経験、パターンを配慮した完全なAIシステムが機械学習や自然言語処理などのモデルによって実現し得ることについてはあまり考えていないようです。このように問題を整理することで、機械学習モデルだけではなくAIシステムを開発し、医療のエコシステムに関わるすべてのステークホルダーにとってストレスのない卓越した体験[†1]を提供し、シンプルでありながらインテリジェントかつ堅牢なシステムを作り上げるための工程を理解し準備することができます。このような理由から、私たちは本書を機械学習についての説明に焦点を絞ることなく“医療にAIを導入する入門書”として書き上げました。各章において、AI自体に焦点を当てるのではなく、医療におけるすべての活動の中心にAIを据える方法について少しずつ理解を深められるようにしています。これが「AIファースト[†2]」の意味するところです。本書で提示する議論の多くは野心的で熱意に溢れたものでありながら、現実に立脚したものとなっています。

銀行、小売、自動車、ハイテク、その他の業界において、すべての問題を解決する単一のテクノロジーが存在しないのと同様に、医療の問題を解決する魔法のようなソリューションやAIは存在しないのです。今の医療システム[†3]は非常に複雑化しており、その構造や機能を刷新する試みは何度も失敗しています。複雑になってしまった医療システムを修復することが正しい答えではないかもしれません。代わりに、私たちは医師、看護師、医療従事者、患者、医療機関にとって役立つように、すぐに使え

†1 ［監訳注］原書では「frictionless experiences」。直訳すると「摩擦のない体験」だが、日本では馴染みのない表現であり、「ストレスの少ない体験」という表現が近いと思われる。

†2 ［監訳注］原題は『AI-Frist Healthcare』。

†3 ［監訳注］本著でいう「医療システム」とは電子カルテ等の医療情報システムのことではなく、保険会社、支払機関、医療従事者などのステークホルダーで構成される社会的環境を指している。米国では、保険の適用下に治療を受けたい場合は、保険会社が契約している系列医療機関でのみ受診が認められている。日本のように受診する医療機関を自由に選べるわけではない。

るツール、快適なユーザー体験、そしてデータを扱うインテリジェントシステムなどの構築方法を見直すことを提案します。

今日、AIは、がんの発見、眼の疾患の診断、異常な画像所見の特定、うつ病やアルツハイマーの早期発見などさまざまな専門分野のツールやプロセスに役立てられています。インターネットやウェブサイトの変遷、モバイルアプリへの移行を伴うモバイル端末の普及について考えてみてください。今や、私たちはAIによって、音声のような人間に元々備わった自然なインタフェースの様式を受け入れています。人々が機械とどのように接するかという体験は、基盤となるシステムとともに変化していくはずです。医療におけるさまざまな状況や役割にAIを適用することによって、消費者、医療従事者、支払基金[†4]にかかわらず、利用者にとってより統合され、シンプルで使いやすいシステムを構築できるようになるでしょう。

私たちの主張は以下のいくつかの基本的な考え方に基づいています。

- AIシステムは日々、継続的に改良されている
- AIシステムとツールは十分なサービスを受けていない人々への医療提供を加速させる唯一の方法となるかもしれない
- AIシステムは自分自身を説明し、ユーザー体験が時間経過とともに向上するにつれて、より信頼しやすくなる
- AIシステムは1人の医師に何百万人の医師に相当する経験を与える
- AIはモバイル端末と同じように、2010年以降に生まれた子どもたちの生活の一部となる

さまざまな医師の失敗や成功の経験を学びとし、標準治療やベストプラクティスの一部としていかねばなりません。医師は他の医師や研究調査、製薬会社や医療機器メーカー、そして自身の患者に対する成功や失敗例から学びます。医師たちの失敗が発覚し、時には実際に患者の不利益につながることもあります。こういった学習は人間の本性を反映させたものであり、医師であっても脳や人間の生来的な学習能力が持つ限界と無縁ではいられません。問題なのはこういった事例的な経験の積み重ねが医療従事者にとってのバイアスや制約になってしまうことです。実際、医師の中には、

†4 ［監訳注］支払基金は、保険者の委託を受けて、医療機関から提出された診療報酬請求が正しいか審査した上で、承認されたものは保険者に医療費を請求し、受け取った医療費を医療機関に支払う業務を実施する機関のこと。診療報酬請求の審査は医学や複雑な保険上の規則に通じていることが求められるため非常に専門性の高い業務である。

研究に裏付けられたエビデンスや何千人もの患者から得られたアウトカム[†5]に反しているにもかかわらず、自身が経験した症例や過去の経験に基づいて、ある診断が正しい、あるいは、とある治療法が有効であると思い込んでしまうことがあります。時には医師が単純に、新しい治療法やより優れた診断方法に関する研究やエビデンスを知らないだけということもあります。現在の医療現場では、診療報酬を最大化するために、できる限り多くの患者を診ることが求められています。そのため、医師は患者のアフターケアに取り組む時間はほとんどなく、ましてや医学の進歩に関する最新の知識を身につけることなどできません。しかし、今日の医師は、何千ものコホートの経験やベストプラクティスに直接アクセスできます。もうベストプラクティスが標準治療として体系化されるのを待つ必要はありません。AIを用いれば、こういった取り組みを1人の医師や研究機関が単独で取り組むよりもより早いスケールで活動することができるのです。

「私の経験によれば、この治療法は効果があります」と医師が意見を押しつける時代は過ぎ去りました。これからは「私の経験に加え、何十万人もの患者や他の医師、臨床研究から得られた経験が、私がこの治療法を実践すべきだという確信を私に与えてくれています」と説明すべきでしょう。しかし、何十万もの臨床研究の知識や、何十万もの患者の治療の経験、何千何万人もの医師の経験の集合知を、医師が自由に指先で操作できるようにするにはどうしたらよいでしょうか？　これにはテクノロジー、AIが必要なのです。人間である医師は自身の認知的・文化的バイアスに影響されますが、医療従事者らの知識ベースにAIが技術的なイコライザー（均一化）を提供することで、そういったバイアスの影響を最小限に抑えることができるでしょうし、もしかしたら排除することもできるかもしれないのです。

AIはベストプラクティスや集合知、何十万もの医師の経験を、これまでのどの技術よりも迅速に、どの医師の目の前にも届けることができるように進化させることができます。しかしこれを現実のものとするためには、AIが私たちの医療エコシステム全体に組み込まれ、電気のようなユビキタスな存在となり、すべての医療従事者の診療やスキルを底上げするために利用、拡大できるようになる必要があります。これが私たちが「AIファースト」という言葉を使う理由でもあります。AIが最も差し迫った問題の解決に真に貢献していくためには、機械学習モデルだけでなく、全体的でインテリジェントなシステム、つまり「AIシステム」と呼ばれるものをどのように開発し

†5　［監訳注］医療における「アウトカム」とは治療や検査を行った結果、得られる患者の状態変化を指しており、良い結果も悪い結果も含まれる。

ていくかを考えなければなりません。機械学習、コンピュータビジョン、自然言語処理、アンビエントコンピューティングなどによって実現可能になる、診断、治療、ケアの提供パターンを含む構造とプロセスについて考えなければならないのです。

私たちのAIファーストの旅路はAIを解説する章に始まり、AIシステムを医療の現場に大規模に具現化する方法を説明する章で締め括られます。

1章　AIの神話と現実

AIファーストの意味を理解するためには、まずAIとは何か、AIでないものは何かを理解しなければなりません。AIの神話と現実を探り、現状どこまで何が達成可能であるのかを把握する必要があります。多くの逸話にはひとかけらの真実があるかもしれませんが、虚像であるか誤解を招く内容が含まれているため、「神話」と表現しています。「AI」と「機械学習」は良くも悪くも同義語あるいは互換性のある言葉として使われています。機械学習はAIシステムの構築の成功に欠かせないものではありますが、AIシステムは単なる機械学習モデルの集合体以上のものになり得ます。これまで人間のみで行われていたタスクをコンピュータがそれ以上にうまく処理するようになったからといって、機械がますます賢くなっていき、人間の知能に近づいていく、あるいはそれを越えていくというわけではありません。むしろ私たちがインテリジェントなシステムを作り上げるためのより良いツールを手に入れたと言うべきでしょう。

2章　人間中心のAI（Human-Centered AI）

機械が人間の知能を超えることに関する議論は科学に基づいたもの、というよりも哲学的なものです。「AIが世界を支配する」とか「医師に取って代わる」など、暗く、ディストピア的なAIへの見方は、私たちが今日できることを見失ってしまう原因になります。本当の脅威は、超越的な知能を持つ機械やAIなどではなく、使い物にならないひどいシステムからくるものなのです。ひどいシステムは、しばしばストレスを生むものであり、貧弱なユーザーインタフェースが備わっており、相互運用性の欠如を助長することが多いのです。今日、人間と機械の熟考された組み合わせによって優れた結果が得られるというエビデンスが圧倒的に多くなっています。人間中心のAI（Human-centered AI）によって、医療へのアクセスが改善され、すべての人がより健康な生活を送る機会を得られるような、新しい時代の医療を切り拓くことができるのです。

3章 モニタリング＋AI＝個別化医療への処方箋（Rx）

個人の健康ガジェット、インテリジェントな医療機器、バイタルサインをモニタリングするセンサーを備えたスマートウェアラブル端末などの普及によって、個人が医療においてより重要な役割を担う機会はかつてないほどに大きくなっています。これらのテクノロジーにAIを導入し、センサーが豊富なアンビエント空間と組み合わせることで、個人の健康増進のための処方箋が見えてきます。例えば、Apple WatchがあなたのA心拍を見てAFib（心房細動、脳卒中のリスク因子）かもしれない不整脈をチェックするなど、私たちの日常生活の中でAIを目にするようになっており、インビジブル（目に見えない）・コンピューティングが出現しつつあるのです。歯ブラシが唾液サンプルを採取し、代謝性疾患や感染症のリスクを示すような変化を知らせてくれるなど、より日常的なものへと広がっていくことでしょう。家庭や職場にスマートでアンビエント（テクノロジーが環境に溶け込んだ）な空間が登場することで、AIと融合した非侵襲的なテクノロジーが、人々の健康を維持するためのツールや処方箋となる未来が訪れるでしょう。

4章 デジタルトランスフォーメーション（DX）とAI

ケアの提供は医療エコシステム内のすべての構成員に対して透明性を持ち、医療サービスへのアクセス[†6]はすべての関係者とリアルタイムに調整されるようになるべきです。請求や事前承認のようなバックオフィスのシステムも他の業界と同じようにリアルタイムかほぼそれに近い形で運用されるようになるべきでしょう。リアルタイムな医療は例外なく標準的なものとなるべきであり、治療結果が即座に得られるようにし、事前承認はクレジットカードの承認と同じように、膨大な数の取引に対して数秒で行われるようにする必要があります。デジタル・ヘルスケアは自分たちが設計した目に見えないエンジンを使い、医師や患者の経験に基づいて継続的に改善することによって始まり、発展していきます。そのためにはインターネットやクラウドの時代に生まれた企業が提供しているようなデジタルプラットフォームが必要です。そして、それを実現するのがAIとそれに付随するテクノロジーです。デジタル化には、機械学習モデルだけではなくAIを理解し、導入することが不可欠です。

†6 ［監訳注］「医療サービスへのアクセス」が問題になることは日本ではピンとこないかもしれない。私たちは受診の予約をしなくても当日に診察を受けられるが、世界の中でも珍しい環境である。通常は受診をする前に複雑な予約プロセスが必要であったり、何日も待たされることが多い。

5章　不都合な事実

今日の医療には膨大な無駄があるという不都合な真実を直視しなければなりません。診察を受けたのに患者にとって最適なアウトカムが得られないのなら、AIによって改善されるべきであり、また改善することができるでしょう。ただ、「アルゴリズム博士」や「AIドクター」といったものではなく、あくまで権限は人の手に委ねられており、人間と機械が手を携えている医療システムへと進化することで、患者のアウトカムは劇的に改善されるでしょう。AIやテクノロジーは目には見えなくとも至るところに常に存在しており、エラーや無駄を減らしていくようになるべきです。AIが医療における無駄を削減できることは実証されています。今日、AIは主に不正の検出に使用されていますが、医療において無駄がある箇所の特定と削減に応用することもできます。この章ではAIの活用がいかに効率化や無駄の削減を推し進めるかを検証しています。

6章　AIを使った医療アプリケーションの登場

医療向けのアプリケーションはフロントオフィスに置かれ、患者や消費者の目に多く触れることになります。私たちのポケットの中に入っているウェアラブル端末やスマートフォンを介して、バックオフィスである支払基金、保険者や医療サービス提供者などとつながっています。AIはそういったアプリケーションのあり方を転換させ、全く新しいタイプのアプリケーションの登場に寄与しています。その中には短時間に構築・利用される状況依存型のアプリケーション†7もあります。これらのアプリケーションは医療をリアルタイムに運用し、患者の必要に応じてその場でのケア提供を可能にし、医療をユビキタスかつオンデマンドで対応可能なものにすることを視野にいれて導入する必要があります。この章ではこれらの新しいタイプのアプリケーションを紹介します。

7章　医療機関のための大規模AI

AIにかかる約束を実現させるには、多くの理由からモバイル化への移行のときとは桁違いに複雑なものになることが予想されます。そのプロセスは、モバイル化のときと同じように、新しい様式・タイプのアプリケーションを受け入れ

†7　[監訳注]「situational application」、すなわち「状況依存型のアプリケーション」とはWeb APIなどをマッシュアップして迅速にアプリケーションを作るアプローチのこと。例えば災害時には地図サービスと掲示板を使って被災者の連絡を取り合うアプリケーションが有志によって開発されたりする。

なければならないことを認識することから始まるでしょう。この章では、組織の規模にかかわらず、スタートアップのための処方箋となるアプローチを提供します。

まとめ

AIの導入の広がりと価値の高まりをもたらすのは、AI技術そのものの魅力にあるところもありますが、それよりも医療をより良くするためのイノベーションに対して投資されるという経済性によるところが大きいでしょう。AIがあなたや私たちのために何ができるかということよりも、AIへの投資を通して達成される具体的な利益や変革が重要なのです。“AIファースト”はAIへの投資についてではなく、なぜ汎用技術としてのAIを医療分野のための“水平的な実現層（horizontal enabling layer）”と捉えるべきなのかということについて述べています。既存のシステムを補強したり、機械学習モデルで予測を行うだけではなく、既存の医療システム全体を再構築しようとする場合には、AIを医療に組み込むのは見た目以上に難しい道のりになります。

今こそ、私たちの医療のあり方を再構築し、AIを中核とした医療システムの変革を始めるべきときなのです。

目次

監訳者まえがき ………… v
まえがき ………… vii
はじめに ………… xi

1章 AIの神話と現実 ………… 1
1.1 AIの起源と定義 ………… 2
1.1.1 AIと機械学習 ………… 5
1.1.2 AIの変遷 ………… 14
1.1.3 AI――汎用技術 ………… 18
1.2 AIヘルスケアの神話 ………… 21
1.2.1 神話：AIが病気を治す ………… 25
1.2.2 神話：AIは医師に取って代わる ………… 30
1.2.3 神話：AIは“医療の問題”を解決する ………… 33
1.2.4 神話：AIは医療費を削減する ………… 35
1.3 AIの神話 ………… 40
1.3.1 神話：AIは人類存続の危機をもたらす ………… 41
1.3.2 神話：AIは単なる機械学習である ………… 43
1.3.3 神話：AIへの過剰な期待と期待外れ ………… 44
1.3.4 神話：本物の対話型AIはすでに存在する ………… 45
1.3.5 神話：支配者としてのAI ………… 47
1.4 AIテクノロジーの神話 ………… 48
1.4.1 神話：AIアルゴリズムにはバイアスがかかっている ………… 48

1.4.2 神話：AIは見て、聴いて、考える …… 49
1.4.3 神話：AIは医師よりも良い診断ができる …… 51
1.4.4 神話：AIシステムはデータから学ぶ …… 53
1.4.5 神話：AIはブラックボックスである …… 54
1.4.6 神話：AIは脳をモデルにしている …… 55
1.5 AIファーストなヘルスケア …… 56

2章 人間中心のAI（Human-Centered AI） …… 59
2.1 “人間中心のAI”に向けて …… 59
2.1.1 AIケンタウルス型の医療 …… 60
2.1.2 人間中心のAI …… 64
2.2 AIと人間の交叉 …… 66
2.2.1 AIと社会文化的な価値観 …… 71
2.2.2 人間を理解するAI …… 74
2.2.3 AIを理解する人間 …… 78
2.3 人間の倫理とAI …… 81
2.3.1 人間を中心としたアプローチ …… 83
2.3.2 人間中心のAIを実現するために …… 85
2.4 まとめ …… 87

3章 モニタリング＋AI＝個別化医療への処方箋（Rx） …… 89
3.1 個人の健康に対する処方箋（Rx） …… 93
3.1.1 医療に影響を与える3つの領域 …… 96
3.1.2 アンビエント・コンピューティングと医療 …… 100
3.2 AIを用いた継続的なモニタリング …… 102
3.2.1 継続的なモニタリング …… 103
3.2.2 ブザー、チャイム、鐘の音 …… 105
3.2.3 健康連続体（Health Continuum） …… 106
3.3 IoTとAIの医療への応用 …… 108
3.3.1 IoTとAI …… 108
3.3.2 健康の決定要因とビッグデータ …… 112
3.4 まとめ …… 113

4章 デジタルトランスフォーメーション（DX）とAI 117
4.1 ヘルスケアDX 120
4.1.1 道程A：デジタルオペレーションとプロセスの構築 122
4.1.2 道程B：新たな機能の構築 123
4.1.3 道程C：ビジネスプロセスの変革 125
4.1.4 ヘルスケアDXへの道程 125
4.2 デジタル・ヘルスケア 126
4.2.1 デジタル・ヘルスケアに適用されるAI 128
4.2.2 AI、デジタル化、ビッグテック企業 129
4.3 予防と慢性疾患の管理 130
4.3.1 AIと予防医学 132
4.3.2 AIと慢性疾患 133
4.3.3 AIとメンタルヘルス 135
4.4 AIと遠隔医療 136
4.5 AIと服薬管理 139
4.5.1 服薬アドヒアランス 140
4.5.2 デジタル薬物療法 141
4.6 管理事務をデジタル化・AI化する 143
4.7 まとめ 145

5章 不都合な事実 147
5.1 医療の無駄 148
5.1.1 医療費とAI 149
5.1.2 治療方針の決定とAI 153
5.2 管理費用 159
5.2.1 管理プロセスと無駄 161
5.2.2 雇用の安定とAI 164
5.3 医療従事者の時間 165
5.3.1 環境と融合した人工知能 166
5.3.2 画像診断と分析におけるAI活用 167
5.4 まとめ 172

6章 AIを使った医療アプリケーションの登場 175
6.1 人々の健康改善 176
6.1.1 人々の暮らしを豊かにする 177
6.2 テクノロジーを医療現場で機能させる 178
6.2.1 アンビエント・インテリジェンス 179
6.2.2 患者の視点 181
6.2.3 医師の視点 185
6.2.4 病院情報システムからの視点 188
6.2.5 保険会社の視点 192
6.3 新時代のアプリケーションやサービスの到来 195
6.3.1 ケアプラットフォームの整備 196
6.3.2 疾病管理プラットフォーム 197
6.3.3 人間と機械間の新たな体験の提供 198
6.3.4 カスタマージャーニー・プラットフォーム 199
6.3.5 臨床判断支援ツール 200
6.3.6 アンビエント・インテリジェンス環境 200
6.3.7 デジタルツイン・プラットフォーム 201
6.3.8 リアルタイム医療 203
6.3.9 振る舞いのインターネット（Internet of Behaviors） 204
6.4 まとめ 205

7章 医療機関のための大規模AI 207
7.1 大規模AIの実現 207
7.2 医療の変革 213
7.2.1 キャズム越え 218
7.3 見えないエンジン：医療プラットフォーム 219
7.3.1 医療プラットフォームへの道 224
7.3.2 エコシステム 229
7.3.3 アプリケーションプログラミングインタフェース（API） 229
7.4 まとめ 230

索 引 235

1章 AIの神話と現実

パメラ・マコーダック（Pamela McCorduck）は著書『Machine Who Think』（W. H. Freeman&Co.）の中で、AI（Artificial Intelligence：人工知能）は「人間の知能という最も特徴的な属性を人工物に再現する“無謀な試み”」であると述べています。彼女が1979年に著した書籍は、まさにAIの黎明期の考え方を垣間見ることができる興味深い内容となっています。定理や科学を用いずに人々がどのようにしてAIの可能性を想像するようになったかを描いています。AIのように魔法の様な畏敬の念を抱かせるものには、誇張表現がつきものであることは想像に難くありません。この章では、その畏敬の念を維持しつつ、現実に即して説明したいと思います。

コンピュータ科学者であり、21世紀の最も重要なAI思想家の1人であるスチュアート・ラッセル（Stuart Russell）は自身の著書『Human Compatible』（Viking）（邦訳版『AI新生』みすず書房）で、AIの過去、現在、そして未来への展望を論じました。「AIは急速に現在の世の中に浸透しつつあり、将来的には支配なテクノロジーとなるだろう」とラッセルは述べています。他の産業はともかく、医療分野ではおそらく真実になるでしょう。本書では、その言葉の真意を探っていきたいと思います。

多くの人にとって“人工知能”という言葉は、現実的なもの、未来的なもの、想像上のものなど、さまざまな特性や能力を想起させるものでしょう。AIが何かすごい力を持っていることは確かですが、それが急騰する医療費や、増大する疾病の負担を解決する「銀の弾丸」となるわけではありません。とはいえ、医療における思慮深いAIの使用は、人々がより健康的な生活を送るのを助け、医療費の一部を抑制し、より良いアウトカムを生み出すための大きな機会を作り出します。この章は、AIを取り巻く医療と技術の神話について説明し、AIよって強化されたアプリケーションやシステム、プロセス、プラットフォームが品質、スピード、効果、コスト、規模などの面でいかに大きな利点をもたらし、医療従事者が人々の健康により注力できるかを議論するための前置きとしましょう。

AIに関する多くの誤解は、機械学習モデルのパフォーマンスを人間（多くは医師）のパフォーマンスと比較することが元となって生じています。画像や音声の認識から言語処理、予測に至るまで、さまざまなタスクにおいて機械学習モデルが人間を凌駕していることを示す論文やアルゴリズムが溢れています。そのため、機械学習による診断が当たり前のようになるのではという期待が出てくるかもしれません。しかし、これらのモデルの医療現場における性能は、研究室で得られた性能通りに発揮できない可能性があります。訓練データとテストデータによって構築された機械学習モデルは、物体検出（例えば腫瘍の特定）や疾病予測などの分野において、実験時と同じような成功を収められないことがあります。現実世界のデータは訓練データと一致せず、データのずれが生じます。例えば肌質の変化のような単純なものを研究室でモデルを訓練したとしても、医療現場においてはその正確性が落ちることがあります。機械学習による診断が現実のものとなるには、さらなるイノベーションが必要です。

AIをめぐって浮かび上がった誇張や神話は、「Aで何を実現できるか」についての現状認識を曖昧にしてしまいます。これらの神話について議論する前に、AIがそもそも何を意味しているのかを理解していきましょう。「AIとは何か」の説明は世の中に溢れています。しかしその定義よりも有用性が重要なのです。本書ではAIが提供するサービスについて探求し、AIという言葉の持つ意味や文脈を明確にします。まずはAIの起源に触れることで、今日においてAIがどのように受け止められて利用されているかを理解するのに有効なフレームワークを提供します。

1.1　AIの起源と定義

人工生命や機械が持つ可能性に対する人々の想像は何世紀にもわたって形作られています。2018年出版のエイドリアン・メイヤー（Adrienne Mayor）の著書『Gods and Robots』（Princeton University Press）では、人工生命を想像している古代の人々の姿を描き、テクノロジーが人類を高みに導くという古代の夢と神話について述べています。それから数千年を経た1943年に、シカゴの2人の研究者が、ニューラルネットワークの概念を記述する数学的モデルの論文を発表しました。神経科学者のウォーレン・スタージス・マカロック（Warren S. McCulloch）と論理学者のウォルター・ピッツ（Walter Pitts）の2人は、人間の脳で行われる複雑な意思決定プロセスを数学によって説明しようとしたのです。これがニューラルネットワークの誕生であり、現在の人工知能の幕開けでした。

数十年後、ニューハンプシャー州のコネチカット川沿いの小さな町にあるダートマス・ホールにて、1956年の夏に数学者や科学者によって執り行われた研究会議を記念したプレートが掲げられることになります。その銘には、会議の主催者であり、初めて"人工知能"という言葉を世に知らしめ、AIの父として広く知られるジョン・マッカーシー（John McCarthy）の名が、その言葉とともに刻まれています。

ダートマス会議の参加者たちは、人工知能とは、私たちが人間の知性を示すものとして認識していることをコンピュータが実行するものとして想像していました。人間の発話を理解するコンピュータから、ニューロンを使って人間の脳のように動作する機械まで、さまざまなアイデアについて議論しました。現在では自然言語処理として知られている、人間の言語を話し、理解することができる装置以上に、知能とは何かをよく説明できるものは何でしょうか？　この夏のセッションでAIの創始者たちは、入力受容体、ニューロン、深部灰白質の間で情報をリレーする人間の脳の仕組みから着想を得て、人間の脳を模倣する技術として、人工ニューロンを使おうという発想が生まれました。

医療を革新しようという熱意と約束はあれど、その目標は未だつかみどころのないものです。1960年代、AI研究者たちは、エキスパートシステムを導入しました。エキスパートシステムはルールを使用して専門家（例えば、医師）からコンピュータに専門知識を転送し、それを知識ベースに適用して新しい情報を推測させる、すなわち推論をさせようというものです。1970年代には、血流感染症治療を目的に設計されたMYCINのようなルールベースシステムが大いに期待されました。MYCINは患者の症状や検査結果を使って患者の診断を試みました。その結果は血流感染症の専門医と同等かそれ以上のものでありましたが、医療の現場での実用化には至りませんでした。他にも医療分野におけるエキスパートシステムとして、MYCINの改良版としてのCADUCEUSや、INTERNIST-Iなどが登場したものの、医療の現場には導入されませんでした。

この状況は今日でも続いており、医療分野におけるAIは未だ病院のベッドサイドでは見かけることはありません。いくつかの研究論文においては、病気の診断などのタスクにおいてAIが人間よりも優れたパフォーマンスを発揮することが示されています。例えば、深層学習のアルゴリズムが悪性腫瘍の発見で放射線科医よりも優れた結果を出しています。しかしまだこれらの「優れた」病気検出アルゴリズムは、ほとんどが研究室の中にとどまっています。これらの機械学習による診断ツールは20世紀におけるエキスパートシステムたちと同じ運命をたどってしまうのでしょうか？AIが医療の現場で人間を実質的に強化するには何年もかかるのでしょうか？

今は1970年代ではありません。AIは現在、医療現場にさまざまな形で浸透しています。がんなどのさまざまな病気を治療する創薬研究などにAIが利用されています。ハーバード大学医学部の教育病院であるベス・イスラエル・ディーコネス医療センターでは、致死的な血流感染症を診断するためにAIを利用しています[†1]。AIで強化された顕微鏡を使って、血液サンプルに含まれる大腸菌などの有害な細菌をスキャンし、人手による検査よりも速く行われています。自然言語処理は、医師のメモからの臨床データの抽出とエンコードを自動化するのに広く使用されています。今日、現場で使用されているツールのいくつかは、臨床コーディングに自然言語処理を活用しています。機械学習は患者を最適な医療従事者に引き合わせる手助けもします。何十年の間、機械学習は不正を特定し、無駄を削減するため使われてきました。ヘルスケア企業の特定の用途においてAIが広く採用されていることと、最近のAIのイノベーションとも相まって、医療現場でのAIの利用を拡大する上で大きな可能性を秘めています。

本書『AIファースト・ヘルスケア』は、医療現場や人々の身近な生活を含んだ医療（ヘルスケア）という領域に広くAIが導入されるための、これまでとは異なる未来を示していきたいと思います。医療従事者と技術者の間では、医療分野へのAIの導入について活発な議論が続いています。2019年のシンポジウムには、医師、政策立案者、医療従事者、そしてコンピュータ科学者たちが参加し、実験環境から医療現場にAIを移行させた事例が紹介されました[†2]。シンポジウムでは成功のための3つのテーマとして「ライフサイクルプランニング」「ステークホルダー（利害関係者）の関与」「既存の業務の中におけるAI製品やツールのコンテクスト化」が強調されました。

1943年にニューラルネットワークの概念が考案されてから多くの変化がありました。AIは10年ごとに進化を続けており、AIの定義について未だにコンセンサスが得られていない理由もここにあります。私たちは全員が、同じ定義を共有していないが故に“AIとは何か、何でないのか”という困惑が多く存在しているのです。“AI”というものがどのように定義付けられるかは、説明する人、文脈、そして定義付けをするときの動機などによって異なります。AIとは、特定のタスクのために人間のような知

---

†1 ［監訳注］原書では、当該箇所は「terminal blood diseases」と記述されていた。著者らは、以下の論文の報告を元にして執筆していると思われるが、こちらでは「deadly blood infections」であり、状況的に後者の方が適切な用語と思われるため、こちらの用語に基づいて訳した。Smith, Kenneth P., Anthony D. Kang, and James E. Kirby, “Automated interpretation of blood culture gram stains by use of a deep convolutional neural network,” Journal of Clinical Microbiology 56.3 (2018): e01521-17.

†2 Erik Drysdale at al., “Implementing AI in Healthcare”(https://oreil.ly/AzfGq), whitepaper, Vector-SickKids Health AI Deployment Symposium, Toronto, ON, October 30, 2019.

的エンティティ（Intelligent Entity）を構築する意図を表す広義の用語なのです。本書では、拡張された医師（Augmented Doctors）、予測マシン、仮想治療スペースなど、医療のアウトカム、患者ケア、経験、コストを改善するいくつかの知的エンティティを探求していきます。

私たちは、チェッカーで勝利する、世界最高のチェスマスターを打ち負かす、Jeopardy![†3]（アメリカのクイズ番組）で最多優勝者に勝つ、など、これまで人間にしかできないことだと考えられてきたことを可能にするシステム、機械、コンピュータを作り、公開し続けているのです。その中でも有名なのが4000年の歴史を持つ戦略的ゲームである囲碁の世界チャンピオンを打ち負かしたAlphaGoです。AlphaGoはこのゲームにおいて、人間のパフォーマンスを模倣し、さらにそれを超えてみせたのです。一方、医療においては、画像検査でがんの可能性のある腫瘍を特定するなど、特定のタスクにおいて研究室限りではあるが機械学習モデルの成績が医師を上回ることを示した論文が数多くあります。これは放射線科医など一部の専門分野がAIに取って代わられる可能性を示唆しています。

1.1.1 AIと機械学習

本書の中心的なメッセージの信条は、「AIは機械学習以上のものである」ということです。AIを機械学習の文脈のみで考えてしまうと、臨床や医療活動の遂行において人間の知能を反映するインテリジェントシステムを構築したり、患者の体験を実質的に向上させてコストを削減し、人々の健康や医療従事者の生活の質を向上させるAIを作り出せるかどうか疑わしくなります。

一般に知られているAIの実装のほとんどは、機械学習モデルの成功として宣伝されているため、多くの人はAIは機械学習と同等のものとして見なしているのでしょう。そのうえ、一般的なAIアプリケーションは深層学習（ディープラーニング）や画像認識、もしくは自然言語処理など、すべて機械学習を使用しています。

AIが機械学習と同じものだと見なしてしまうと、インテリジェントシステムを構築するために使用するソフトウェア群のうち、機械学習ではない部分を無視したり否定してしまうことになります。さらに悪いことに、AIに何ができるかという私たちの想像や知識は、機械学習によって実装可能な機能だけに限定されてしまいます。

AIは**図1-1**に表現されるように、多くのAIスタックの構成要素を含み、機械学習

†3 ［監訳注］司会者が問題文をすべて読み上げたあとに、一番早く押した者から回答の優先権が与えられる形式で進行するクイズ番組。https://w.wiki/5CiG

を超えた多くの機能・能力を有しています。

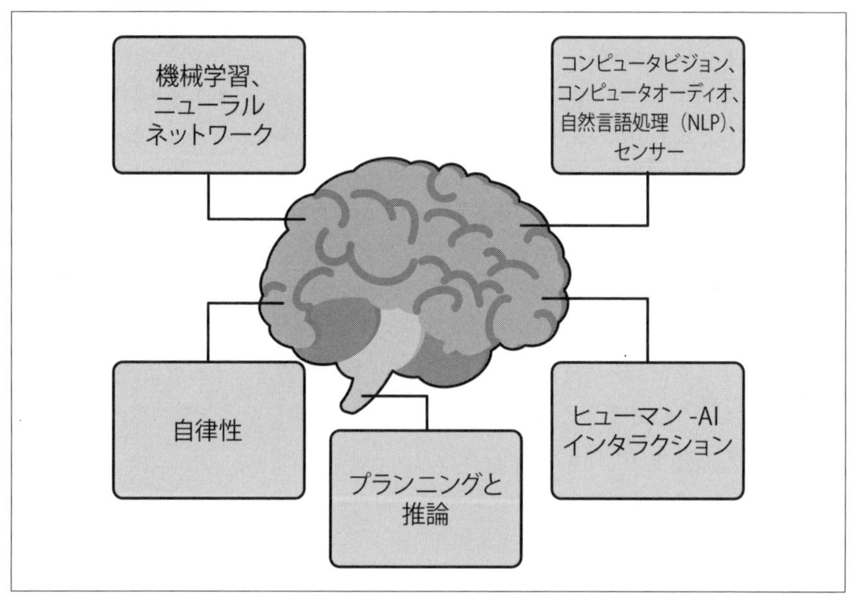

図1-1 AIスタック

AIが目指す、人間のような知能を持つ機械の実現には、学習能力以上のものが必要です。私たちが期待し、また必要としているのは、**図1-1**で説明されているような、医療ソリューションのエンジニアリングのための多くのAIの能力です。AIで医療を革新するには、コンピュータビジョン、言語、音声、推論、プランニングなどの各機能が必要です。問題によっては、AIに自律性を与えることを選択することもあるでしょう。本書の後半の倫理に関する議論では、AIに自律性を与えることの意味とリスクについて取り上げます。

実装されるAIの機能は、対峙する問題に応じて変化します。例えば、ICU（Intensive Care Unit：集中治療室）においては、AIと医師の質疑応答を実現するために、AIに音声機能を持たせることが考えられます。医師がAIと会話するためには、AIに言語能力が求められます。AIは人の自然言語を理解できなければなりません。つまり、自然言語処理（NLP）を備えていなければなりません。豊かな会話を可能にするためには、音声から文章へ、文章から指示へと変換する能力がAIに必要です。また、患者がベッドから落ちるなどの動きを検知し、AIがアラートを発するためのセンサーも必要です。ICUでこのようなインテリジェントな空間を実現するためには、継続的な学習が必要です。これらすべての機能に機械学習が用いられますが、AIを単一のもの、あるいは単一の機械として考えるのは正しくありません。例えば、ICUでは、AIは環境の一部となるでしょう。音声スピーカーやセンサー、その他のスマートなものにAIを組み込むことで、医師を補強する、人間のようなインテリジェンスを提供できます。患者は、医師と話した内容のうち50％未満しか思い出せないことがわかっています[†4]。患者と医師の対話を改善するために、AIを利用する多くの機会がそこにあるでしょう。

AIスタックは、ハードウェアとソフトウェアの両方のスタック、つまり完成されたソリューションを作り上げる上で必要な基礎となるコンポーネントの集合体で構成されます。次節では、この「AIスタック」を参考に、機械学習とニューラルネットワークから、AIの機能を簡単に説明していきます。

1.1.1.1 機械学習とニューラルネット

機械学習には、教師あり学習、教師なし学習、深層学習など、さまざまな種類やサブカテゴリーがあります。

教師あり学習では、コンピュータはラベル付けされたデータを使って学習を行います。もし機械学習モデルで子どもの母親を見つけさせたかったら、母親の写真を大量に用意し、それぞれの写真に“母親”というラベルを付けます。また、X線画像から肺炎を検出するモデルであれば、肺炎のX線画像を多数撮影し、それぞれにラベルを付けます。要するに、データに正解のタグをつけるのです。これはテストの正解をすべて教えてくれる教師がいるようなものです。教師あり機械学習のアルゴリズムは、ラベル付けされたデータから学習します。つまり、私たちがアルゴリズムの学習を監督することになります。教師あり学習を用いると、コンピュータを使って効率的にものを識別、並び替え、分類を行えます。例えば、肺炎を特定するために何千枚ものX線画像を読影する必要がある場合、医師よりも機械学習を利用したコンピュータの方が迅速にタスクを実行できる可能性が高いでしょう。しかし、このタスクでコンピュータが医師を上回ったからといって、臨床においてコンピュータが医師よりも優れているとは言えません。

私たち人間が行う学習の多くは教師なし学習であり、教師の力を借りることはあり

†4 Sara Heath, “Patient Recall Suffers as Patients Remember Half of Health Info”(https://oreil.ly/bNBtT, PatientEngagementHIT, March 26, 2018.

ません。教師なし学習では答えを教えませんし、ラベル付きデータも使いません。その代わり、モデルであるアルゴリズムに答えを発見してもらうのです。これを子どもの母親の例に当てはめると、アルゴリズムに、肌の色、目の色、顔の形、くぼみ、髪の色、目と目の間の距離などの特徴を与えることになります。教師なし機械学習は、子どもの母親特有の特徴を認識し、データから学習することで、画像中の"母親"を高い精度で識別することができます。

深層学習（deep learning：ディープラーニング）は、一連のアルゴリズムを用いて答えを導き出します。データは一方の側すなわち入力層に供給され、隠れ層を通過し、出力層に送られる特定の情報を引き出して、洞察を生成します。これらの層、または一連のアルゴリズムは、ニューラルネットワークと呼ばれます。**図1-2**は、3つの層からなるニューラルネットワークの例です。各層の出力は次の層の入力となります。ニューラルネットワークの深さは、出力層に到達するために通過する層の数を反映しています。ニューラルネットワークが3層以上または1層以上の隠れ層で構成されている場合、それは「深い」ネットワークであると見なされ、"深層"学習と呼ばれます。ニューラルネットワークは人間の脳の動きを模倣しているとよく言われますが、実際には、機械が人間のように学習できるように、人間の脳を構成するニューロンのネットワークをシミュレートしようとするものです。

ニューラルネットワークは、モデルが望ましい出力を出すまで、パラメータを微調整していきます。出力を自分好みに調整できるため、「中で何が行われているかを見せる」ことは難しく、結果的に「ブラックボックス」に分類されることになります。モデルがどのようにして結果を出したかについてはあまり気にせず、一貫して同じ結果を得ることに焦点を当てています。ニューラルネットワークを通過するデータが増えれば増えるほど、なぜそのモデルが機能するのかを正確に特定することは難しくなり、モデルの正確性を重視するようになるのです。

人間と機械の学習方法には違いがあります。私たちは、ラベル付けされたデータ（腫瘍か非腫瘍かなど）を使ってあらかじめ定義されたアルゴリズムを用いて、特定の画像を腫瘍と識別するように機械に学習させます。子どもは最小限の訓練で、母親や母親以外の人の写真をたくさん見なくても母親を認識できます。しかし、機械は、ある画像が"母親"であるかを学習するための「スキル」を構築するために十分なデータ（例：腫瘍/非腫瘍）が必要なのです。

機械学習モデルはデータから学習されるものであり、アルゴリズムと同義に扱われることが多いものの、厳密にはそれは正確な説明ではありません。アルゴリズムはコードで実装されます。アルゴリズムは代数式のような単なるルールにすぎません

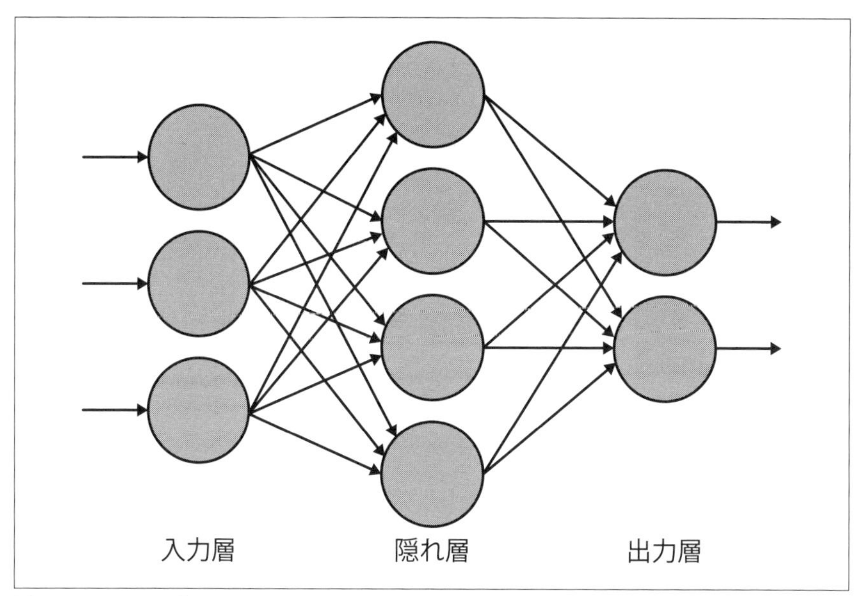

図1-2 ニューラルネットワーク

が、機械学習モデルは「解」です。機械学習アルゴリズムは、特徴量がエンジニアリングされた入力をアルゴリズムに通して、対象の確率を求める仕組みとして設計されます。オプションの選択とハイパーパラメータのチューニングにより、モデルによる結果の正解率を上げ、モデリングエラーを制御します。データは訓練データとテストデータに分けられ、訓練データはモデルを構築するために、テストデータはモデルを評価するために使用されます。モデルを本番環境に導入する前に、新しいデータでも同様の結果が得られることを確認するために交差検証を行う必要があります。**図1-3**は、単純な回帰モデルを示しています。この図では、モデルで使用されるx1、x2、...の特徴量から従属変数Yへの線形関係を示しています。最初のステップとして、予測する対象を定義し、関連する変数を特定するための特徴量エンジニアリングを行うためのデータソースを見つけ、データと対象に最も適合するようにさまざまなアルゴリズムをテストする必要があります。F1スコアと呼ばれるスコアリング・メカニズムは、モデルのパフォーマンスを検証するために使用されます。

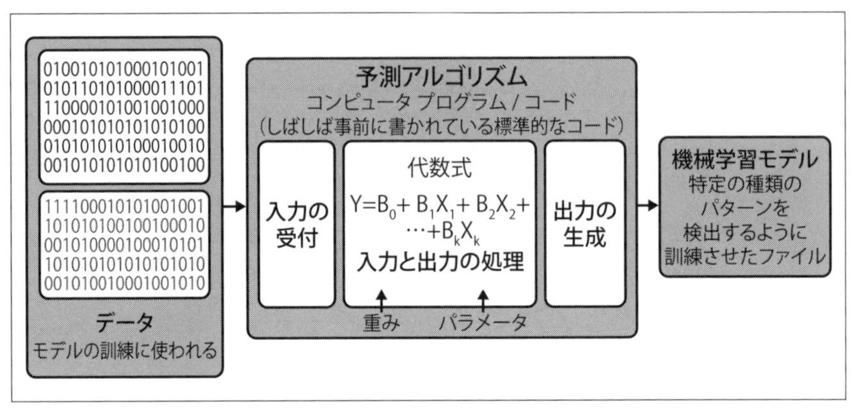

図1-3 機械学習モデル

わかりやすい例として、メールを「迷惑メール（spam)」と「受信トレイ（inbox)」などのカテゴリに仕分ける作業があります。If/Then/Elseロジックを使用して仕分けるプログラムを作成することもできますが、このような手作りの方法では時間がかかります。また、スパムを構成するものが絶えず変化するため、新しいスパムメールについてより多くの情報を得るにつれて、より多くのIf/Then/Elseロジックを使用してコンピュータプログラムを継続的に更新しなければならないため、脆弱になります。機械学習アルゴリズムは、スパムを含む大規模なデータセットで学習することで、メールを迷惑メールまたは受信トレイに分類する方法を学ぶことができます。

機械学習のモデルがさまざまなデータで動作することに満足したら、そのモデルやファイルを電子メールアプリや疾病予測ツールのようなワークフローや製品などにプラグインとして組み込みます。モデルはこまめに手を加えることなく新しいデータを処理でき、電子メールアプリを使用するさまざまなユーザーによってモデルが使用されるようになります。この電子メールの例では、データにラベルを付けていますが、これは教師あり学習です。

1.1.1.2 コンピュータビジョンと自然言語処理

コンピュータビジョン（CV：Computer Vision）はAIの一分野であり、コンピュータが視覚の世界を理解できるようにすることを目的としています。医療における視覚の世界にはさまざまなものが含まれており、短い（不完全な）リストは以下の通りです。

- 肺炎の検出のためのX線画像などの静止画像
- 皮膚病変を示す写真
- 転倒や家での活動などの動作を検知するセンサー
- 手書きの診療記録のファックス
- 潜在的な健康上の問題があることを示す動画

コンピュータビジョンは機械これらの視覚的な対象を見て理解し、反応することを可能にします。多くの場合、機械学習によって対象物の識別や分類が行われます。

自然言語処理（NLP）は、人間の言語を読み解く能力を機械に与えるものです。言語を理解し生成すること（すなわち、書くこと、話すこと）は、人間の知能に不可欠です。NLPを使用すると、コンピュータが診療録を読み、キーワードやフレーズを分析し、そこから意味を抽出することによって、人間が実用的な洞察を生み出し、利用することを可能にします。NLPは、患者と医師の対話から重要な要素を抽出し、電子カルテのコンテンツ生成を自動化するのに役立ちます。

1.1.1.3　プランニングと推測

人間は生活の中で自然と計画（プラン）を立てます。多くの医療における課題解決には、AIがプランニング・コンポーネントを実現することが必要です。困難な問題を解決するにあたって、プランニングと機械学習は相互補完的に作用します。Googleがコンピュータプログラム「AlphaGo」を作成し、「囲碁」で世界最高の戦略プレイヤーの1人に勝ったとき、このプログラムはプランニングと学習を利用しました。このゲームでは、AlphaGoがシミュレーションモデル、モンテカルロ、深層学習を使用して、特定の結果の確率を予測しました。碁のようなゲームでは、コンピュータは自律的かつ柔軟に動作し、目標に到達するための一連のアクションを構築する必要があります。機械学習や、モンテカルロと呼ばれる計算アルゴリズムなどの技術を駆使して、次のアクションを決定するのです。プランニングは、If/Then/Elseロジックやアルゴリズムなど、課題解決に必要な知的システムを構築するために必要なものであれば、どのような形であってもかまいません。

また、深層学習のブラックボックスの課題に対応したプランニングも必要です。あるモデルが、例えば95％の正解率に一貫して到達する方法を説明できないという事実は、AIの成果を説明できないということにはなりません。モデルの性能が医療現場で採用できるレベルに至らないかもしれませんが、モデルの透明性を示せれば最終目標に近づけます。これはAIプランニングの一部なのです。AIのすべての分野と同様に、“解釈可能なAI”は、スタートアップ企業や研究者がAIから当て推量を取り除くために取り組んでいる研究分野です。

プランニングに加えて、多くのAIソリューションには、推論という要素が必要です。機械はデータを使って推論を行います（make inferences）が、これは推論（reasoning）の一形態です。AI分野の初期の研究者は、アルゴリズムを開発し、If/Then/Elseロジックを使用して、人が問題解決や論理的推論（logical inferences）を行う際に使用する単純な段階的推論（reasoning）を模倣していました。1960年代の初期の推論エンジンや意思決定支援システムでは、このような技術が使用されていました。

機械学習は多くのタスクを人間よりもうまくこなしますが、推論（reasoning）はそうはいきません。**図1-4**に大きさの異なる円柱と箱の図があります。5歳児なら誰でも図に示された関係性のある質問にも無関係性な質問にも答えることができます。しかし深層学習を使用するコンピュータは、人間が非常に得意とするような、異なるものの間の暗黙の関係性を理解することはできません。

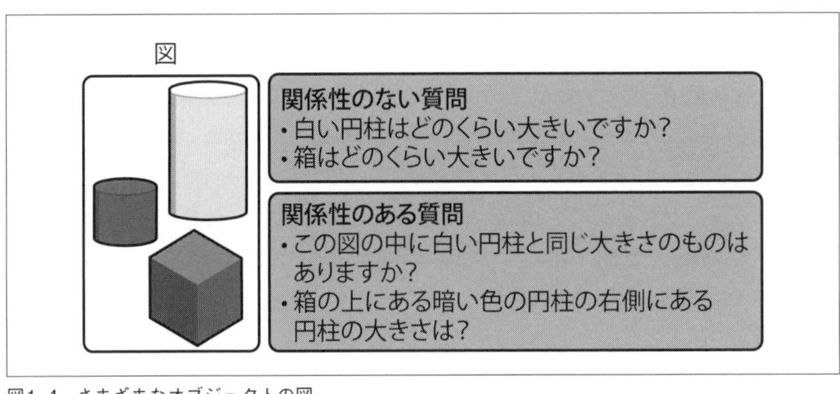

図1-4　さまざまなオブジェクトの図

2017年6月、DeepMindは、対象物間の関係性を推論（reason）できる新しい技術「リレーションネットワーク」を示す論文を発表しました[†5]。DeepMindの推論は、さまざまなAI技術を組み合わせて、関係性の質問に対する答えを導き出すものでした。AIにおける推論の開発は、今後も発展する研究分野であり続けます。推論を必要とする医療ソリューションでは、新旧のAI技術だけでなく、新たな研究も検討される

†5　Adam Santoro et al., “A Simple Neural Network Module for Relational Reasoning”(https://oreil.ly/GSlLa, DeepMind, June 2017.

でしょう。

1.1.1.4 自律性

AIには、自ら判断して行動するような運用が望まれる場合があります。わかりやすい例では、自律的に走る車に搭載されたAIが歩行者の命を救うような場合です。医療分野では、保険金請求をする人は瞬時に肯定的な回答が欲しいと思うでしょう†6。自律型AIシステムは、人間とやりとりすることなく保険金請求の承認や再入院の手続きなどのタスクを遂行します。自律型AIシステムは、医師の質問に答えたり、タスクに関して医師を案内したりと、医師の能力を拡張させるような方法で動作することもあります。医療における自律性のレベルは、自動車で定義された自律性のレベルを参考にしながら、さまざまに変化していくと思われます†7。AIにおける自律性は、「全か無か」の命題ではありません。医療におけるAIは害を与えてはならず、多くの場合、自動車におけるAIよりも厳しい基準に従う必要があります。医療ソリューションにおける自律性のエンジニアリングは、人間中心のプロセスでなければなりません。エンジニアは、AIが一貫してタスクを繰り返すことができる自動化と、AIが自律性を持つことを混同してはいけません。人間はシステムの輪の中に組み込まれていなければなりません。

1.1.1.5 人とAIの対話

「AIファースト」のもう1つの重要な信条は、常に人間がシステムの輪の中にいるようにすることです。AIは人間がいない世界で動作することはできません。医療においてAIシステムの全体的な有効性を維持するためには、人間がデータをキュレーション・提供し、データの偏りのチェック、機械学習モデルのメンテナンスをしていくことが必要です。AIが常に正しいとは限りませんし、事態がひどく悪化することもあります。そして、医療現場や医療全般においてAIシステムとその有効性を向上させるには、人間の経験と対応能力が不可欠なのです。

「AI」や「機械学習」が私たちの辞書に当たり前のように入っていて、世界中で広く使われている用語になっていることを考えると、驚きを隠せません。明らかに冬の時代を経たAIは再興しており、今も広がり続けています。次章では、AIの普及につ

†6 ［監訳注］米国では治療行為をする前に保険会社に保険が適用可能か照会して許可をもらわないと、後から請求しても認められないことがある。すぐにその回答が得られずに待たされることもある。

†7 US Department of Transportation, NHTSA, “Automated Vehicles for Safety”(https://oreil.ly/vp03H), n.d.

いて探っていきます。

1.1.2 AIの変遷

AI技術におけるイノベーションにより、人間の知能を模倣するという目標に向かって大きく前進することが可能になりました。**図1-5**は、医療やその他の産業における新しいAIアプリケーションやソリューションの強化するための転換点となった主要なイノベーションに焦点を当てます。

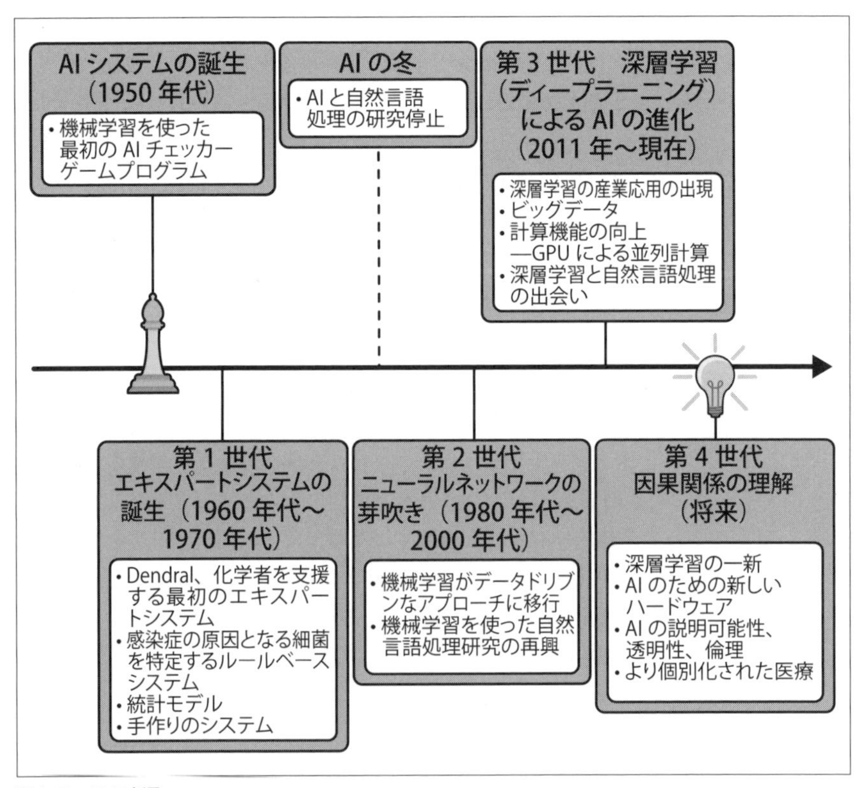

図1-5 AIの変遷

AI研究のパイオニアであるアーサー・サミュエル（Arthur Samuel）は、1952年にチェッカーをプレイするコンピュータプログラムを開発しました。これが、自分自身で学習を行う最初の機械学習プログラムとして広く知られました。その後、先に述べた「MYCIN」「CADUCEUS」「INTERNIST-I」など、エキスパートシステムや意思決定支援システムが登場などが登場しています。

20世紀初頭のAIの多くは、手続き型プログラミングロジックが主だった手法であり、それを支えるインフラを用意するのもとても手間を要するものでした。人類の偉大なチェスのチャンピオンの1人であるガルリ・カスパロフ（Gary Kasparov）に勝利したIBM社のDeep Blue Computerが象徴的な存在でしょう。当時この勝利を目の当たりにしたとき、私たちは、人工知能が人間の知能に追いつく兆しだと考えていました。IBMのDeep Blueはハードウェアとソフトウェアの双方を総当たり計算に特化させ、高速な演算を実現するために多大な両力をかけた専用のコンピュータでした。Deep Blueのプログラマーの1人が「AIを作り上げるにあたってどのくらいの労力をささげたのか？」と聞かれたとき、「労力はかけませんでした」と答えたことが印象的でした。Deep BlueはAIプロジェクトではなく、計算能力を駆使し、総当たり計算によって可能性を探索しながらチェスをプレイさせるプロジェクトであると彼は説明したのです。

「AIの冬」とは、AIの研究開発に対する関心と資金提供が大幅に減少した時期を比喩的に表現したものです。20世紀初頭のAIに対する誇大宣伝と誇張が裏目に出て、目前の技術が期待に応えられなかったからです。アルゴリズムによるAIは人間を超越したものではなかったのです。SF映画で描かれたAIは実在しなかったのです。

1966年、機械翻訳は人を使うより費用がかかるとして、自然言語処理に関する研究への政府の助成が停止されました。政府はAI研究を中止し、AI研究者たちは仕事を探すのにも困るようになりました。この時期はAIにとって暗黒の時代、冬の時代でした。政府や産業界の納期遅れ、プロジェクトの迷走、回収不能なコストなどが原因で最初の「AIの冬」が到来しました。AIは夢物語であり、AIはうまくいかないものであるというイメージを持たれるようになります。このようなAIに対するイメージは初期のAIに使われた手法が「探索的手法」であったと振り返って呼ばれるようになるまで続きます。厳しい冬の時代を経て、機械学習と予測分析の手法が生まれたことによりAIは第2次の転換期を迎えることになります。

2011年、IBMは再び象徴的なAI製品を生み出します。IBM WatsonはJeopardy!に参加し、伝説的チャンピオンであるブラッド・ラッター（Brad Rutter）とケン・ジェニングス（Ken Jennings）に勝利したのです！　この2011年のIBM Watsonは構築に数年を要し、ハードウェア実装に総当たり計算が再び用いられ、エンジニアリング面では多くの数学、機械学習、自然言語処理が使われました。21世紀のAIの特徴であるGPU（Graphical Processor Units）や深層学習は全く使われていません。

傍目には「Jeopardy!」のIBM Watsonが会話型AIをやっているように見えたかもしれませんが、IBM Watsonは音声を聞いて処理していたわけではありません。ASCIIファイル（テキストファイル）を送受信[†8]していたのです。

公正を期して言うならば、IBM WatsonとJeopardy!に勝利したシステムは自然言語処理に関する革新的な研究としてこの分野を前進させたのです。

今日、私たちがAIを用いてできることはもちろん1950年代、60年代、70年代、80年代、90年代、そして2000年初頭のものとは全く違います。同じアルゴリズム、同じコンピュータサイエンスを多く使っているにもかかわらず、AIには大きなイノベーションが起きています。かつてと異なるのは、深層学習、新しいアルゴリズム、GPU、そして膨大なデータの存在です。産業界と学術界で新しい考え方が爆発的に広まり、主に深層学習のおかげで今日のAIの復興をもたらしたのです。

ニューラルネットワーク、深層学習アルゴリズムの実証、視覚、音声、言語理解における人間の知覚の領域に到達したことにより、アカデミアやテクノロジー企業におけるAIの研究開発の大きな潮流を引き起こしたのです。インターネットは膨大なデータを生み出す源泉となり、GPUが大きな計算能力を提供することで、こうして第3次AI転換期が到来したのです。

2015年10月、初代AlphaGoは、人間のプロ棋士をハンディなしで勝利した初のコンピュータシステムとなりました。2017年には後継機「AlphaGo Master」が世界トップクラスの棋士を3番勝負で打ち負かします。これにより、深層学習を用いたAlphaGoは、AIの新たな象徴となります。2017年、DeepMind社は、チェスや囲碁のゲームの遊び方をゼロから自己学習して習得し、その後世界チャンピオンを倒したAIシステム「AlphaZero」を発表しました。注目すべきは、このシステムがゲームのルール以外のドメイン知識を与えられることなく構築されたということです。また、独自のダイナミックで創造的なプレイスタイルを持つコンピュータゲームを見るのも魅力的です。AlphaZeroはまさに「AIの力」をみせつけたのです[†9]。

企業がAIの計画や導入を試みるとき、かなりの確率（というより、ほとんど）で失敗します。深層学習やAIの限界は、研究者やブロガー、そして多くの専門家によく知られています[†10]。例えば、深層学習は、その答えをどのように導き出したかを

†8 ［監訳注］IBM Watsonはクイズの司会者による質問の読み上げを音声認識していたのではなく、質問の文章を読み上げげと同じタイミングでテキストデータで受け取っていた。

†9 Matthew Sadler and Natasha Regan, Game Changer: AlphaZero's Groundbreaking Chess Strategies and the Promise of AI (Alkamaar, Netherlands: New in Chess, 2019).

†10 Bahman Zohuri and Masoud Moghaddam, "Deep Learning Limitations and Flaws"(https://oreil.ly/QlAAm, Modern Approaches on Material Science 2, no. 3 (2020): 241-250.

自ら説明することができません。深層学習は因果関係を持たず、人間と違って人間の推論、つまり多くの人が「常識」と表現しているものを可能にするものではありません。深層学習は、猫の種類を判断したり、写真から母親を特定するなど特定の対象を学習し識別するために、何千もの画像を必要とします。人間は、ほんの一握りの例しか必要とせず、数秒でそれを行うことができます。人間は、鼻が口の下にある顔の画像は正しくないことを知っています。人間の推論に近いものは今のところAIには実現不可能です。実現できるのならば、おそらく、それがAIにとっての4番目の転換期となるでしょう。

AIは驚くべき進歩を遂げていますが、人間レベルの知能を実現するにはまだまだ道半ばです。AIを進化させるための研究は続いています。AIは野心的であり、**図1-6**に描かれているように、可能な限り迅速に、人工知能の過去から現在、さらに未来へと連続した進化の時間軸の右端へできるだけ早く移動しようと努力しています。

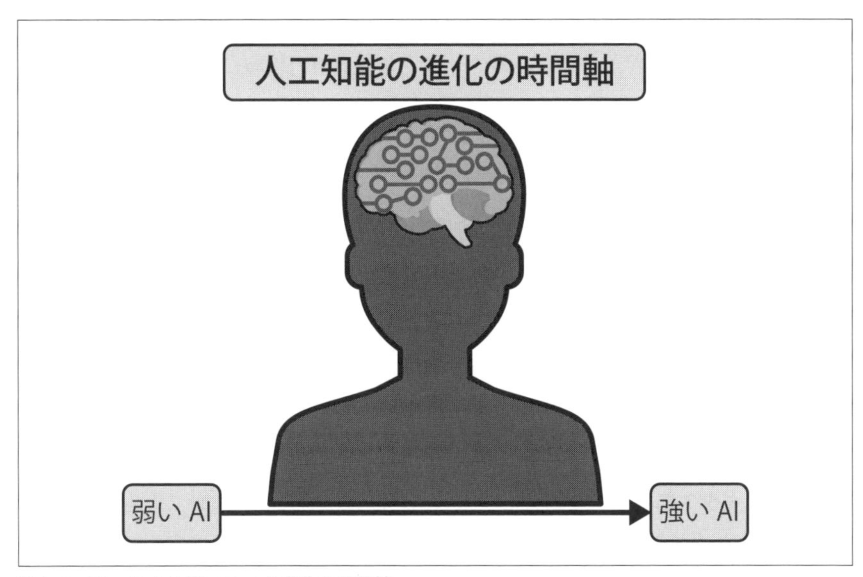

図1-6 弱いAIから強いAIへの進化の時間軸

「エクス・マキナ」や「2001年宇宙の旅」などの映画に描かれる人間の知能を超えたAI（“強いAI”）と比べると、今の私たちはまだそのレベルに到達していません。例えば、肺炎を検出するために機械学習モデルを訓練しても、そのモデルを使ってX線で腫瘍を検出することはできないからです。つまり、あることをするために訓練しても、関連しているけれども少しでも異なるタスクに対しては無力です。現時点では、明確に定義された問題に対してAIが正しく動作しているかを確認するために人間が必要です。人間はAIモデルを訓練し、ゆりかごから墓場までのAI開発のライフサイクルを管理しなければなりません。

AIにおける新たなイノベーションによって、さらに進化の時間軸の右側に進み、因果関係の推論ができるようになることが目の届く範囲に入ってくるかもしれません。例えば、長時間のフライトの前に飲むアスピリンが、実際に血液をサラサラにし、フライト中に身動きがとれない状態下にあることによる血栓のリスクを軽減するのかどうかがわかるようになるでしょう。これは、飛行機の乗客に予防措置としてアスピリンの服用を一律に推奨している現状の慣行とは対照的です。

深層学習は新たな研究やイノベーションによって一新される可能性が高いでしょう。ハードウェアも改善されるでしょう。そして、**図1-5**に描かれたようなAIの変遷が再び起こり、**図1-6**に描かれた進化の時間軸に沿ってAIの進化がさらに右へ加速されるでしょう。現在は、AIと人間が手を取り合って問題を解決していかなければなりません。AIが失敗することもあるので、AIで拡張された医療に対応する直感と経験を持った医師が必要なのです。

1.1.3 AI——汎用技術

AIはコンピュータサイエンスの一分野であると同時に、汎用技術（GPT：General Purpose Technology）[†11]であることが証明されつつあります。汎用技術は成長のエンジンと呼ばれ、技術進歩や経済成長の原動力となります。つまり、一握りの技術が、長期間にわたって産業に劇的な影響を与えるのです。GPTの例として蒸気機関や電気モーター、半導体、コンピュータ、そして現代のAIが挙げられます。GTPは次のような特徴を持っています。

- **ユビキタスである**：技術は広く普及し、時には目に見えないこともあります。そして、多くの産業で利用され、また補完的なイノベーション（complimentary innovation）にも利用できます。
- **イノベーションを生み出す**：GPTが改善され、より普遍的になり、経済全体に広がると、生産性を向上させます。

†11 Timothy F. Bresnahan and Manuel Trajtenberg, “General Purpose Technologies ‘Engines of Growth’?”(https://oreil.ly/olPCw), National Bureau of Economic Research (NBER), August 1992.

- **破壊的である**：すべての産業とは言わないまでも、ほとんどの産業で仕事のやり方を変えることができます。
- **汎用性がある**：汎用的な機能を持ち、さまざまな製品・サービスでの利用が可能です。

人工知能の定義を1つにまとめることが難しいのは、人間の知能を構成するものに対する見解の相違によります。「人間の知能を必要とする活動を行うことができるコンピュータシステムを開発する」をAIの定義にすることもできますが、これは非常に低い基準での定義でしょう。すでに何世紀にもわたって、人間の知能に関連した作業を機械が行ってきているからです。今日のコンピュータは、博士号取得者でも不可能な仕事をこなせることがある一方、1歳の子どもでもこなせるようなことができなかったりするのです。

映画「ブレードランナー」、「ターミネーター」、「アイロボット」などでは極悪非道な機械やロボットがしばしば登場するものの、一見して感覚があり高度な知性をもったコンピュータは現代には存在していません。そういったロボットは、強いAI、あるいは汎用的なAIを搭載していると言えるでしょう。また、「マトリックス」や「トランセンデンス」に登場するような、技術的特異点（AIが人間の知性を超える）に到達したコンピュータも現れてはいません。

世界的に有名な科学者やAIの専門家たちが、公の場で、「機械が超越的知性を獲得することは可能である」という意見で一致することがあります。しかし、そこで問われるのは、それが理論的に可能かどうかということです。AIの進化の軌跡からは、その可能性があることを示唆しています。しかし、ここで“モラベックのパラドックス”に行き着きます。AI研究者による観察では、チェスや知能テストに合格したりする際にコンピュータに高度な知能を発揮させるのは簡単ですが、小さな子どもにもできる運動能力や知覚を発揮させる方が難しいというものです。知能と学習は複雑なものです。私たちは、例えば「愚か」や「賢い」などと物事を当てはめるのを好みますが、AIは**図1-6**に描かれているように、進化の時間軸に沿って連続的に移動しています。しかし、今日のAIはまだ「超知性的」ではなく、超知性的なコンピュータが登場する日がいつ来るのかを理解するための時間軸を誰も持っていません。その日は5年後になるのかもしれないし、100年後かもしれません。人間が持つ低レベルな能力を実現するために必要な計算資源の量は、今後、超知的機械を作製する上での課題と深く関わっています。

AIは、さまざまな概念、アーキテクチャ、技術、および願望を説明するための略語として使用されますが、単一のAI技術は存在しません。AIはそのようなものが組み込まれたり使用されたりするシステムや製品ではありません。人間のような目標や意図を持ったコンピュータや機械、AIは実際には存在していないため、私たちは“AI”という言葉を適当に使っています。また、そのようなコンピュータや機械を作る方法もわかっていません。これもまた、強力で汎用的なAIになるからです。人間の知性、超知性、機械の感覚について議論するときは、未来のものとして扱っています。AIは奇跡的な解決策ではありません。魔法のAIの杖を振れば医療が改善され、人々がより健康になる、ということはないのです。

コンピュータサイエンスの研究者であり、テスラの現AIディレクターであるアンドレイ・カーパシー（Andrej Karpathy）は、AIがソフトウェアの開発、アプリケーションのエンジニアリングを変えると力説しています。彼は、私たちがソフトウェアを構築する方法、つまりコンピュータに何をすべきかを指示する命令を書くといったやり方は時間がかかり、かつエラーが発生しやすいものであると主張しています。デバッグに多くの時間を費やし、さらに悪いことに、多くの人がコードを保守するため、コードは時間とともにもろくなり、しばしば変更が困難な大きなスパゲッティ・コード[†12]になります。そういったアプリケーションはビジネスのやり方まで固定してしまいます。

医療現場には、レガシーなソフトウェアや複雑なアプリケーションが数多く存在し、それら自体がイノベーションの妨げになっています。機械学習を使用することで、事例を使ってプログラミングできます。つまり、アプリケーションやソフトウェアにやってほしいこと、あるいはやってほしくないことの事例をたくさん集めてラベル付けし、モデルを学習させて、アプリケーションやソフトウェア開発そのものを効率的に自動化できるのです。ソフトウェアエンジニアリングの側面を自動化するツールは登場し始めていますが、さらなるイノベーションとツールの充実が必要です。カーパシーはこのビジョンをSoftware 2.0（https://oreil.ly/4XnWH）と表現しています。また、このビジョンを実現するための人材やツールを持っている企業は、ほとんどないのが現状です。しかし、今日の問題の多くに手作業ではなく機械学習を使うことができます。そのため、新しいデータで機械学習を使ってシステムを更新していくことで、プログラマーがコードを書く必要がなくなり、システムを将来にわたって維持することができるようになります。

---

†12 ［監訳注］スパゲッティは1本1本が複雑に絡み合い、それぞれ1本の行方はわからなくなっている。同様にプログラムを定義するソースコードが複雑・乱雑になりすぎて、誰にとっても、そのソースコードを解釈、手入れすることが困難になっている状態を「スパゲッティ・コード」と呼んでいる。

AIヘルスケアとテクノロジーの神話を理解し、探求することは、AIの理解と定義を明らかにします。これは、後の章で紹介される概念を理解する上でも重要な要素になってきます。次に、AIヘルスケアにおけるいくつかの重要な神話について説明します。

1.2 AIヘルスケアの神話

AIがヘルスケアに導入されることは非常に喜ばしいことですが、AIは具体的に何を解決するのでしょうか？ 人々がAIに期待しているのは、将来の病気の予測、病気の予防、治療の強化、医療アクセスの障害克服、過労と燃え尽き症候群に苦しむ医師の負担軽減、医療費の削減と人々の健康を全般的に改善することです。いくつかは実現可能でしょうが、AIはすべての健康や医療関連の問題に対する奇跡の万能薬ではありません。もしAIが人間の監視とビジョンのもとで賢明に運用されなければ、不正確なあるいは不十分なデータ入力と仮定に基づき誤っていたり不正確な提案をしたりするようなことによって、ヘルスケア分野においてAIが担おうとしている信頼を失わせることになりかねないのです。ヘルスケア分野におけるAIにおいては、開発者は最大の関心事として潜在的なリスクを評価しつつ、正しい目的のために運用しなければなりません。

未来研究所の所長であるロイ・アマラ（Roy Amara）は「人間は短期的にはテクノロジーを過大評価し、長期的には過小評価する」という「アマラの法則」を提唱しました。AIに関する有名な神話の1つに「AIは医師やその他の医療従事者に取って代わる」というものがあります。AIは、訓練を受けた経験豊富な医師が提供する知識ベースに依存しています。AIは医療従事者による人間としての対話を通したケア行為や医薬品による治療効果を置き換えるわけではありません。患者を総合的にレビューするときに、人間の創造性、判断力、洞察力に依存したアプローチが推奨される場合、AIには最適な解決策を決定する能力はないのです。例えば、90歳の健康な患者が治療可能ながんを発症した場合を考えてみましょう。現代医学の観点から論理的に導き出される論理的な結論からは、がんを根治することを積極的に勧めるでしょう。しかし、この患者が、伴侶に先立たれて1人であること、うつ病もなく充実した人生を送ったと感じていること、そのため治療を拒否していることを医師に伝えたとき、人間的な側面が浮かび上がってくるのです。ほとんどの医師はAIと治療方針について意見が対立するでしょう。人間の監視なしに動作する自律的なAIに任せていた場合は、患者の希望と医療上の判断における患者の自立性の全体的なレビューが優先されることなく見過ごされることになったでしょう。この患者は積極的な治療を行わないという方針[†13]を選択することになります。患者が充実した人生を過ごしたと判断するときの根拠となる価値観等が既存のモデルに取り入れられていないため、AIには、この普通ではないが有効な患者の意思決定を予測できる可能性は低いでしょう。

AIは健康管理について直感に反する戦略を提案できます。しかし、ローデータ（生データ）から意思決定までのステップは複雑で、人間の認識と洞察を必要とします。そのプロセスは、無数の情報源から得られた臨床データから始まり、関連する情報となるように構築・開発され、集団および/または個人に使用・適用されるという流れになります。ローデータから洞察、インテリジェンスへの変換は、AIを使用するデータサイエンティストと協働する医師によって導かれるプロセスです。データの臨床的解釈は、医師による疾病のプロセスと時間的経過による影響に関する臨床的知識に依存しています。疾病管理、疾病の発症確率を予測する危険因子を特定するためのアルゴリズム、――これらは病気のプロセスと人間の状態に対する人間による理解と解釈に基づいています。AIの利用と医師の活動は密接に関係しており、両者の連携のよる健康増進の可能性は注目に値します。医療においてAIは非常に幅広く利用できることが期待されます。先に挙げたいくつかのギャップに分類してみます。

医療へのアクセスの格差

AIを利用して健康の社会的な決定要因を評価することで、どの集団がリスクにさらされているか、あるいは医療を十分に利用できていないかを予測して、医療の利用におけるギャップに対して最適な対処をするための戦術的計画を策定できます。

すぐに利用できない医療サービス

AIはすでに、Lark Health（デジタル看護プラットフォーム）のようなアプリケーションで、こうしたニーズのいくつかに対応しています。スマートデバイスと深層学習を備えたAIを使用して、リスクはあるが、病態が安定している慢性疾患患者を医療システムの外側で適切に管理します。

†13 ［監訳注］不作為を伴う治療方針とは、積極的に治療を受けないことを選ぶ、ということ。

高いコストと価格の透明性の欠如

AIは、どの患者または集団が「高コスト」になるリスクがあるかを予測し、これらの集団内でさらに分析を行うことにより、この結果を防ぐために介入できる要素を特定できます。

著しい無駄

医療費支払いシステムへのAIの組み込みは、今日広く行われています。事務的な作業や不必要な文書管理業務が患者や医療者から取り除かれ、彼らのユーザーエクスペリエンスをより良いものにしています。

断片化、サイロ化した保険者や医療機関のシステム

AIは診察の自動コーディングや、患者の健康貯蓄口座†14から診察/検査/通院のコストを自動的に控除する機能など、ここでも潜在的な利用価値があります。

貧弱な顧客体験やビジネス上の摩擦

AIは、すでに適切なタイミングでの保険金の支払いや個人に対する医療補助給付の通達などをより便利にするために活用されています。人の手で運営される仕組みよりもより少ないエラーと処理時間で行えます。

1960年代から進歩していない診療記録の管理

AIアプリケーションが処理し、集団分析から洞察を得ることにつながる電子健康記録と患者データは絶えず増加し発展し続けています。

技術的進歩の導入の遅さ

これに関しては、AIではどうにもなりません。医療のギャップにAIを賢く応用していくことが必要です。医療におけるAIの活用の目的は、医療提供者の能力を拡張すること、患者の医療へのアクセスや利用を容易にすること、などであるべきです。ただ、私たち人間がAIを組み込んだソリューションをどう受け入れるべきかについて、AIは答えることができません。ほとんどの場合、医療においてAIは目立たないような形で利用されています。これは、

†14 ［監訳注］米国は保険に入っていても、最初から保険を適用できるわけではなく、免責額に達するまでは自己負担する必要がある場合がある。この自己負担する金額を医療用貯蓄口座に預けておき、保険の免責額に達するまで口座から引き落としがなされる。

患者や医療提供者のAIへの懐疑的な態度と変化への抵抗によるものです。時代が進むにつれて、またCOVID-19のパンデミックのような国内外での緊急事態の中で、人々は医療分野の技術的向上を受け入れる、あるいは受け入れることを余儀なくされるようになってきています。この傾向を継続させるためには、製品やプロセスに対する成功と利用者の満足を積み重ねていく必要があります。

医療従事者が、最新の医学の進歩に追従して教育を受け続けることができずに、燃え尽き症候群を引き起こすこと

AIは、毎日発表される科学や薬学の進歩に関する何百もの新しい学術論文を処理できます。また患者が自分の症状に関連した最先端の医療や診断を受けられるように、医療提供者の要望に応じて、さまざまなテーマについて関連する知見を収集しまとめることができます。AIは、検査・処置や投薬の事前承認が患者に与えられるかを判断するためにリアルタイムで使用できます。これらの進歩はすべて、医療サービスの利用体験に対する満足度の向上、治療の遅れの減少、時間と資源の無駄の排除、患者の健康状態の改善、医師がタブレットではなく患者のそばにいる時間の増加につながります。

これらは今日のヘルスケアにおけるAI活用のほんの一例にすぎません。

現在開発中の機能や将来におけるユースケース、および上記の医療問題の改善に役立つようなAIのアプリケーションをさまざまな角度から、本書を通じて取り上げていきます。

それでは、難しい例を挙げてみましょう。医療界は、患者の健康に影響を与える高コストな医療の現状に対処しようとしています。例えば、母体や胎児の死亡率や罹患率、それに伴う天文学的なコストなどが挙げられます。最初のステップは、機械学習を行うためにできるだけ多くのデータを収集することです。トレーニングデータのラベル付け、モデルの開発、モデルの正確性のテスト、そしてアウトカムが判明していないデータのスコアリングを行い、母集団の中で、どの母親と赤ちゃんが妊娠中または出産後の合併症を発症するリスクがあるのか、あるいは新生児集中治療室（NICU）に収容されるリスクがあるかを特定したいとします。対象となる集団を特定するために、患者に関係しているすべての変数をAIで解析する必要があります。また、NICUの乳児や妊娠による合併症と関連して、非常によく見られる妊娠高血圧症候群（および、それより重篤な症状）などの他の疾患が関与しているかどうかを把握することも重要です。

リスクのある母親を早期から定期的にモニタリングすることで、医師は妊娠高血圧症候群とその症状の早期診断および管理に介入し、母体と胎児の合併症と死亡を予防し、それらに伴う母体とNICUのコストを回避できます。AIは、介入によって最も大きな影響を受ける可能性のある、最もリスクの高い母親を特定するために利用できます。AIは、妊娠高血圧症候群をもつ患者を医師が特定するのを支援します。その後に、医療従事者による治療目標の設定や、AIツールや製品の教育、疾患管理にも使用できます。これらの母親と乳児の分析にAIを使用し、対象となる集団を特定し、診断し、管理するためのより良い方法があるかを判断できるのです。AIには固有の利点と幅広い用途がありますが、AIツールをこれほどまでに影響力のあるものにするのは、AIとヒューマン・インタフェースとの連携によるものです。AIは医療従事者に取って代わるものではありませんが、病気を特定し管理する医師の仕事を強化するための強力なツールです。AI単独ですべてを行えるという神話を払拭しつつ、AIと医療従事者が連携する方法をいくつか見ていきましょう。

1.2.1 神話：AIが病気を治す

AIは、病気（冠動脈疾患やがんなど）を治す薬に代わるものではありません。しかし、医療におけるデータの大量蓄積（＝ビッグデータ）やデータ共有が進むと、病気を終わらせるものにつながる可能性があります。AIで特定の病気のリスクがある人を予測するために利用できるのであれば、その病気にならないように行動を変えるか、治療を始められるようになる、と考える人もいます。もちろん、病気にならないようにすることと、病気を治すことは同じではありません。治療とは何を意味するのかを定義するのは難しいものです。特に、ヒト免疫不全ウイルス（HIV）ほどその傾向が顕著なものはありません。NBAの殿堂入りしたマジック・ジョンソンは、HIVの治療を続けた結果、医師が体内のウイルスの存在を確認できなくなったため、HIVが治ったと宣言しました。抗レトロウイルス薬がなければ、HIVは増え続け、再びジョンソンの体内から検出されたことでしょう。ですが、彼は本当に治ったのでしょうか？　ある種の病気については、完治を定義することが困難なものもあります。しかし、個人にとって病気を予防することは、その病気を治そうとするはめになるよりも良いことでしょう。

機械学習を駆使して病気の予防に取り組むことは当たり前になりつつあります。へルスケア企業は日常的に電子健康記録（EHR）†15、診療報酬請求、処方箋、生体認証、その他多数のデータソースからデータを取り込み、「リスクのある」患者を特定するためのモデルを作成しています。予防を効果的に行うには、医療関係者がAIを使用して、すべての患者に対して医療を提供する医師の評価と所見に基づいた決定を支援したり提案を行ったりする必要があります。

医療のエコシステム†16とは、医療サービスを必要とする消費者、医療サービスを提供する医師や医療従事者、医療を規制する政府、医療サービスに対する支払いを行う保険会社やその他の支払者、サービスを管理・調整するさまざまな機関から成り立っています。理想的な状態では、これらのエコシステムの構成員が協働しており、患者に対して最適化された治療が提供されます。簡単な例として医療事務の事例を挙げます。診療上で使われる医学用語と、主に診療報酬請求で使用されるコーディングとが必ずしも一致していないため、個々の患者の真の疾患プロセスと、実際に行われている治療との間の関連について正確に把握できない可能性があります。現在のシステムは、病院、医療従事者、診療情報管理士、請求代行業者による診断のコーディングに大きく依存しています。このコーディングのプロセスは、AIの導入が進むにつれて改善され、病気を予防する機会が増えていきます。

AIは医師に対してより多くのツールを提供して医師の診断能力を強化することができます。これは、個々の患者の全体像をより広範囲なデータストリームで分析し、疾患のプロセスや、誰がリスクにさらされており最も影響を受けるかについて技術的に理解していくことによって可能になります。AIは画像から疾患を特定するためのより正確なツールとなっており、インテリジェントな空間（病院、家庭、医師の作業スペースなど）の増加に伴い、AIがより多くの診断に貢献しうる情報を生み出すきっかけとなっています。これについては、インテリジェントマシンやアンビエント・コンピューティングの世界とその医療への影響なども交えて「3章 モニタリング＋AI＝個別化医療への処方箋（Rx）」で詳しく説明します。データストリームの量が多いため、人間には手に負えませんが、AIの支援があるインテリジェントマシンにとっ

†15 ［監訳注］EMR（Electronic Medical Record）、EHR（Electronic Health Record）は、それぞれ電子医療記録、電子健康記録と訳される。前者のEMRは電子カルテや医療機関で導入されている医療情報システムで蓄積されている情報を、後者のEHRはEMRに加えて患者個人が管理する健康情報や複数の医療機関で情報共有される医療情報といったより広い範囲の概念を指すことが多い。しかし、EHRを電子カルテの意味で使っている方もおられる。

†16 ［監訳注］「エコシステム」は元々は生態系に関する言葉である。自然界では1つの種のみでは生存することができず、さまざまな生物同士で依存・共存して生存している。それになぞらえて、ステークホルダー、製品、サービス等、さまざまなものがお互いに連携することによって発展していく社会上の関係性を描写する言葉として使われている。

ては大きな可能性をもたらしてくれます。最もリスクの高い個人を特定しグループ分け（層別化）することによって、AIは病気を防ぐために修正可能なリスク因子に介入し対処するよう、医師やヘルスケア企業に警告を発することができるのです。

AIアルゴリズム、個別化医療、患者の予後予測は、さまざまな疾患を研究し、最善の治療方法と転帰を特定し、特定の疾患を治す可能性を高めることにつながります。さらに、特定の集団が特定の治療法に反応するかしないか、またその理由を分析するのにもAIは使えます。2014年、ハワイ州の司法長官は、プラビックス[†17]（脳卒中や心臓発作を予防するために、血小板凝集を抑制して血栓形成を抑え、血管がつまらないように作用する）の製薬会社を訴えました。この訴訟では、太平洋諸島民の多くは遺伝子活性が欠損し代謝機能が低下しているのでプラビックスの効果がないこと、そして製薬会社はこの異常を認識していたと主張しました。製薬会社は、初期の臨床試験に太平洋諸島の人々を含めなかったため、この遺伝子の違いについて知らなかったのですが、その後、広く患者に使用される中で、効果に異常がある人々の存在を認識していたのです。AIアルゴリズムは、この集団における予防薬としてのプラビックスの使用に関連した予後不良の増加を特定するために使用されたわけではありません。しかし、このようなケースへAIを適用すること、すなわち、薬の発売後に集団を追跡してデータの異常点を探し、その結果から結論を導き出すことは、AIの完璧な使用法であり、心血管疾患の合併症や再発を防ぐための抗凝固薬の代替療法をよりいち早く推奨することにつながるはずだったのです。しかし、この代替案は、医師が所見を指摘し、それを報告するという数年にわたるプロセスを経たうえで、太平洋諸島民におけるプラビックスの有効性の欠如に関する知見を最終的に得ることになったのです。

AIをがんに応用することに大きな関心が寄せられており、がんによる年間死亡者数を大幅に減少させることができるのではないかと非常に注目されています。世界の多くの人々が、がんを発症しており、2018年だけでも約1,000万人ががんで亡くなっています（https://oreil.ly/JeN64）。これらの人々のがん発症前、診断後、治療中のデータをAIとともに活用することで、がんの治療を改善し、治癒を促進できる可能性があります。がん治療にAI技術を組み込むことで、診断の迅速化、臨床判断の向上、ひいては、がん患者のアウトカムを改善することにつながります。また、AIは、患者のQOL（Quality Of Life：生活の質、患者生活の快適性）を向上させるための終末期ケアの必要性を予測する能力を通じて、ステージが進行したがんの管理にも役立ち

†17 "State Sues Maker of Plavix for Misleading Marketing in Hawaii"(https://oreil.ly/skpnk), Hawaii News Now, March 19, 2014.

ます。

AIが大きな影響を及ぼす可能性がある分野の1つに、放射線検査におけるがんの検出があります。南カリフォルニア大学ケック医学校は、2019年にAIを用いてがん検出を向上させた研究結果を発表しました†18。具体的には、「90件の偽陰性マンモグラフィーを含む122名の患者から取得したがんのデータセットを用いて、7名の放射線科医による盲検化された後ろ向き研究を実施した」というものです。この実験結果では、すべての放射線科医において、がん検出率が大幅に改善したことが示されました。放射線科医によるがん検出率の平均は、AIの使用により51％から62％に上昇しましたが、偽陽性（実際にはがんが存在しないのにがんと判定されること）は基本的に変化しませんでした。

病状の早期発見は、放射線科医だけでなく、皮膚科医も含めて、がんの治療成績に多大な好影響を及ぼします。スタンフォード大学のコンピュータ科学者は、悪性黒色腫（皮膚がんの一種）の検出のために深層学習を用いたAI皮膚がん検出アルゴリズムを作成し、AIが皮膚科医と同じくらい正確にがんを識別することを明らかにしました。中国では、脳腫瘍の解析にAIを活用しています。これまでは、脳神経外科医は脳腫瘍の診断に利用される腫瘍のセグメンテーションを手作業で行っていました。AIを使用すると、結果は正確で信頼性が高く、効率性も向上しました。早期かつ正確な発見が治癒につながるということであれば、AIはがんの診断において実績を出しつつあります。

AIは、がん発見における用途と役割において進化を続けています。現在、遺伝子変異の判定はDNA解析で行われています。Foundation Medicine社（2018年にRocheグループの関連会社となった）やTempus社などでは、特定の腫瘍ゲノムに合わせた治療法を推奨するために、AIが広く活用されています。また、X線画像解析を用いて基礎となる遺伝的形質を予測するラジオジェノミクス（radiogenomics）†19でもAIが活用されています。つまり、AIは磁気共鳴画像（MRI）を解析・解釈し、がんを表す変異があるかを判断するために使われています。中国の研究では、AIによるMRIの解析で、患者の低悪性度神経膠腫（脳腫瘍）の存在を83～95％の精度で予測しました。過去10年間において、AIはがん治療薬の開発にも応用されています。ある研

†18 Alyssa T. Watanabe et al., “Improved Cancer Detection Using Artificial Intelligence: A Retrospective Evaluation of Missed Cancers on Mammography”(https://oreil.ly/r1ISv), Journal of Digital Imaging 32, no. 4 (August 2019): 625-637.

†19 ［監訳注］「radiogenomics」は放射線医学（radiology）とゲノムについて研究する科学（genomics）を合わせた造語。

究では、200以上のサンプル薬を試す臨床試験において、失敗する可能性を予測するAIが発表されました。また、治療に対するがん細胞の反応予測にAIを適用した研究もあります。

がんを早期に発見・診断し、適切な治療と組み合わせることで、がん患者を治癒させる機会を増加させます。AIは、人間が見落としたシグナルや症状について、患者の診断に大きく貢献できます。大規模な集団からデータを収集することで、最も効果的な治療計画を理解し、念頭におくことができるようになります。これは、同じような種類のがんにかかった他の患者にとって最も効果的な治療計画であるということが証明されたものに基づいて、個々の患者に対してより良い治療を行うことにつながります。そこで、世界中でがんと診断された数百万人の患者のデータを含む大規模データセットを用いたAI、特に、深層学習アルゴリズムが大きな役割を果たす可能性があります。残念ながら、このように蓄積されアクセス可能になっている膨大なデータセットはまだ存在しません。各国が（国境を越えた）データの共有に同意しなければならないですし、各国内で個人データへのアクセスを患者が許可する必要があります。また、異なる尺度や標準を持つこれらすべての異種データを集約する技術を備えたシステムを構築する必要があります。このような課題があるので、世界的な健康データの集約は、まだ先の話となっています。あるいは、このような取り組みは技術的には実現可能であるとしても、倫理的な面でそのようなデータセットの作成と利用は禁止されるかもしれないのです。とはいえ、分析のために十分な規模のデータソースが与えられれば、AIは良好な結果を得る可能性が最も高い治療計画について、エビデンス[†20]に基づいた勧告を、医師に対して提供できるようになるでしょう。

がん患者にとって、診断の遅れや誤診などのヒューマンエラーは生死に関わる問題であり、がんの早期発見は大きな違いを生みます。AIは、医師のための現在の診断ツールを補強することで、早期発見と診断に貢献します。肺がんを発見するために重要なのは、CT（コンピュータ断層撮影）スキャンで肺に小さな病変があるかどうかを見つけることです。このときにヒューマンエラーが生じる可能性があるので、そこでAIが活躍するのです。医師がAIを使うことで、早期発見・早期診断の可能性が高まるかもしれません。がんとその治療に関して利用可能なデータがあれば、AIは近い将来、これらのデータベースから知識ベースを構成し、患者の意思決定と治療の指針となる関連情報を引き出すことを支援できる可能性を持っているのです。

†20　[監訳注] 医療分野においてエビデンス（evidence）とは、とある治療法が効果がある/ないことを示す根拠として使われる研究結果のこと。

患者に役立つツールを与えることは、医師を助けることにもなります。この点については、「3章 モニタリング＋AI＝個別化医療への処方箋（Rx）」で詳しく説明します。大量の患者データを迅速に分析し、通常では検出されないようなシグナルを提供するツールは、医療においてますます重要な役割を果たすようになるはずです。また、患者について継続的に学習できる機械学習アルゴリズムも同様に重要です。「3章 モニタリング＋AI＝個別化医療への処方箋（Rx）」では、ますます機器に囲まれていく患者、医師、そして治療の相乗効果を探っていきます。疾病の早期発見のために、主にコンピュータを使っていた時代から、患者が身につけているデバイスを活用する時代へシフトしています。新しい機械学習アルゴリズムや新しいデバイス、AI製品が医療を改善するといったニュースが毎日のように流れていますが、AIだけで社会が直面している医療問題を解決できるわけではありません。医療システムをより良く機能させるために解決しなければならない課題は多く、AIがその一助となるということはあり得ます。次の節で、「AIのみで医療が直面する問題を解決できる」という神話を突き崩していきましょう。

1.2.2 神話：AIは医師に取って代わる

AIが医師に置き換わるだろうという議論は多数出ていますが、現在も近い将来にも、AIが医師に取って代わることはないと思います。2012年に、事業家でありサン・マイクロシステムズの共同創設者でもあったヴィノッド・コスラ（Vinod Khosla）は挑発的なタイトルの論説「Do We Need Doctors or Algorithms?（必要なのは医師かアルゴリズムか？）」（https://oreil.ly/vnsQJ）で、医師の仕事の80％はコンピュータに置き換えられると断言しました。ヴィノッドは医療従事者ではなく、起業家が牽引する医療の未来を見ていました。

私たちはAIを医師の代わりになるもの、あるいは医師を強化するものであるとも見ることができます。AIはダブルチェックが行えますし、1人の医師では到底見ることのできない何百万人もの患者のパターンを見ることができます。1人の医師が生涯のうちに100万人の患者を診ることはできませんが、AIなら可能です。医師が診断の際に行う作業は、ほぼパターン認識に重点を置いたものとなっています。ですから、AIで診断を補強することは理にかなっています。

AIが医師に取って**代わる**とする、主な論拠は以下の通りです。

- AIは、毎日、毎年、10年ごとに、人間の医師には不可能な速度と規模で、より精度を高めることができる

- AIは、可能性と結果を信頼度スコアで説明できるようになる
- AIは、知識セットを改善し、(特定の専門分野で訓練を受けていない) 医師の洞察力を高めることができる
- AIは、医療サービスを受けられない、あるいは医療サービスを受ける余裕のない何百万人もの人々に、最高クラスの医療へのアクセスを提供する唯一の方法となるかもしれない

AIは医師に取って**代われない**とする意見には、次のようなものがあります。

- 人間の医師は、他の人間と協力して意思決定を行うことに長けている
- 医師はケアに不可欠な「共感する心」を持っている
- 医師は人間的なつながりを持つことができ、患者がどう感じるかに直接影響を与え、患者が治療計画を遵守するように促せる
- 「AMA Journal of Ethics」(医療教育や医療倫理に関するオープンアクセス出版物) によれば、「患者がケア提供者から感情的なつながりや安心感、癒しを求めることは、多数報告されている†21」とのことである
- 医師は、人間の感覚を持っているからこそ、重要なシグナルを観察したり、発見したりすることがある
- AIはまだ人間の医師のように患者と会話することができない
- 医師の治療能力に影響を与える潜在的な要因についてAIに明示的に提示しなければ、見逃されることになる

AIが放射線科医の役割を代替できる可能性があるのでは、ということで多くの注目を集めています。放射線科医が行うタスクの中でもAIに置き換えられないものがあること、それでも補強ぐらいはできるものなどについて一考する価値はあるでしょう。

- 研修医や医学生の指導
- 研究プロジェクトへの参加
- 治療の実施

†21 James E. Bailey, "Does Health Information Technology Dehumanize Health Care?"(https://oreil.ly/akbGm, Virtual Mentor 13, no. 3 (2011): 181-185.

- 品質向上への貢献
- 画像検査の際に内部構造を可視化するための薬品を投与
- 品質向上のための手順の開発またはモニタリング
- 放射線業務と他の医療活動との調整
- 放射線治療を受けている患者に対して、リスクのある治療や代替治療などのカウンセリングを実施
- 検査結果や診断情報について紹介元の医師と話し合う
- IVR（InterVentional Radiology：画像下治療）の実施

以上のリストを見てもわかるように、放射線科医は直接的な患者との接触機会は他の診療科の医師と比べて少ない傾向にあり、また、ここに挙げたすべてのタスクをこなしているわけではないので、AIによって「代替可能」と見なされる可能性が最も高いグループであると言えます。AIが医師よりもうまくできるタスクはたくさんありますが、ビジネスプロセスや業務全体、あるいは職業や専門職全体がAIに置き換わることは、あり得るとしても稀ではないでしょうか。最も可能性が高いシナリオは、近い将来に医師がより効率的で優れたケアを提供するためのAIツールの使い方を理解した上で、AIを活用するように業務形態が移行することです。今日のAIは局所的な解決策を提供し、診断を改善する機会を多くもたらすであろう点において重要なものです。一方、今日の治療の道筋や今日の多くの診断においては、AIが苦手とする意思決定が求められる場面は多数あります。

つまり、AIと医師は互恵的な関係にあるため、チームとして協力し合えるでしょう。AIは、不確実性が高く良い方向にも悪い方向にも寄与する可能性のある側面に注意を喚起し、医師のメンターとして能動的な学習を促進できます。また、AIは医師のメンティーとして医師からのフィードバックや洞察を受け取り、特有のやり方で改善できます。

現実的な問題として、AIは現在の“ブラウンフィールド[†22]”の世界で生きていかなければならず、AIが医師に取って代わるにはいくつかの障壁を乗り越えなければなりません。現在、私たちは、互いにうまく統合されていないシステムを多数抱えています。例えば、病院、救急医療センター、または診療所で治療を受けていた患者のデータは、統合の程度が異なる複数のシステムにデータが分散している可能性がありま

†22 [監訳注]「ブラウンフィールド（brownfield）」とは、産業活動等による有害物質等によって汚染された土地のこと。

す。医師が医療システムを操作し、このようにバラバラになってしまっているデータを統合する能力は、患者の治療にとって非常に重要なものとなってきます。

現実には、銀行、小売業、製造業の分野においても、すべての問題に対する単一の解決策が存在していないのと同じように、医療の問題を単独で解決するコンピュータ、機械、AIは存在しません。デジタル化への道筋は臨床の専門分野によって異なり、各領域や専門分野の中で個別の取り組みが発生します。AIシステムは、メンタルヘルスの評価、病状の診断、異常の特定においては、近い将来に実用化するところまできています。

1.2.3　神話：AIは"医療の問題"を解決する

最も確実に言えることは、AIが無数の医療の問題を解決するというのは神話であるということです。現在の米国における医療制度には、医療機関、保険者、支払者、政府機関の大きなエコシステムがあり、医療へのアクセスを向上させ、コストを削減し、無駄を省き、ケアを改善するためにうまく連携していかなければならないのです。政府が「医療問題」について議論する場合、だいたいにおいて医療費が指数関数的に増加していることが主な話題になります。ほとんどの国は、医療資源の消費が増加し続ける高齢化社会への対策に取り組み続けています。医療へのアクセスに関する障害を克服し、過労で燃え尽きた医師の負担を解決し、医療費を削減しながら人々の健康を向上させるであろうAIの能力については、可能性はないとまでは言いませんが、誇張されているきらいがあります。

連邦予算委員会の報告（https://oreil.ly/sPFmk）によると、米国は2017年に3兆ドル以上、1人当たりでは約9,500ドルに相当する医療費を費やしています。コンサルティングのデロイト社は、アメリカは世界のどの国よりも1人当たりの医療費が多い一方で、医療へのアクセス、効率、効果などの客観的な指標で最下位に近いという、不名誉な結果を伴っていると指摘しています。医学の進歩による長寿化と高齢化に伴う医療費の増加とともに、管理コストは医療制度にさらなる負担を強いています[†23]。

テクノロジーもAIもこれらの問題をすべて解決することはできないでしょう。現実的には、AIが医療のどの問題に対してどのように対処できるかが問題となります。まず、医療へのアクセスの問題ですが、医療へのアクセスは3つの部分から構成されています。

†23　［訳注］上記の米国の医療費は2018年8月時点の日本円に換算して約330兆円、1人当たり105万円となる。日本の国民医療費は47兆710億円で1人当たり33万9,500円である。出典：厚生労働省医療費の概況平成29年（https://www.mhlw.go.jp/toukei/saikin/hw/k-iryohi/17/index.html）

- 医療保険制度への参入[†24]（通常、保険会社を通じて行われる）
- 医療が提供される場所へのアクセスを持つこと（地理的な利用可能性）
- 医療機関が利用できること（限られた医療機関の数）

2010年の患者保護・医療費負担適正化法（ACA：The Patient Protection and Affordable Care Act）により、2000万人の成人があらたに医療保険に入る道が開かれました。しかし、米国ではまだ数百万人の保険未加入者がいます。保険に加入していない人は病気になりやすく、若くして亡くなることが多いため、医療制度に負担がかかり、政府のコスト増につながるというエビデンスがあります。この格差は大きな医療問題として非常に関係が深いものだと認識されています。米国医師会（AMA：The American Medical Association）は患者保護・医療費負担適正化法を支持しており、医療保険の適用範囲を拡大し、保険業界の隠れたる専横から人々を守ることに尽力しています。この取り組みを通して医療へのアクセスが向上し、人々がより健康に暮らす可能性が高まり、その結果医療費も削減されるように取り組んでいます。

AIのみですべての医療問題を解決することはできませんが、医療におけるいくつかの問題の解決に大きな役割を果たすことはできます。その大きな問題の1つが医療サービスへのアクセスです。政府が保険適用対象の改革を進めている一方で、AIは医療へのアクセス性を高めるための足がかりとなりつつあります。現在、Lark[†25]などのアプリは、患者やスマートデバイスからの個人データとともにAIとチャットボットを使用して、予防医療、健康リスク（肥満など）の低減、糖尿病などの慢性疾患の安定した管理など、健康に関連する提案を、医師を介さずに直接患者に提供しています。このように、AIはリスクのある患者を特定し、病気を予防し、現在の病状に対するベストプラクティスに焦点を当てながら、医療機関へのアクセスの問題に対処するために利用されています。特定の分野においては人間の仕事よりも高いパフォーマンスを発揮することが示されています（がんの特定については先述の通り）。AIを看護師や医師、病院に対してより幅広く適用することで、医療へのアクセスに関する負担が軽減され、医療提供者はより直接的に患者に関わる仕事に専念することができるようになるでしょう。

AIが医療アクセスの改革にどのように役立つのか、中国が示唆に富む事例を提供しています。中国は、間違いなく世界最大の医療問題に直面しています。中国の人口は

†24 ［監訳注］日本では受診する医療機関を自由に選べるが、海外では医療サービスを受ける前に保険会社によって指定された医療機関、サービスにしか利用できない制度が運用されていることがある。

†25 ［監訳注］チャットとAIを活用する健康管理アプリ。https://www.lark.com

14億人にも上り、その人口分のニーズに対して資源は限られており、対応することが非常に困難になっています。中国の医師は、外来で毎日50人以上の患者を診ることが頻繁にあります†26。中国では総合診療医（General Practitioner）の需要が高いのですが、資格のある総合診療医が不足しています。劣悪な労働環境、暴力の脅威、低い給与、そして低い社会的地位が不足の原因となっており、さらに総合診療医が提供するケアの質に対する患者の不信感が追い打ちをかけています。患者は、専門医と総合診療医の学問的・職業的資質の違いを認識しています。そこで、AIのような新しいテクノロジーが、より優れた診断ツールや治療ガイダンスで総合診療医を補助することで、ブレークスルーをもたらします。そのため、中国は医療の問題を解決するために、AIに大きく依存する取り組みを進めています。医療分野向けに開発された音声認識システムによる文字起こしから鑑別診断やベストプラクティスの治療アルゴリズムに至るまで、中国はAIを活用して医療従事者の作業負担を軽減しています。これらの技術を医療システムに組み込むことで、患者が対面診療と遠隔診療の両方で医療従事者にアクセスができるようになり、医療資源の場所や量における制約性に対する解決策を提供できる可能性があります。米国と比較すると、中国のシステムにおけるAIの利点は、中国のシステムが政府によって運営されているという事実と確実に関連しています。単一の組織によってすべてのデータにアクセス可能な中央集権的で管理された医療システムにおいて、AIの利用はより効果的なものとなります。

しかし、米国ではバラバラのシステムであっても、AIがさらに導入され、医療システムに統合されるにつれて、医師への直接的あるいは遠隔でのアクセスは改善されるでしょう。AIには、臨床判断支援、患者のモニタリングと指導（遠隔または現場での患者の健康管理）、自動化された装置による手術支援、医療システム管理など、いくつかの主要な用途があります。これらの各項目やその他の項目については、後の章で説明します。

1.2.4　神話：AIは医療費を削減する

Centers for Medicare & Medicaid Services（https://www.cms.gov）によると、2018年から2027年にかけての米国の医療費は、医療費に関する予測平均成長率が5.5％であり、2027年までに6兆ドル†27の支出に達すると予想されています。この数

†26 Xiangyi Kong et al., "Artificial intelligence: a key to relieve China's insufficient and unequally-distributed medical resources"(https://oreil.ly/XrPSA), American Journal of Translational Research 11, no. 5 (2019): 2632-2640.

†27 ［訳注］日本円で約800兆円（2022年7月時点換算）。

字を見れば、医療費の増加が経済成長を上回ることは明らかです。今後10年間、医療費を構成するすべての要素が、非常に高い成長率で増加すると予測されています。例えば、医療費の最大の構成要素である入院費用は年平均5.6％の成長が見込まれており、直近5年間の平均成長率である5％を上回るとされています。AIだけではこれらの問題を解決できませんが、コストの抑制や削減の一助にはなり得ます。

AIと医療費に関する神話とは、AIが現在の医療や医療モデルを完全に作り変える、あるいは覆してくれると考えたり、あるいはAIの活用だけで医療費を抑制できると考えることです。AIは魔法の杖ではありませんが、非効率な仕組みを合理化し、データから患者の健康状態を分析する革新的な方法を見つけ、患者の健康に影響を与え、全体的に健康状態の改善を引き起こすような新しい使い方を提供することによって大きな変化をもたらすことができます。これは医療費の減少をも引き起こす可能性があります（ただし、AI関連技術とそれを支援するインフラのコストによって相殺されてしまう可能性はあります）。大手のテクノロジー企業やスタートアップ企業が、医療のあり方を変革していくであろうことを示す膨大な証拠があります。AIは、こうした変革の多くを可能にする商売道具になろうとしています。しかし、重要なことは、医療が直面している問題は、変化に対する抵抗、歴史的な非効率性と惰性、互いに競争するように意図された企業による公益的な取り組みへの協力の欠如、そしてゲームチェンジャーを支える技術の不足にあります。そして今、私たちはそのゲームチェンジのための技術を手に入れました。AIです。

このような背景のもと、AIはどこにどのような影響を及ぼすのでしょうか。代表的な領域としては慢性疾患の管理が考えられます。慢性疾患を持つ人々が治療計画に従わない場合、基礎疾患に関連する合併症が発生し、結果として高額な入院および/あるいは、高額で専門的な薬物療法が必要になることがあります。例えば、米国疾病予防管理センター（CDC）が報告しているように（https://oreil.ly/ccB5V）、糖尿病による眼疾患である糖尿病性網膜症（DR：Diabetic Retinopathy）は、年間24,000人のアメリカ人が失明する原因となっています。これは予防できる問題です。早期診断と早期治療を伴う定期的な検査により、糖尿病患者の最大95％が失明するのを防げます。それなのに、糖尿病患者の50％以上が眼の検査を受けないか、受けたとしても手遅れで効果的な治療が受けられないでいます。糖尿病に関連する疾患や失明の治療にかかる費用は、年間5億ドル以上と推定されています。

AIは、糖尿病患者の眼の検査を受けやすくし、かつ有効性を高めることで、慢性疾患における費用への対策を支援します。機械学習や深層学習を用いたAIは、さまざまなグループによって自動DR検出アルゴリズムの開発に採用されており、その一部は市販されています。細隙灯顕微鏡検査を用いた検査は、他のDRスクリーニング手法と比較する際の基準として使われますが、眼底写真を用いるAIのアプリケーションは、より費用対効果が高く、眼科医の診察も必要としません。眼底撮影は、専用のフラッシュカメラで眼の奥（眼底）を詳細に撮影します。この検査を行える眼科医が少ないため、モバイル端末などの各種ツールに組み込まれたAIアルゴリズム（深層学習）を用いてDRスクリーニングを実施できる医師以外の人材を活用する必要があるのです。このような解決策は、眼科医が不足している発展途上国ですでに利用されており、AIに学習させることができれば、病気の発見のために高度な訓練を受けた医師は必要ないことが実証されています。

AIと眼底写真の使用によるコスト削減効果は（不必要な紹介が減るため）16～17％と報告されています。中国の費用対効果研究（https://oreil.ly/Tj19e）では、患者1人当たりのスクリーニング費用は35％増加したものの、質調整生存年[†28]当たりの費用は45％減少したことが示されました。これをさらに進めて、眼に関連する病気がすでにある糖尿病患者を支援するために、AT&T[†29]はAira[†30]と提携して、スマートグラスとAIアルゴリズムを組み合わせて患者の生活の質（QOL）を向上させる研究を行った結果、薬剤認識技術を通じて服薬アドヒアランスを向上させることができたのです。服薬アドヒアランスのための技術には、ボトルのキャップにあるセンサーで患者が錠剤ボトルを開けるタイミングを追跡したり、ボトルの中にあるセンサーで薬剤の減少を検出したりするなど、さまざまなものがあります。また、患者に服薬を促すモバイルアプリやスマートスピーカーにAIを実装することで、患者に服薬の習慣付けをし、また煩わしいアラートを繰り返し送るのではなく、患者にリマインダーを送る最適な時刻を学習させることができます。

慢性疾患の管理にAIを活用したこれらの戦略はすべて、健康への増進効果とコスト削減に向けた大きな流れにつながります。糖尿病患者はAIの手軽さと有効性を活かして糖尿病眼関連疾患のスクリーニングを受けるようになり、もし重大な疾患が見つかった場合は、AT&T社とAira社による“pill bottle reader project[†31]”によって服薬遵守を促進し、視力低下に関連する転倒、骨折等の筋骨格系外傷、血糖コントロール不良による入院、感染などの問題をすべて回避でき、患者のQOL向上と同時に大

†28 ［監訳注］質調整生存年（QALY：Quality-adjusted life year）は医療行為に対しての費用対効果を経済的に評価する指標であり、1QALYは、完全に健康な1年間に相当する。
†29 ［監訳注］アメリカ最大手の電話会社を擁する情報通信とメディアの多国籍コングロマリット。
†30 ［監訳注］スマートフォンやスマトーグラスなどを用いて視覚情報へのアクセスをより便利かつバリアフリーにするサービスとプラットフォームを提供する企業。https://aira.io
†31 ［監訳注］AT&Airaによるインテリジェントな薬瓶の服薬アドヒアランスの向上の試み。

きなコスト削減も可能になります。

AIは、慢性疾患のベストプラクティスな管理の特定や標準化を支援することができます。治療に大きなばらつきがあることは医学界では以前から知られており、経済学者からは、治療のばらつきが無駄な医療費支出につながると指摘されています。治療の管理が医療費に与える影響の一例として、腰痛を検証してみましょう。アメリカ人の80％以上が、人生のとある時期に腰痛を経験すると言われています。その中で腰痛持ちの人は1.2％で、腰痛に関する医療費の支出のうち約30％を占めています。治療ガイドラインを遵守した場合、費用は少なくて済みます。医療システム全体と患者の両方のコストを増加させるパターンは、**図1-7**に反映されており、消費者（つまり患者）が治療ガイドラインを遵守しなかった場合のコストへの影響を示しています[†32]。

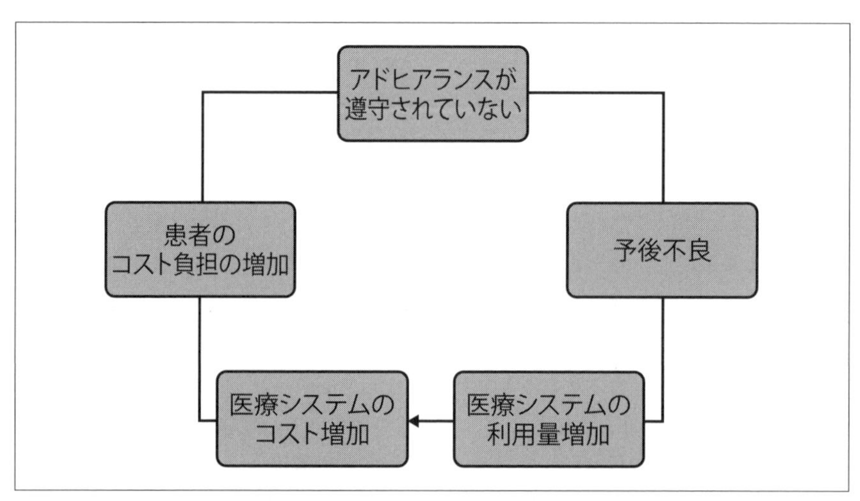

図1-7　治療アドヒアランスが遵守されていないことがコスト増加を招く

無数の孤立した（サイロ化）データソースにAIを適用し、最適なケアパス（care pathways）を特定することで治療のばらつきを減らし、現行のガイドラインの更新

†32　Lily H. Kim et al., “Expenditures and Health Care Utilization Among Adults with Newly Diagnosed Low Back and Lower Extremity Pain”(https://oreil.ly/nRW06), JAMA Network Open 2, no. 5 (2019); James D. Owens et al., “Impacts of Adherence to Evidence-Based Medicine Guidelines for the Management of Acute Low Back Pain on Costs of Worker’s Compensation Claims”(https://oreil.ly/ztgvJ), Journal of Occupational and Environmental Medicine 61, no. 6 (2019): 445-452.

やコスト支出の改善につなげられます。注意すべき点として、エビデンスに基づく治療ガイドラインを適用することでコストを削減ができるかもしれませんが、問題は医療現場でガイドラインが厳密に守られていないことです。AIは、治療計画に関する医師の判断を助けることで、治療ガイドラインの適用を促進できるでしょう（この点については、「4章　デジタルトランスフォーメーション（DX）とAI」で詳しく説明します）。一方、AIが間違った提案をした場合はどうなるのか？　といった疑問が出ますが、AIは医師の判断を補強・促進するものなので、最終的な治療方針の判断やAIの提案を確認する責任は医師にあるものと見なすべきでしょう。

入院費と管理費も米国の医療における主要な要因です。オリオンヘルス（Orion Health）のCEOであるイアン・マクレー[†33]（Ian McCrae）は、「費用のかかる管理費や回避可能な再入院のために、毎年1兆ドル以上が浪費されている」と指摘しています。オリオンヘルスは、AIを用いて患者の費用と再入院リスクを予測するとともに、臨床的・財政的な異常値を分析し、診療現場での治療と管理を改善に役立てています。社会経済データ、行動データ、生体データ、人口統計学的データ、地理的位置など、多数の入力を通じて入ってくる大規模なデータプールにAIを適用し、（再）入院を回避するために、より積極的な治療管理を行うことで恩恵を受ける人を正確に予測しようとしています。

医療費が高額になるもう1つの分野として、医薬品の研究・発見があります。歴史的に、新薬やワクチンの開発には長い時間がかかり、安全性や有効性を実証するのは面倒で時間のかかるプロセスです。AIが分析・研究を迅速化することで、このプロセスを促進できるようになりました。この点については、「5章　不都合な事実」でさらに説明します。

アクセンチュアが2017年に行った調査では、ロボット支援手術（400億ドル）、バーチャル看護助手（200億ドル）、事務ワークフロー支援（180億ドル）、不正検知（170億ドル）、投薬ミスの減少（160億ドル）、ネットワークに接続された機器（140億ドル）、臨床試験参加者の識別（130億ドル）、予備診断（50億ドル）、自動化された画像診断（30億ドル）、そしてサイバーセキュリティ（20億ドル）の分野で、AIを医療に応用することにより、2026年までに年間1,500億ドルの医療費削減の可能性があるとしています[†34]。これらの統計は、コスト削減のためにAIを採用する際の潜在的価値

†33 "Orion Health Unveils New Predictive Intelligence Using Machine Learning to Help Save Billions in Healthcare Costs"(https://oreil.ly/GkURv), The Journal of Precision Medicine, March 7, 2018.

†34 "Future AI Opportunities for Improving Care Delivery, Cost, and Efficacy"(https://oreil.ly/pm1V2), HealthITAnalytics, July 29, 2019.

と変革への効果を示しています。しかし、これはあくまでも将来において予想されるコスト削減にすぎず、本当の問題は、これらのコストを患者のコスト削減につながるように転換できるかどうかにあります。

転換期の課題として、技術を導入するためのコストや、医療におけるAIの文化的受容性などの問題が引き続き存在します。これらはすべて、医療費の抑制に役立つAI活用の障壁として作用し続けます。AIへの投資は、短期的な財政目標を達成できない可能性があります。既存のシステムは通常サイロ†35として存在し、相互運用性を実現するための時間と費用は膨大なものになる可能性があります。医療従事者自身が、患者の生活を改善するためのAIの利点とその診療への応用に気づいていない可能性があります。これらのシステムやAIの使用を通じて、患者情報の機密性を安全かつ丁重に管理することも、潜在的な障壁の1つです。とはいえ、医療費の抑制と国民の健康増進を支援するAIの将来は明らかです。AIが医療従事者や医療システムとともに働くことで私たちの健康に関する環境がより良いものになる可能性はすでに開けているのです。しかし、ヘルスケアにおけるAI活用の未来は可能性に満ちていますが、無限にあるわけではありません。

AI関連の技術を活用した新しいヘルスケア製品の登場が相次いでいます。AIはヘルスケアにパラダイムシフトを起こし、多くの課題にAIを適用することに大きな価値があります。これまでに、AIの歴史を簡単に説明し、AIの定義を提示し、いくつかの包括的な期待、すなわちAIヘルスケア神話を払拭してきました。次に、AIを適用する際の「可能性」についての理解をさらに深めるために、いくつかのAIの神話とAI技術の神話を探っていきます。

1.3 AIの神話

SF映画が私たちのAIについての考え方に影響を与えたり、それを形成したりするのに寄与していることを否定する人はいないでしょう。映画では、AIに憧れを抱くだけでなく、時にはAIが人間の知能を超えて我々の支配者になるというディストピアの未来も描かれています。また、著名な科学者、発明家、起業家によるインタビューや引用では、意識を持つAI、つまり、自分自身でルールを作る超知的なAIが登場し、

†35 ［監訳注］サイロとは、農産物、家畜の飼料を蔵置・収蔵する倉庫であり、大穀倉地帯では多数のサイロがそびえ立っている光景が見られる。そのサイロの中にある穀物等は貯蔵はされるが、他のサイロに移動することなく使われるのを待つだけである。この様子から、システムが多数あるが、システム内のデータが他のシステムと交換したり再利用されず有効利用されない状態の比喩として使われる。

さらにAIがより高度になれば、AI黙示録が起こる可能性があると示唆されています。これらはすべて、AIとは現在どのようなもので、近い将来、あるいは遠い将来どのようなものになるのかという問いを提起しています。AIは理性を持つことができるのか[†36]？　AIは感覚を持ち、意思決定を行うようになるのだろうか？　AI支配者の到来を心配すべきなのか？　後述する節にて、これらの疑問に答えるとともに、AIに関するいくつかの神話を払拭していきます。

1.3.1　神話：AIは人類存続の危機をもたらす

人類存続を脅かすことに関する物語は、もう何をやっても手遅れだという思いを強くさせます。超知能への懸念は誇張されているところもありますが、汎用的な推論技術とAIの急速な進歩は、あらためて、真剣に評価し監視するに値する存亡の危機をもたらします。AIを肯定的な目的で使うか、それとも邪悪な目的のために使うかは、他の技術や道具と同様、依然として人々の選択にかかっています。今日のAIには、動機、目標、意図、または目的意識を持って行動するものはありません。これを実現するためには、“強いAI”が現実のものとなる必要があります。一部の人々が、ディストピア的なAIの未来に関する推測の根拠としているのは、“強いAI”や“汎用的なAI”です。しかし、人間がAIを武器化したり、AIを不注意に利用したりする可能性があり、その結果、人類とまではいかなくても、マイノリティなど特定の集団に対して存亡の危機をもたらす可能性があるかもしれません。

人間ができるあらゆるタスクを理解し、学習できる機械を“強いAI”と呼びます。チューリング・テスト（アラン・チューリングが1950年に考案し、コンピュータが人間と見分けがつかない知能を発揮できるかをテストするもの）を通過するAI、と説明するものもあります。あるいは、強いAIであることを確認するためにチューリング・テストではなく、ハサビス・テストで評価すべきかもしれません。ハサビス・テストとは、2019年のポッドキャストで、デミス・ハサビス（Demis Hassabis）がAIシステムが科学的発見でノーベル賞を受賞すれば、AIに汎用的な知能が到来したことがわかるだろう、と示唆したことにちなんでいます。現在に至るまで、チューリング・テストやハサビス・テストに合格したコンピュータや機械はありません。

強いAIは、将来の状態として、コンピュータや機械が人間のように次のようなことができるようになる世界のあり方を構成します。

†36 Gary Marcus and Ernest Davis, “GPT-3, Bloviator: OpenAI’s Language Generator Has No Idea What It’s Talking About”(https://oreil.ly/by9Xn), MIT Technology Review, August 22, 2020.

- ある知識領域から別の知識領域への適応
- ニュアンスと文脈を加味して自然言語で対話ができる
- 人間の介入なしに自己学習する
- 彼ら自身の考えや目標を形成したり持ったりする
- 現実的な（物理的な）世界を操作して、新しいものを設計し、作成する

これらは人間の知能の特徴のほんの一部でしかありませんが、こういったことが実現できるAIシステムは存在しませんし、現時点で、そのようなシステムを構築する方法もわかっていません。GoogleのAlphaGoは、囲碁を打つことはできても、ポーカーやチェスをプレイすることはできません。それぞれのAIシステムは目的に合わせて作られており、それらは"狭いAI"、"弱いAI"と表現されますが、これが現在の技術的水準です。おそらく、強いAIに至るには、アルゴリズムや科学、ハードウェアの面でさらなる革新、発明が必要である可能性が高いのです。

2014年、教授で物理学者のスティーブン・ホーキング（Stephen Hawking）博士はBBCで、「完全な人工知能の開発は、人類の終焉を招くことになる」と語っています。もし私たちが、完全な人工知能、つまり意図と目標を持ち自律的に動作し、現実世界を操作する手段を持つAIを構築する方法を見つけたならば、本当にそうなるのかもしれません。ホーキング博士は包括的な人工知能を定義していませんでしたが、強いAIのことを念頭においていたと思われます。

AIと将来の可能性をめぐる憶測、誤解を招く発言、批判は、AIの研究者や学者たちに客観的で事実に基づいた議論を提供することで、この増大するAIへの警告に応えるよう促しました。2016 MIT Technology Review headline（https://oreil.ly/iXXvz）では、「専門家は超知的なAIが人類にとって脅威であるとは考えていない」と述べています。未来を予測することは難しいものです。汎用AIが実存的なリスクをもたらすと主張する著名なAI研究者もいます。しかしながら、そのリスクは5年後でしょうか、それとも50年後なのでしょうか？　いずれにせよ、私たちはイノベーションを継続させながらも、そのリスクを真剣に受け止めていかなければならないということです。

人間が機械に取って代わられたり、凌駕されたりするという考え方は、さまざまな疑問符がつくような仮定に基づいています。いくつかの仮定については、トニー・プレスコット（Tony Prescott）が「The AI Singularity and Runaway Human Intelligence」（AIの技術的特異点と人間の知性の暴走）という論文で指摘されています。彼は、AIを1人の平均的な人間と比較するのではなく、人類という種の集合的

で進化し続ける知性に目を向けるべきだと主張しています。コンピュータ、インターネット、クラウド、そしてそれ以前のパピルス、電気モーター、そろばん、電話などと同じように、人間の自然な知能を補完する技術として、すなわちAIを創造していくのです。AIは医師と医療システムを補完するものです。

1.3.2　神話：AIは単なる機械学習である

AIという名のもとに、学術界や産業界によってさまざまな意義のある活動が行われています。もちろん、彼らが自分たちの仕事をAIと表現しているからといって、AIは大きな虚構ではない（https://oreil.ly/nVgcc）と主張することについては疑問があります。たしかに今日ではAIは機械学習なしに発展できませんが、一方機械学習はAIなしでもできる、というところに問題があるのです。AIと同様に、機械学習はアルゴリズムと統計モデルを用いて、パターンと推論に依存したタスクを実行する研究分野です。機械学習は特定のアルゴリズムを指して「機械学習である」と識別できるので、AIに比べてより具体的なものを指し示している概念だと言えます。

初めてコンピュータが登場した際に、チェッカーやバックギャモンのように、人間の知能を連想させ、それまで機械ではできなかった人間のタスクをするためのシステムを作りました。そのときは機械学習を使いませんでしたが、これらは知的システム、つまりAIと表現されていました。AIは機械学習の使用によって定義されるものではありませんが、今日では、機械学習を使用しないシステムが知的か、AIであるかどうかが議論されるかもしれません。

これまで私たちは、Jeopardy!を勝利したコンピュータのように、これまで人間の知能の専売特許であったようなタスクを実行できるコンピュータの到達点をAIと表現してきました。IBM Watsonは、機械学習だけでは実現できず、独自に構築された情報処理基盤が必要でした。自然言語処理の技術、独自に構築したフレームワーク、テキスト処理のためのアーキテクチャ、大規模な並列処理などが必要でした。2011年のIBM Watsonは、AIの一例であり、機械学習以上のものを使って目的を達成した具体例と言えるでしょう。

AIは現実のものであり、ガマの油でも、ベーパーウェアでも、でっちあげでも、虚構でもありません。AIは機械学習以上のものです。さらに重要なことは、AIは、これまで人間の知能を必要としていたタスクを行うシステムを構築することなのです。おそらく、AIと機械学習を同一視することは、認知バイアスであり、使い慣れたツールへの過度の信頼とも言えます。1966年にアブラハム・マズロー（Abraham Maslow）は「金槌しか持っていなければ、すべての問題は釘に見える」と言いました。後の章では、これまで人間にしかできなかったタスクを行う際に、機械学習以上の知能を適用する将来のAIシステムの具体例を紹介します。

AIは、ヒューリスティック的な手法（例：機械学習）と分析によって人間の知能を模倣しています。汎用AIに到達するためには、人間が活動するために、神経、動脈、心臓、腎臓、肺などといった感覚器（データ収集手段として）を必要とするのと同様に、単なる機械学習以上の完全な技術スタックが必要です。AIは、人間の体と同様、目に見える以上のものです。人間の知能を模倣するために、AIに生命を吹き込むためのシステムが必要とされるからです。

1.3.3 神話：AIへの過剰な期待と期待外れ

相応の結果を得るためにAIに賭けたステークホルダーには、失望するところもあれば、喜ぶところもあるかもしれません。機械学習はAIで最も影響力のある技術であり、その即効性と強力な成果をあげることに対する可能性は、特に医療分野で印象的なものです[†37]。機械学習を利用したアプリケーションは増え続け、至るところに普及しています。機械学習のアプリケーションを構築するための技術やアーキテクチャは、アプリやWebベースのアプリケーションを構築するための技術とは大きく異なります。機械学習のアプリケーションは、データ、機械学習モデル、およびサポートするためのコードを考慮しなければなりません。機械学習のアプリケーションは、異なるテストアプローチを必要とし、データからバイアスを排除し、説明可能性を確保し、継続的な改善を実施します。機械学習アプリケーションの構築はビジネスに関わる人ではAIプロダクトマネージャー、テクノロジーではAIエンジニアという異なる種類の人材が必要となります。

AIエンジニアリングは、手続き的な従来のソフトウェアとは複数の点で異なっています。機械学習モデルの開発は、多くの場合、開発ライフサイクルというよりも、テスト作業や試行錯誤の連続です。品質保証テストに関して、実地に展開された機械学習モデルは、機能性をテストするのではなく、バイアス、データ・シフト（data shift）、有効性などを検証するテストを通して保護される必要があるという点で、従来のテストとは一線を画しているのです。本番環境に組み込まれるモデルは、本番環境でモデルを再学習させた際にも性能が悪化しないようにベンチマークを設定します。すべてのモデルは古いものよりも改善されているべきなのです。

---

†37 See Sam Daley's article, "32 Examples of AI in Healthcare That Will Make You Feel Better About the Future"(https://oreil.ly/r8Zaz), Built In, July 4, 2019.

多くのビジネスでは、作ることと買うことを天秤にかけます。そして、これらの利害関係者は、深層学習と自然言語処理が手を携えた2012年以降の望ましい技術ではなく、1960年代から1990年代の技術を適用したAI製品を、区別せずに購入してしまうかもしれません。ステークホルダーはこの違いを理解し、AI技術がわかる人の協力を得て、誤った主張を排除し、適切なものを選択できるようにする必要があります。これを十分に行わないと、ビジネスにおいてAIに失望する結果になりかねません。

1.3.4 神話：本物の対話型AIはすでに存在する

適切な時期と場所で医師の治療を補強し、可能にする対話型AIへの期待は非常に大きいものです。真の対話型AIが熱望されてはいますが、今はそこに完全に到達するための技術を持ち合わせていません。AI技術は、AIが自然言語を用いて通常の人間らしい会話を患者と交わせるような世界へと急速に進んでいますが、今日の現実はそうではありません。つまり、現在の対話型AIは、弱いAIから強いAIまでの連続体の中では弱い方に位置づけられますが、機械と人間の自然な会話が実現できる強いAIへと向かいつつあります。現在、私たちは自然言語による対話とは対照的な、検索や「モノ」とQ&A形式での対話[†38]を経験することが多いです。

「スター・トレック（Star Trek）」は音声を使った対話型AIというアイデアをとても有名にした作品です。後に、Googleは「スター・トレック」のコンピュータの音声を担当していたメイジェル・バレット（Majel Barrett）にちなんで、最初の音声技術をメイジェル（Majel）と名付けることになります。今日、私たちは、Alexa、Google Assistant、Siriなどの音声スピーカーに見られるように、この能力が具体化されつつあるので、会話できるAIを夢見てしまいます。しかし、今日のAIは、「スター・トレック」のさまざまな音声コンピュータに見られる音声対話と同じレベルの会話能力を提供するものではありません。今日の音声スピーカー技術を使用している誰もが、その会話が人間同士の対話、コミュニケーションとは比べものにならないことを知っています。AIが人間のように話すということについて一般的に合意された概念、つまり対話型AIに関する概念は明確に定義されていません。今日のコンピュータやAIは、明確に定義された問題しか解決できません。人間の話し方はニュアンスが複雑であり、文脈やトピックの背景知識、ドメインの仮定、さらには内容を表現するタイミングなど複雑に絡んでいることが多いのです。「スター・トレック」は、機械が言葉

†38 ［監訳注］自然言語でやりとりができないロボットや、ボットを相手にQ&Aの単純なやりとりしていることを想定していると思われる。

のニュアンスを理解し会話に参加できる、本物の会話型AIの未来を示しています。

IBM WatsonのJeopardy!での勝利は、AIの可能性を世界に知らしめる象徴的な出来事でした。人間の出場者の1人であったケン・ジェニングス（Ken Jennings）は、番組の後に「ようこそ、新しいコンピュータの君主よ」と言いました。IBMの研究主任であるジョン・E・ケリー3世（John E.Kelley III）は、IBM Watsonを、自然言語で投げかけられた質問を理解し、それに答えることができる「スター・トレック」のコンピュータに近い「質疑応答マシン」だと表現しました[†39]。IBM Watsonは、特注の大規模並列計算システム（深層学習ではないため、GPUは使用していない）を使って、Jeopardy!のすべての質問をYes/Noの予測に変換していました。難しいのは、他の出場者が回答するよりも先に何千もの選択肢を試し、高い確度で回答できるようなスピードで処理することであり、これまでAIエンジニアが行ってきたものとは異なる自然言語処理へのアプローチが必要でした。

Watsonがアレックス・トレベク（Alex Trebek）（Jeopardy!の司会者）や他の出場者の話を聞いていないことは、人間の出場者ケン・ジェニングスが間違った解答を出したときに、Watsonがその間違った解答を繰り返したことで明らかになりました。Jeopardy!のプロデューサーとIBMは、出題者が音声を聞いたり、画像やビデオを見たりして正解を決定する視聴覚問題を除外するルールに合意しましたが、これはWatsonがこれらのタイプの入力を処理できなかったためです。Watsonは音声を入力として処理する音声機能を持たず音声による問題を聞くことができないので、質問文章中の各単語は音声と同じ速度でタイプされたテキストとして入力されていました。他の出題者は、ヒントを聞いたり読んだりしていました。IBM WatsonのJeopardy!への出場は、2011年当時としては素晴らしいパフォーマンスでしたが、1960年代の「スター・トレック」に登場した音声ファーストなコンピュータには及びませんでしたし、現在でもそのようなテクノロジーはありません。Watsonは、2011年当時の技術的状況を代表しているのです。

しかし、テキストを機械が理解できる形で表現する言語モデルの進歩により、私たちは「スター・トレック」のような未来への到達に向けた急速な改善を目のあたりしています。非営利のAI研究開発組織であるOpenAIは、より優れた言語モデルの開発を進めています。Googleも新しい言語モデルを開発し、セサミストリートのキャラ

†39 Cameron Martin, "'Jeopardy!' Man vs. Machine: Who (or What) Should You Root For?"(https://oreil.ly/cdJ7c), The Atlantic, February 14, 2011.

クターの名前から“BERT”と名付けました。BERTを臨床領域で適用する（clinical BERT）ことで、AIが医療の言語を理解できるようになります。これにより、遠隔医療、患者と医師の会話、患者が医師とのやりとりを思い出す手助け、臨床コーディングなど、多くのユースケースが可能になります。今日存在する対話型AI技術はより成熟していき、いずれ医療分野における実用化が現実のものとなっていくでしょう。Google Home、AppleのSiri、Amazon Alexaなどの仮想アシスタントは、対話型AI技術の一例です。

音声スピーカー、携帯電話、その他のデバイスでAIを活用して、素晴らしい医療を行うことができます。服薬のリマインダーの送信、患者が医療機関を探す手助け、医療に関する質問への回答、病状に関する基本的な教育の提供、医療給付に関する懸念に対応するだけでなく、やたらとボタンを押すよう求められたり、イントネーションの問題で全然認識してくれなくて苛立たせられたりするようなバーチャルアシスタントの代用品として利用することもできます。「4章　デジタルトランスフォーメーション（DX）とAI」では、医療分野における音声を活用した機器についてより詳しく解説しています。

1.3.5　神話：支配者としてのAI

私たちは、人間の知能の特性を示すさまざまなアプリケーションや製品を実現するためにAIを使用していますが、「支配者たる」AIは存在しません。AI技術は私たちが使う製品に組み込まれていますが、常に人間の意図や意思決定が必要です。私たちは、誰に信用を与えるべきか、あるいは否定すべきかを教えてくれる製品を作ることができます。また、私たちはAIを使って、患者の治療に優先順位をつけることができます。訪れたこともない街並みを進む自動運転車も作れます。どの例も、アルゴリズムが行動を決めたのではなく、個人（人間）が行動を起こすことを決めたのです。もちろん、だからといって、人（政府、メディア、またはアルゴリズムを使用する主体）が責任を放棄し、AIを非難することは止められません。

企業や人々はAI製品に主体性を委ねることを決定し、AI製品のアウトプットが意思決定となることを許してしまいます。ですが、AIが意思決定をするのではなく、偏見や人々が選択したことによる意図しない結果のスケープゴートになるだけです。推論と意思決定は医師に必要不可欠な能力であり、そのような能力を持つ“AI支配者”は存在しません。私たちは現在、一緒に座って会話したり、潜在的な意思決定について議論したりできる機械は持ち合わせていません。私たちには人間が必要です。

AIは現在のところ、意思決定を伴うような自己学習、自己の改善、暴走するような能力は持ち合わせていません。今日、私たちは人間の知能を摸したシステム、アプリ、ツールを構築できますが、明確に定義されておりかつ意図した問題領域に対してうまく機能するように管理や保守をしていく必要があります。人間の介入なしに独立して継続的に学習したり、ドメイン間の切り替え（例えば、腫瘍学からチェスへ）ができるシステムをどのように構築したりすればよいのかわかっていません。

しかし、医療関係者に特定の行動を推奨するためにAIが開発され、展開されているとしましょう。ステークホルダーはAIによる勧告を信頼し始め、対応する洞察を引き出すための基礎的なメカニズムを強化します。このフィードバックのループは、人間のデータ収集から学習した第1世代のAIに始まり、その第1世代のAIから学習した第2世代以降へのAIへと続いていくのです。当初は害を及ぼす意図を持ったAIではなくても、時間をかけて所定の学習を行った結果、害を及ぼすようになる可能性があります。

ビジネスリーダーの中には、AIを自動化の好機であると考える人もいます。しかし、自動化を安全な形で進化させるためには、チェックとバランスが必要です。これは設計段階で配慮がなされていなければなりません。例えば、ステークホルダーがAIで十分である、あるいは自分たちよりも優れているという認識を持っているために、怠惰になりAIに自分の代理権を委ねてしまうなど、人的要因が作用すると認識することが重要です。キャシー・オニール（Cathy O'Neil）は、彼女の著書『Weapons of Math Destruction』（Crown）（邦訳版『あなたを支配し、社会を破壊する、AI・ビッグデータの罠』インターシフト）でこのシナリオを取り上げています。

1.4 AIテクノロジーの神話

AIが私たちの生活、仕事、遊びに浸透するにつれ、数多くの神話が取り沙汰されるようになりました。この次のセクションでは、AIにしばしば与えられる擬人化の実態や、AIをブラックボックスとして捉える概念など、いくつかの大きな問題を取り上げます。

1.4.1 神話：AIアルゴリズムにはバイアスがかかっている

AIのアルゴリズムにバイアス（偏り）があるのではなく、人間とデータにバイアスがあるのです。人間はAIアルゴリズムを学習させるためのデータを選択します。AIアルゴリズムの学習に使うデータセットの構築、アノテーション、作成、決定は人間が行います。アルゴリズムを用いない人間の意思決定は、往々にして偏っているものです。もしAIが存在し意見を述べることができれば、与えられたデータには、正確で偏りのない結果を生み出すのに十分な、女性や有色人種が含まれていないと人間に伝えるかもしれません。AIアルゴリズムは自分で考えているのではなく、人間が提供するデータを映し出す鏡に過ぎません。アルゴリズムのバイアスはデータに由来し、データは人間に由来するので、アルゴリズムのバイアスは人から由来することになるのです。Googleの責任者であり、数々の記事を執筆しているブロガーでもあるキャシー・コツィルコフ（Cassie Kozyrkov）（https://hackernoon.com/@kozyrkov）は、「すべてのテクノロジーは、それを構築した人の希望を反映したものだ」、「バイアスはAIアルゴリズムから来るのではなく、人間から来る」（https://bit.ly/quaesita_biasdef）と見事に表現しています。

1.4.2 神話：AIは見て、聴いて、考える

擬人化した表現を用いてAIを説明すると、かえってAIソリューションの能力や現在のAIシステムが何をしているかを真に理解するための障害となり得ます。また、AIシステムに責任と信用を負わせることは（https://oreil.ly/8fgiF）、AIの能力を理解することを妨げ、医療においてAIをどのように使用すべきかを取り決められる能力をも妨げる可能性があります。AIは人間のように能動的に感知しているわけではないので、AIは人間のように見ることも聴くことも、考えることもしないのです。IBM WatsonとJeopardy!のトップ出場者であるブラッド・ラッター（Brad Rutter）とケン・ジェニングス（Ken Jennings）は3日間にわたる対決の翌日、Ted.com（https://Ted.com）でライブウェブストリーミングを主催しました。『Final Jeopardy: Man vs. Machine and the Quest to Know Everything』（Houghton Mifflin Harcourt）（邦訳版『IBM奇跡の“ワトソン”プロジェクト：人工知能はクイズ王の夢をみる』早川書房）の著者ステファン・ベイカー（Stephen Baker）、IBMの社員たち、Watsonの主任研究者だったデヴィッド・フェルッチ（David Ferrucci）博士、そしてIBMのフェローであるケリー・ホーリー（Kerrie Holley）をパネラーとして招きました。そこで投げかけられた「コンピュータは思考するのか？」というIBMチームへの質問に対し、Watsonの主任研究員であったデビッド・フェルッチ（David Ferrucci）は「潜水艦は泳ぐかい？」と答えたのです。潜水艦は泳ぎません。それと同じくコンピュータは考えることなく、見ることも、聴くこともないのです。

コンピュータは計算をするものであり、その機能は非常に優れています。今日コンピュータとAIは、明確に定義された課題に対しては人間よりも優秀に処理できます。しかしそうでない場合には問題が生じます。計算が重要なタスクのほとんどで、コン

ピュータは人間よりも優れたパフォーマンスを発揮します。

視覚、聴覚、思考などといった擬人化した言い方をAIに当てはめてしまうと、誤解が生じてしまいます。そうしてしまうと、AIの可能性と現在の限界の両方を完全に理解することができなくなります。コンピュータビジョンは、深層学習を使用してその正解率を高めています。しかし、最終的に深層学習のモデルがしているのは、1や0で構成される画素からなる画像や物体が、実際に「ケリー・ホリー」なのか「シウポ・ベッカー」[†40]なのか、に対する正解率の予測なのです。機械は人間と同じように視覚を体験しているわけではありません。よく「思考し、学習するAI」と書かれていることがありますが、それが文字通りの意味なのか、それとも比喩的な意味なのか、よくわからないことがあります。

人間のレベルに近い性能を発揮する顔認識技術は、状況によっては誤解を招くことがありますし、また誤った認識をすることもあり得ます。画像によっては、コンピュータビジョンの方が人間より優れた検出力を発揮するものがあります。深層学習モデルは、1人の医師よりも多くの写真に目を通すことができるので、いくつかの例では、コンピュータビジョンが人間を上回ります。深層学習によって、コンピュータビジョンはうまく機能しますし、場合によっては人間の目よりもうまく機能しますが、それでもコンピュータビジョンでは対応できない課題もあります。

例えば、人間は一目見ただけで、相手の体格や年齢、性別を推定できますが、AI、コンピュータビジョンはそういったことは苦手です。人間はあるものを見て、すぐにそれが食べられるものか判断できますが、コンピュータビジョンはそれほど正確ではありません。配偶者の唇が目と鼻の間に移動している画像をAIに見せても、AIは異常を発見できないかもしれませんが、子どもなら「ああ、これはあなたに似ているけれど、違うね。口はそんな場所にはないよ」とすぐに言えるでしょう。人間の目とコンピュータビジョンを組み合わせれば、医療分野で何か特別なことができるはずです。

医療の難しさは、腫瘍を発見するだけでなく、それについて判断することにあるのです。医療では、医師は今まで見たことがないもの、つまり「異常」を見つけなければなりません。AIモデルにとっては、学習していない病態や不具合を見つけることは、困難なことです。見たことがないものを「発見」することは医師にとっても簡単なことではないのですが、AIモデルにとってはさらに難しいことです。なぜなら、AIのモデルは訓練中に教えられたことだけを調べて検出することしかできないからです。

†40 ［訳注］本書の著者たち。

1.4.3 神話：AIは医師よりも良い診断ができる

診断プロセスは臨床的推論を伴う複雑な協同作業であり、AIが医師よりも病態を診断することに優れているわけではありません。むしろ、特定の範囲のみに絞って質問するという個別の状況に限ってAIは医師よりも優れた診断を下せると言った方が正確でしょう。

医師は、まず患者の病歴を聴取し、次に患者を診察して身体的兆候を見つけることにより、診断にアプローチしていきます。次に、医師は自身の知識をたぐり、考えられる鑑別診断（つまり、潜在的な病態）が確認されたら診断ガイドラインでその診断を補強しなければなりません。その後、検査や画像診断を行い、さらに正確に病態を解明するために、特定分野の専門医に紹介する、という流れになります。このプロセスは簡単な場合もあります。症状によっては特徴的なものがあり（例えば、特定の病態にはその病態特有の前兆となる症状が観察されることがある）、そのため診断が明確に下せる場合もあります。例えば、患者が首の硬直と発熱を訴え、ケルニッヒ徴候とブルジンスキー徴候（身体検査テスト）で裏付けされた場合、髄膜炎の診断はほぼ確実となります。問題は、症状や徴候が特異的であっても感度が高くない場合であり、すべての患者が同じ症状を呈したり、検査で明確な身体徴候を示したりするとは限らないのです。

そのため、比較的単純な診断であっても、より多くの検査やさらなる評価を行わなければ、根本的な診断にたどり着けず、複雑なものになってしまうことがあるのです。このように、あらゆるデータを収集し、それらを絞り込み、さらに役立つ診断ツールを選択するという段階的なプロセスには、患者の内臓と体内システムは分かちがたく相互に連携しているという知識と判断を必要とするのです。AIは、問いかけられた1つの領域について、より深い分析を行い、有用な知識を提供することはできますが、人間のように複雑なシステムを総合的に処理する能力については人間に代わることはできないのです。

とはいえ、個別のタスクについては、AIモデルが放射線科医や循環器専門医などの医師よりも優れていることを示した研究が多数あります。スタンフォード大学の研究者は「単極誘導の信号から、不整脈としても知られる不整な心拍のリズムを循環器専門医よりもうまく診断できる」モデルを開発した研究を発表しています。スタンフォード大学の研究者たちによる他の研究では、数秒でX線から14の異なる病理を「読み取る」アルゴリズム、CheXNeXtを創り出しました。これはスクリーニングにおいてAIが力を発揮した事例であり、AIによって14種類の病態や不整脈を数秒で検出できることは、まったくもって驚くべきことであり、ここは私たちは喜びの声を上げるべきでしょう。

しかしながら、私たちはスクリーニングを行ったアルゴリズムについても理解しておく必要があります。アルゴリズムは、治療を提供したり、治療を決定したりするわけではありません。アルゴリズムは、患者がどんな人物であるかということを考えません。線と形、1と0の集合を超えて「人間」であることの意味を理解していないのです。では、私たちはアルゴリズムに何を求めるのでしょうか？ 甲状腺機能低下による皮膚の乾燥などのように、頸部腫大とその症状や状態が関係しているかを患者に尋ねるようなことはAIには考えられません。アルゴリズムは、患者の電解質（ナトリウムやカリウムなど）のバランスの異常があることを知っているでしょうか？ 心臓手術の後、患者が回復していることがわかるのでしょうか？ アルゴリズムを超えて医師が患者に問いかけて把握していかなければならないことが非常に多くあります。CheXNeXtが、あなたがこの文章を読むのにかかる数秒の間に、放射線科医と同じように14の病態を検出できることは素晴らしいことです。しかし、治療を支援する素晴らしいツールであったとしても、医師に代わるものではありません。

AIの持つ情報の範囲は無限大です。AIがシステムの摩擦を取り除き、医療体験を個別化できるタッチポイント（消費者やビジネス、事業者との接点）はいくつかあります。例えば、救急救命室でのトリアージ（多数の患者がいる場合の治療優先度を決めること）にAIを活用することを考えてみましょう。AIが支援する救急救命室では、緊急を要する可能性が高い病気を持った患者を特定し、その患者の待ち時間を劇的に短縮できる可能性があります。AIを医師と置き換えることを目的とするのではなく、医師が管理業務や評価よりも治療に時間を割けられるようにすることに重きを置くべきです。AIはその手助けをするために存在するのです。

AIに関して「人間対機械」という議論が活発かつ建設的に行われており、AIは多くの研究やユースケースにおいてさまざまに形を変えて登場しています。ケンブリッジ大学のヴァン・デル・シャール研究室が発表したAutoPrognosis[†41]とClairvoyance[†42]という臨床プログラムは、現状で実現可能なAIの応用例を提示しています。医師はAIと協働するための訓練を受けているわけではなく、病院情報システムも時代遅れなものであることが多いなど、障害は他にもあります。しかし、これはAIの欠点ではありません。

†41 ［訳注］https://www.vanderschaar-lab.com/papers/ICML2018_AP.pdf
†42 ［訳注］https://www.vanderschaar-lab.com/papers/2020_Clairvoyance.pdf

AIで医療を変革するということは、AIが患者にケアを提供する、あるいは医療を提供するという神話に基づくものではありません。具体的な例で言うと、AIでは患者の出血を止めることはできないのですから、医師は必要です。AIが医師よりも優れた処理ができるものがあるのは間違いないのですが、それは、問題がきちんと定義され、明確に説明でき、再現性があるタスクに限っての話です。これらの要件のいずれかが満たされない場合、問題が発生します。

AIの“変革をもたらす力”とは、いわば、医師や消費者にとってより良いツールであること、十分な医療サービスを受けられていない人々により良い医療サービスを提供できる能力です。改革者はAIを使って既存のビジネスモデルを破壊し、医療提供者により良いツールを提供しながら、医療システムをより良く機能させることができるようにするでしょう。

我々は、コンピュータやAIは人間より速く・正確にタスクを実行でき、その恩恵に大いにあずかれると期待しています。現実には、現時点ではコンピュータやAIは医師がより良い判断をするためには、ほとんど役に立っていません。AIはまず、そこを解決していく必要があります。AIがより短時間でタスクをこなすことで医師の日々の業務が簡素化されるという考えは、往々にして単純すぎるのです。AIは目に見えない存在でありながら、診療時に利用できるものである必要があります。単に書記をするだけでなく、医師の助手となって、患者により良い医療を提供することができるのです。

1.4.4　神話：AIシステムはデータから学ぶ

現場で使われるAIシステムは、データではなく、人間から学びます。機械学習モデルはデータから学習しますが、モデルが正しい答えを知らない場合や特定の条件や入力に適切に対応できなかったりした場合に、人間がより多くのデータを収集し、モデルを再度トレーニングして、モデルの知識ベースを増やし、モデルの信頼性を高めます。人間がデータにアノテーションやラベルをつけたり、定期的にデータをきれいにする必要があります。アノテーター（データに注釈やラベル付けをする人）を雇うこともあります。AIモデルが本番環境で正しく動作するためには、人間が運用の輪に参加する必要があります。特に医療分野では、人間がデータからバイアスを取り除き、正しい特徴が強調され、ニューラルネットワークに適切な重みが与えられるようにしなければなりません。人間の監視がなければ、時間の経過とともに実世界のデータが変化するにつれて、モデルが揺らいでいく可能性があります。予測モデリングは過去のデータから学習し、そしてそのモデルを使って答えのわからない新しいデータを予測します。医療分野では、データの変化に対応し、モデルを再トレーニングする必要性があることを判断できるのは医師だけであることが多いのです。

1.4.5 神話：AIはブラックボックスである

AIをブラックボックスと表現する神話があります。ブラックボックスは、その仕組みがわからないという意味合いで、好ましくないものとして捉えられています。医療現場や医師が、十分に理解していないものを使うことをどうして期待できるのでしょうか？ やや誇張した物言いかもしれませんが、医師はさまざまな医療機器（例えば聴診器や血圧計）をどのように機能するのかを知らないまま使っています。つまりブラックボックスで使っているのです。しかし、医師はそれら医療機器の使い方を知っていますし、何より、「その使い方」を信頼しています。つまり、ブラックボックスであるかどうかが問題ではなく、ソフトウェアやAIがどのように結論、予測、または出力に至るのかを説明できるのか、そして医師がその結果を信頼できるのかというのが問題なのです。

もう1つの神話は、機械学習の深層ニューラルネットワークは不透明であり、どのように結論に至るのか、ほとんど手がかりを提供してくれないというものです。最も優秀なAIエンジニアでさえもAI技術を説明できないという考え方は間違っています。機械学習の結果の解釈可能性を可能にする手法はいくらでもあります。アルゴリズムやニューラルネットワークは大部分が決定論的であり、自然法則に従うため、説明可能かつ再現可能です。ブラックボックス問題は、一部のAIのソリューションにおいて“説明されていない”というだけのことであり、“説明できない”ということではありません。しかし、深層ニューラルネットワークを理解することが依然として困難であることを軽視するものではありません。というものの、機械学習モデルにランダム性を挿入することは可能ではあります。

機械学習アルゴリズムにおける「確率的」(stochastic)とは、結果的に何らかのランダム性や不確実性が含まれるようなモデルの挙動や性能を指し、確率的(probabilistic)、ランダム(random)と同義です。例えば、機械学習モデルが乱数発生器を使ってデータをシャッフルして意思決定を行う場合、確率的であると言えます。反対に、確率論的要素を含まないアルゴリズムは決定論的といえます「AIはブラックボックスである」といった議論は微妙なものです。AIはブラックボックスにはなり得ますが、多くの場合において、そのブラックボックスを開けて調べることができるからです。

“説明可能なAI”と“ブラックボックスAI”とは、また異なる概念であり、“説明可能なAI”の実現に関して課題があります。医師や医療従事者は、説明可能で理解しやすいAIを必要としています。“説明可能なAI”は、AIの利用者がアルゴリズムと使用される入力（パラメータ）の両方を理解できるようにします。対象者であるユーザーはAIシステムの出力とその理由を理解する必要があるからです。医師は自らが使用するAIツールやシステムを信頼しなければなりません。つまり、“説明可能なAI”という課題があるからといって、AIがブラックボックスであることを直ちに意味しているわけではありません。AIシステムを構築する際に、対象となる利用者や消費者にとって説明可能で理解可能なAIシステムを作らなければならないということなのです。

ブラックボックスの神話はよく議論されますが、医療の世界に多く存在するAI以外のブラックボックス、例えば請求処理システムについての話題は、ほとんど見かけません。請求処理システムのユーザーのうち、どれだけの人がその仕組みを知っているでしょうか？　期待される入力と出力はわかっていますが、同じようにAIシステムの場合もわかっています。既存の請求システムは、承認の是非にかかる理由についての説明可能性（解釈性）が最低な代物であることも知られています。もし説明可能であるならば、なぜ医療機関やその他の人々はいつも保険会社のコールセンターに「なぜ私の請求は却下されたのですか？」といった最も単純な質問をしているのでしょうか？　なぜコールセンターの担当者は、請求の却下に関する質問に一貫して迅速に答えられないのでしょうか？　なぜ請求システムは、一旦システムを通過した請求が拒否された理由を明確に説明できないのでしょうか？　1つの理由は、AIでもAI以外のプログラムでも、技術者はしばしば説明可能なソリューションを使わずにシステムを構築してしまうからです。以前のコンピュータ時代も、ユーザビリティやユーザー中心設計が発達した今日も、説明可能性はコンピュータシステムを構築する上で重要な要素として扱われないことが多いものです。しかし、AIシステムではなおさら説明可能であるべきです。診断や治療を目的としたモデルは、請求処理などの事務的なモデルよりも説明しやすいはずだと考えるのは自然なことです。

1.4.6　神話：AIは脳をモデルにしている

AIが人間の脳を大まかに真似たモデルであるというのも神話です。確かにAIは人間の脳ができることに着想を得ていますが、脳を大まかにモデル化したものではありません。国立精神衛生研究所（National Institute of Mental Health）の前所長であるトーマス・インゼル博士（Dr.Thomas Insel）は、人間の脳についてどれだけのことがわかっているかについて講演を行いました。彼は「1970年代、私たちは腎臓がどうやってフィルターの役割をし、心臓がどうやってポンプのように振る舞い、肺がどう機能しているかを理解することができた。しかし現在、2015年に至っても、私は皆さんに、——いや、誰一人として、脳がどのように情報を処理しているのかを説明することができない」と語りました。計算論的神経学者のセバスチャン・スン（Sebastian Seung）は彼の著書『Connectome: How the Brain's Wiring Makes Us Who We Are』（Mariner Books）で、人間の脳がいかに未知なる存在であるかについて雄弁に語っています。「脳は一千億の種から成長した森であり、その森を通り抜けられる道はない。臓器としての脳は謎に包まれたままだ」とスンは述べています。

人間の脳とは異なってニューラルネットワークは膨大な量のデータで「学習」させる必要があることに留意してください。アルゴリズムやニューラルネットワークは、学習された質問に関連した出力、決定または予測を生成します。「この集団の中で、今後24ヶ月以内に糖尿病になる可能性があるのは誰か？」「この腫瘍はがんか？」——このプロセスは、機械学習やAIが"学習した"という擬人化された特性としてよく表現されます。しかし、これは人間の学習方法とは異なります。私たちは、猫とマフィンを見分けるために大量のラベル付きデータを必要としません。私たちは、ニューラルネットワークのように数学的アルゴリズムを用いてパターンを抽出・認識し、最終的に予測を行ったりするわけではありません。ニューラルネットワークをハッキングし、鼻を口の下に移動させるなどして顔画像を修正しても先に出した例のようにAIは気づかないかもしれませんが、人間は100％の確率でそれを見抜くことができます。

しかし、この議論は、「AIではないものとは何か？」という質問から始めるべきだったかもしれません。

1.5 AIファーストなヘルスケア

業界や企業は、現在わかっていることや将来のイノベーションを予想した上で、AIに大きな期待を寄せています。しかしながら、インターネットの影響を過小評価した以前のリーダーたちと同じように、財布の紐を握っている主要なステークホルダーは、AIの破壊的性質を過小評価してしまうため、多くの組織においてはこの期待は実現されないでしょう。ただし、今回は違います。AIは、インターネットよりもはるかに大きな破壊力を持ち、これまで私たちが目撃してきたどのコンピュータ技術よりも大きな破壊力を持つだろうからです。

しかし、企業や業界がAIに対して抱いているビジョンは、1つのアルゴリズムや機械学習モデルのみで達成できるものではありません。AIとは何か、AIとは何でないかについて、全く新しい角度から考える必要があります。素晴らしい体験と製品を作ろうとする組織にとって、"AIファースト思考"の先に未来があることは間違いないでしょう。AIファースト思考は、GoogleのCEOであるサンダー・ピチャイ（Sundar Pichai）が2017年のGoogle I/Oデベロッパーカンファレンスで次のように述べたことに反映されています。「コンピューティングは再び進化している...コンピューティングはモバイルファーストからAIファーストのアプローチにシフトしている...。AIファーストの世界で、私たちはすべての製品を見直し、機械学習とAIを利用してユーザーの問題を解決していきます」。

ヘルスケアにおけるAIファーストとは、単なる機械学習を超えてAIの方向性と戦略を採用することです。業界共通のAIの定義は存在していないでしょうし、医療向けのAIファーストの指針を進めるために必要なものもまだ存在していないでしょう。AI戦略を持たない企業は、方向性も目標もなく、AIを使ってどのようにビジネスを改善し、素晴らしい体験を作り、デジタル化を進め、製品をより良いものにするかという計画もなく、まるで惰性で坂道を下っているように動いているのです。

AIとは何か、AIでないものは何かということを理解した上で、医師、患者、医療提供者、ヘルスケア企業にとってAIファースト・ヘルスケアとは何かを探っていきます。次の章では、AIの活用がどのような変化をもたらすのかを説明することで、AIファースト・ヘルスケアを探求していきます。以下のようなトピックを探っていきます。

- 人間中心のAIとは何か、それを実現するにはどうすればよいかを理解する
- AI技術を活用して優れた製品を開発し、患者や医師の体験を向上させる
- AIファースト・ヘルスケアの考え方で、自宅、外出先、医療機関などで、より良い治療の提供を実現する
- 医療システムの無駄を省き、医療のあり方を見直す
- 組織の大小にかかわらず、AIファーストなアプローチと戦略の構築はAIファースト・ヘルスケアを実現するための鍵となる

AIファースト・ヘルスケアは、AIファースト企業と同義ではありません。AIファーストは技術的な声明ではありません。ヘルスケア分野の既存の企業がテクノロジー企業と競合することでもありません。AIをあらゆる面に適用することで、ペイシェント・ジャーニー、患者の体験、患者の治療に違いがでるかどうかを考えることです。あるいは、ICU（集中治療室）や家庭、その他のさまざまな場所の環境やインテリジェント・オブジェクトにAIを導入することで、医療を再構築することができます。

「AIファースト」とは、ヘルスケアにおいてスマートシステムや製品を一貫して構築できるよう、考え方や文化に変化をもたらすことです。ヘルスケア企業は、消費者向け企業と同じような素晴らしい顧客体験を生み出せるようになるべきです。Netflix、Amazon、Uberなど、すべてではないにせよ、消費者向けの企業の多くは、AIを使用して消費者を理解し、思い出に残る瞬間や体験を作り出しています。「AIファースト」は、どちらかといえば、行動への呼びかけです。

ヘルスケア企業にとっての「AIファースト」とは、あらゆるレベル（エグゼクティブリーダー、プログラムマネージャー、エンジニア、ヘルスケア専門家）の学際的なチームを育成し、重要な医療問題を解決するためのAIマインドセットを育むことです。そのためには、事業分野と組織全体が、自分たちにとってAIとは何か、どのように活用するかを定義したAI戦略を持つことが必要です。AI戦略は、ビジネスにおいて、より大きな戦略の一部として位置づけられるでしょう。

重要なことは、医療を変革する方法を理解するためには、AIにおける最近のトレンドやイノベーションをどのように探り、どのように活用すべきかを問う必要があるということです。医療はどこを進化させる必要があり、どこを再構築すればいいのでしょうか。ソフトウェア工学の観点から見ると、AIは大きな変化をもたらします。AIマインドセットを育てることで、製品やソフトウェアエンジニアリングに対する考え方がより良い方向に変化します。次の章では、人間中心のAIに焦点を当てて、この旅を始めます。

2章
人間中心のAI（Human-Centered AI）

私たちは、AIが成功しているかどうかを、同様のタスクにおける人間のパフォーマンスと比較して評価することをよくします。AIのモデルの作成者は、モデルの性能を測定する際の基準として、人間の精度を利用します。一般の人々は、AIが完璧であること、少なくとも常に正確であることを期待しますが、人間に対してはそのような期待はしません。人間中心のAIは、人間とAIがペアを組み、互いが競合するのではなく、むしろ高め合って補完し合い、最適な結果を生み出すことに重きをおきます。本章では、人間中心のAIの原則を定義し、優れたAIヘルスケアツールや医療システムを構築するために、なぜそれが不可欠なのかを説明します。本章は、人間中心のAIの重要性とそれを達成する方法を理解するのに役立ちます。

2.1 “人間中心のAI”に向けて

人間を中心としたAIについて考えるとき、その出発点となるのはゲームの世界です。AIはチェッカー、チェス、Jeopardy!、古代の戦略ゲームである囲碁などのゲームに長けています。医療は、潜在的な影響や、患者や病気がどのように活動し、どのように治療が行われるべきかといった事柄について、単純なルールが存在しないため、ゲームの世界とはまったく異なる領域です。人間中心のAIの目標は、人間と競争することではなく、人間のパフォーマンスを高め、ケア提供者間のコラボレーションを改善することです。しかし、コンピュータと世界一のチェスプレイヤーとの対局のような競争であっても、機械と人間は、双方の最高の才能を生かして協力した方が良い結果を生むことがわかっています。ケンタウルスのチェスはこのコンセプトから生まれました。そして、AIと医師がコラボレーションするという、人間中心のAIの核となるAIケンタウルス[†1]・医療というコンセプトも同様の考えに基づいています。

2.1.1 AIケンタウルス型の医療

チェスの元世界チャンピオンであるロシアのチェスグランドマスター、ガルリ・カスパロフ（Garry Kasparov）がチェスで機械と対戦した話は、多くの人が知っていると思います。1996年の最初の6番勝負でガルリは勝利したものの、その1年後にIBMのDeep Blueとの再戦で敗れました。その試合が象徴する意味は計り知れません。機械/コンピュータ/AIが人間に追いつきつつあることを多くの人に印象づけたことでしょう。何しろ、それまでガルリは「コンピュータには絶対に負けない」と言い切っていたのです。Deep Blueとガルリの物語は、機械と知能について、そしてAIが医療にどのように登場するか、なぜ人間中心でなければならないかについて、私たちに多くのことを教えてくれています。

ガルリは敗北したあとに、新しいタイプのチェストーナメントを立ちあげ、新しいタイプのチェスプレイヤーを育て、人間とコンピュータが互恵関係を構築できることを提示しました。それが、ケンタウルス・チェスです[†2]。ガルリは、人間とコンピュータを組み合わせれば、どちらか一方だけのときよりも良い結果が得られることを実証しようとしたのです。実際、チェスで機械と人間を組ませると、人間あるいはコンピュータ単独の場合よりも優れたチェスプレイヤーを生み出しました。ケンタウルス・チェスは、人間のパフォーマンスを補強し向上させます。つまり、パフォーマンスのレベルを上げ、ミスを減らすことで、品質を向上させるのです。AlphaZeroは、自分自身にチェスを教えることができ、（圧倒的な強さ故に）世界最高のチェスプレイヤーであるマグヌス・カールセン（Magnus Carlsen）に勝てる可能性が高いでしょう。そうなると、一見してAlphaZeroはケンタウルス・チェスの存在意義を否定してしまうように見えます。しかし、マグヌス・カールセンとコンピュータを組ませてAlphaZeroと対戦させた場合はどうでしょうか、どちらが勝つかはわかりません。ケンタウルス・チェスの要点は、人間のパフォーマンスを機械で補強することです。この物語は、人間と機械が補完的に役割を分担できることを明らかにすると同時に、急速にAIの力が増していることを示しています。医療で医師が行う仕事はチェスなどのゲームよりもはるかに複雑なものですが、医師とAIが組むことで、両方の長所を

†1 ［訳注］ケンタウルスとは、人間の上半身と馬の体を持つケンタウルスのように人間と機械のいいとこ取りをし、互いの長所を活かすアプローチのこと。

†2 ［訳注］チェスの対局時に人間がAIの助言やデータベースを利用するプレイスタイル。そういったチームをケンタウルスになぞらえている。

享受することができるのです。

同様に、AIと医師の組み合わせは、人間の医師やその他の医療従事者（医師の助手や看護師など）、医療サービスの提供者のスキルや能力を増幅させるでしょう。クライヴ・トンプソン（Clive Thompson）は、2013年の著書『Smarter Than You Think』（Penguin Press）の中で、人間の脳を革新的な方法で拡張できる新しいスタイルのインテリジェンスについて説明しています。現代は、医療のためのケンタウルスの時代です。インテリジェントなシステムとAIによる医療システムは、医療を大きく変えることができます。

リチャード・E・コーフ（Richard E. Korf）はIBM Deep BlueをAIであると主張しています（“Does Deep Blue Use AI?”〔https://oreil.ly/mO2KY〕参照）。一方、Deep Blueのプログラマーはそうでないと主張しています（a programmer of Deep Blue saying otherwise〔https://oreil.ly/fIyje〕）。リチャード・E・コーフの主張の根拠は、これまでは人間しか成し得なかったチェスのグランドマスターを打ち負かしたから、というものです。IBM Watsonは、機械学習と自然言語処理を用いて、トリビアゲームJeopardy!のチャンピオンを打ち負かし、知能があるように見せましたが、これも以前は人間の知識でしかできないと思われていたことです。Googleが開発したAlphaGoは4000年もの歴史を持つ戦略ゲームである囲碁で18回世界チャンピオンとなったイ・セドル（Lee Sedol）を破ったAIシステムとして、知能があるように見えます。

それぞれのAIの人間に対する勝利の仕方から、AIに関して共通した特性を見いだすことができます。それはまた、今日のAIの限界を示すものでもあり、人間中心のAIを実現するための鍵にもつながります。ゲームと医療におけるAIの特性を比較してみることで、人間中心のAIヘルスケアの基礎となる、人間とAIの共生関係を理解できます（**表2-1**参照）。

表2-1　ゲームと医療におけるAIの特性

AIの特性：ゲームでの例（Jeopardy!）	AIの特性：医療における例
単一の目的が設定される（例：Jeopardy!で勝利する、ガルリに勝利する等）。その目標は以前は人間でしか達成できず、その目標を達成することによって人間のような知能があると見なされる。	単一の目的が設定される（例：医用画像の診断）。特定のがんや疾患を検出し、多くの場合において人間よりも高いパフォーマンスを示す（https://oreil.ly/VB1eT）。多くの場合、それぞれの目的に対して個別のAI実装が必要になる（糖尿病を発見するAIとがんを発見するAIは異なる）。
AIは特定かつ明確に定義された特定かつ単一のタスク、仕事を行う。その仕事は人間と同等の認知能力を実現することではなく、単に目の前のゲームに勝つことである。	AI診断ツールは、医用画像やその他の要因から特定の病態をアルゴリズムで検出するという単一のタスクを行う。AIは診断に基づいて治療方針の決定を行うような、人間の認知能力を示すものではない。つまり、AIは医師に代わって意思決定を行う自律的なエージェントとしての役割は与えられていない。
人間がそれについて考えなければ、AIにはできない。つまり、「知的な存在」であるAIは、それぞれの非常に特殊なタスクに限定して人間のような「知能」を示すことを目的に作られたのである。Jeopardy!のために作られたIBM Watsonを他のゲームに使っても結果は明らかな失敗に終わるだろう。	AI診断ツールは、病態を検出することを目的として作られたが、治療やケアパスの提案をするようには作られておらず、また、そのような能力はない。つまり、人間はAIに何をしなければならないかを指示しなければならない。このような「技術には意図された使い方があり、それ以外の目的に使われると意図しない結果になる」という技術の二面性を認識しない場合、問題が発生する。AIの設計者は、人々がその技術をどのように使うかを知らないので、私たちはその二面性を意識しなければならない。
AIは、ある対象について、それが正しい可能性が高いことを知るには十分な証拠やデータを有しているが、それが間違っているかどうかを知るには十分な知識・データを有していない。	AI診断ツールはデータの欠落に対処できず、医師と患者の対話から得られた臨床データにある矛盾に対応できない可能性がある。例えば、AIツールは、細菌性肺炎とCOVID-19関連肺炎を区別するのに十分なCOVID-19肺炎の画像が不足していることはわからない。
AIシステムを動作させ、その単一のタスクを実行するために人間が必要である。	開発者は、協働する対象分野の専門医とともに、AIツールが可能な限り偏りがないように学習データを提供し、またその深層学習モデルによって使用されるデータセットが現在の標準的な治療を代表していることを担保しなければならない。対象分野の専門家は、機械学習モデルを訓練するために使用される医用画像データセットが、明白なものとそうでないものの両方に対応する適切な数の医用画像を持っていることを確認する必要がある。

ケンタウルス型医療の時代においても、意思決定の主導権は人間にあり、管理責任は常に医師にあります。そして、AIは医師の能力を拡張して支援する立場です。ケンタウルス型医療のコンセプトの一例として、ある患者（以下、K氏）にまつわる実話を紹介します。K氏は、首の左側にしこりができたため、かかりつけ医を訪ねました。診察の結果、脂肪腫（脂肪組織）であり、無害なものであると判断されました。

数日後、K氏は内科の専門医の診察を受けましたが、その医師は彼のしこりを診て懸念を覚えました。K氏と彼の妻は、「何でもないですよ。私のかかりつけ医が触ってみて、無害な脂肪組織だと診断しています」と言いました。内科医はK氏に、首のしこりに触れてもいいかと尋ねたところ、K氏はしぶしぶ応じました。腫瘍に見られるような硬い感触であり、良性の脂肪の塊に見られるような、ゴムのように弾力性や可動性があるものではありませんでした。内科医はK氏にCT検査を受けるよう勧めましたが、彼と彼の妻は気がすすまないようでした[†3]。というのも彼らのかかりつけ医はそのしこりが良性であると自信をもって診断していたからです。結局、内科医の強い勧めによって、しぶしぶCT検査を受けました。その結果、しこりは悪性の腫瘍である可能性が高いことが判明したのです。早期発見のおかげで、がんが局所にとどまっているうちに切除することができ、K氏は化学療法などの全身療法を受ける羽目にならなくて済んだのです。現在でも、夫妻はCT検査を受けることを強く勧めた内科医に感謝しています。このエピソードは、すべての医師がそれぞれの病気の専門家の目で見ているのと同様のレベルにまで能力を高める必要があることを教えてくれます。医師の世界では「それについて考えていなければ、見つけることはできない」という言葉があります。この物語はAIによる医師の補強が重要な役割を果たしうることを示唆しています。かかりつけ医とAIツールが出会うことで、つまりケンタウルス型の医療を行うことで、大きな変革が生まれるのです。

ケンタウルス型医療はいくつかの国、例えば、患者が医師へ抱いている信頼が必ずしも担保されるとは限らないアメリカのような国では必要不可欠です。中国では反対に、総合診療医（または一般医、日本のかかりつけ医に近い）と専門医では全く異なる分野の訓練がなされており、両者が違う役割を持っていることを多くの人が理解しています。中国では、AIをその訓練の不均衡を是正するのに使おうとしています[†4]。中国では総合診療医が不足しており、本来総合診療医が必要とする3〜4年間分の訓練を受けないまま実践投入できるような仕組みが必要であると認識されています。3億人のユーザーを抱える平安好医生（Ping An Good Doctor：医療ソフトウェア企業、または同名のアプリ）プラットフォームは、AIによる診断システムを提供し、AIがプライマリ・ケア医師のアシスタントになっています。

一般にはあまり知られていませんが、米国でも同様の課題が現実に存在していま

†3 ［監訳注］保険のカバー状況にもよるが、米国ではCT検査をするだけで数万円から数十万円請求される。

†4 Xiangyi Kong et al., “Artificial intelligence: a key to relieve China’s insufficient and unequally-distributed medical resources”(https://oreil.ly/bN7mX), American Journal of Translational Research 11, no. 5 (2019): 2632-2640.

す。米国では、一般的にプライマリ・ケア医（PCP：Primary Care Physician）は医学部を卒業し、3年間のレジデントプログラム[†5]を修了します。総合診療医（GP：General Practitioner）は医学部卒業後の1年間のレジデントを終え、それで終わりです。内分泌などの専門医は、レジデントと同じ教育を受け、さらに3〜4年の研修を受けます。その結果、総合診療医、プライマリ・ケア医、専門医の間に非常に大きな知識の差が生まれます。総合診療医、プライマリ・ケア医の知識は広く浅く、専門医の知識は狭く深くということが多いのです。先ほどのK氏のような患者は、すべての医師が同じような訓練を受けていると思いがちです。一般的な病気に関しては症状も典型的ですが、専門医はプライマリ・ケア医よりも珍しいものをよく見ています。一般的な医師にとって“珍しいこと”は、専門医にとっては“よくあること”なのです。専門医の方が訓練を受けている傾向があるので、「それについて考え」、「それを見つける」ことができるのです。診察における見落としや知識不足は、不必要な検査や、医療費の無駄にもつながります。医師の知識を強化して医師の能力を高めるAIが必要なのです。この例では、AIは鑑別診断を強化し、不必要な検査を抑えながら、医療提供者が最善の診断手順を決定するのを支援できます。ケンタウルス型医療は、人間中心のAI、つまり人間と機械が協調して互いの強みを増幅することを促進する概念であり、アプローチでもあります。次のセクションでは、人間中心のAIをより明確に定義していきます。

2.1.2 人間中心のAI

J. C. R.こと“リック”と呼ばれる人物は、AIの世界ではあまり知られていません。しかし、1950年代から1960年代にかけてコンピューティングの種をまいた存在であり、コンピューティングのジョニー・アップルシード（Johnny Appleseed：アメリカ西部開拓期の伝説的人物）と呼ばれています。リックは、フルネームをジョン・カール・ロブネット・リックライダー（Joseph Carl Robnett Licklider）といい、1960年に「Man-Computer Symbiosis」（https://oreil.ly/EuooQ）という題の論文を発表しました。そこで、彼は人間と機械の共生関係について、「人間は目標を設定し、仮説を立て、基準を決定し、評価を行う。計算機はルーチン化された仕事をすることになるだろう」と綴りました。リックはすでに1960年代において、人間と機械が互いに競い合う（例えばチェスや囲碁をする）のではなく、協力して互いの長所を増幅する、すなわち知能増幅（IA：Inteligence Amplification）する世界を思い描いていたので

†5 ［監訳注］日本でいうところの研修医。

す。もし、人工知能（AI）よりも知識増幅（IA）という言葉が選ばれていれば、今日の人工知能について私たちは違った考え方をしていた可能性が高いでしょう。リックは、人間と機械が協調的に相互作用する、つまり“人間中心のAI”の基本的なビジョンを見いだしていたのです。

計算機科学者であり、スタンフォード大学の人間中心AI研究所（Human-Centered AI Institute）の共同ディレクターであるリ・フェイフェイ教授（Fei-Fei Li）は、AIは特定のタスクに非常に集中できるが、コンテキスト[†6]の認識と人間に見られる柔軟な学習の両方が欠けていると指摘しています。2017年のMIT Technology Reviewの記事（https://oreil.ly/sTfag）で、フェイフェイ教授は1970年代に言われていた「現代のAIの定義は『部屋が燃えていても完璧なチェスの一手が打てる機械』である」というフレーズを引用しています。彼女は「AIをより人間の助けになるものとして作り上げるならば、コンテキストを理解する試みにもう一度立ち返るべきであり、特に医療において言えることだ」と述べています。

この引用された1970年代のフレーズは、医療におけるAIの統合と導入が“人間中心”であることの重要性を強調しています。“人間中心のAI”とはどういうことでしょうか。私たちがより日常的にAIを統合し、接続するようになると、人間中心のAIは、人間が消費するためのAIシステムを作ることに重きをおいていきます。AIは、そのような技術が人間に与える影響について深く考察していかなければなりません。この観点から、マーク・O・リードル（Mark O. Riedl）は彼の論文「Human-Centered Artificial Intelligence and Machine Learning」（https://oreil.ly/HRZd1）の中で、人間中心のAIを2つの要素に分類しています。

- 人間の社会文化的な視点を考慮したAIシステム
- 人間が理解することを容易にするAIシステム、すなわち、“説明可能なAI”

人間の仕事を補強するアプリケーションを設計するときに、AIの進歩だけでは不十分であるという認識は高まりつつあります。例えば、高齢の患者をケアするAIシステムを開発する場合、AIエンジニアリングチームは30代半ば前後の優秀なエンジニアと科学者で構成されているとします。このチームの学歴、職歴、仕事ぶりは素晴

---

†6 ［監訳注］「context」は「文脈、脈絡、状況、環境」と訳されるが、ここでは人間においては、いちいち言葉で説明しなくても事前に社会的・文化状況が共有されている状態であり、AIにとっては自明ではないものについてよく使われている。ITの世界では「コンテキスト」という外来語で表記されることが多く、その表記を採用している。

らしいものです。しかし、人間中心の高齢者向け介護AIシステムを開発するための重要な要素が欠けています。それは、チームメンバーの中に、高齢者の立場を経験したことのある人が1人もいないことです。高齢者の使用に適応したユーザーインタフェースをデザインする能力が限られているのです。人間中心のAIは、年齢、民族的背景、社会経済的地位など、社会文化的な視点を考慮したシステムを確実に構築する方法を見いだすことにあります。若いエンジニアたちはAIを正しく使うことができるかもしれませんが、高齢者が実際にシステムを使えるようなユーザーインタフェースの作成で失敗する可能性があるのです。

私たちのAIシステムの設計とそれにかける情熱は、人と機械が交わるところから始めるべきでしょう。AIと人間の共生関係を理解することで、より良いAIアプリケーションを構築することができるのです。

2.2 AIと人間の交叉

人間中心のAIが対処しなければならない問題の1つは、問題に対してAIが答えを導く方法について人間が理解していないことです。私たちの社会では、人間は「コンテキスト」をよく理解しています。人間はチェスを指していても部屋が燃えていることに反応するでしょうし、人間との対話を通じて問題にどう対応するかを学んで成長していくものです。コンピュータサイエンスのバックグラウンドを持つ人やAIに興味のある人の中には、AIのプロセスを完全に理解している人もいますが、AIを使って仕事をしている人の大多数はそうではありません。人間は、問題解決における他の人間の動機や意図を理解することができますが、インテリジェントシステムが問題に対処する方法は私たちとは異なるため、「ブラックボックス」となる可能性があるのです。

AIを臨床に応用するには技術への信頼が重要です。私たちは生活の中でブラックボックスを扱っています。おそらく、ほとんどの医師は、聴診器がどのように機能しているのかは知らないでしょう。しかし、医師が聴診器を信頼し、安心して使っているのは、その技術を信じているからです。AIツールや治療システムを構築する際には、機械学習モデルがどのように機能するのか、あるいはAI治療システムがどのように機能するのかを説明することに時間を費やさなければなりません。場合によっては、医師がAIシステムと同じ判断をしたかどうかを確認するために、解釈可能なインタフェースを構築することも必要です。**ブラックボックスAI**とは、AIが使用するアルゴリズムや、特定の問題に対処するためにAIが作成した複雑なシステムを、人間が理解できない可能性がある状況を指します。**説明可能なAI**は、人間が理解できるようにしているもので、「1章　AIの神話と現実」で少し触れました。また、説明可能なAIは、モデルが個人や状況について何を考慮したのか、機械学習モデルを微調整するために何が重要だと判断されたのかをユーザーに示すことができます。説明可能なAIは、データの出所や特徴量エンジニアリングの透明性を実現するものです。

このブラックボックス問題は、「人間がAIの動作原理を把握することができないためにAIが人間を支配する可能性がある」という神話に信憑性を与えるものとして、懸念されています。この神話については、「1章　AIの神話と現実」で論破しています。人間中心のAIが取り組まなければならない、現実に根ざした課題とは、次のようなものです。もしAIシステムが人間にとってただちに理解できるものでないなら、このギャップをどのように埋めたらよいのでしょうか？　AIソリューションに対する信頼が損なわれないようにするにはどうすればよいのでしょうか？　もし人間がAIを直感的に理解できなければ、AIソリューションに対して懐疑的になるのは当然です。人間中心のAIの目標は、このギャップを埋めることです。医師や医療システムなどの利用者によく理解されていないAIシステムを展開する際には、最大限の注意を払わなければなりません。

例えば、スタンフォード大学、カリフォルニア大学バークレー校、マサチューセッツ工科大学は、AIをより人間に理解しやすいものにするという問題に取り組むために、人間中心のAI（HAI：Human-centered AI）の研究機関を設立しました。説明可能なAIに注力することで、人々のAIに対する信頼が確保されるでしょう。人間中心のAI研究の原則は、AIは人間の生活や思考を置き換えるのではなく、高めるものであるべきということです。

人間中心のAIは、人間の知能の豊かさと広大さを認識しており、人間の知能と機械の知能を混同したりはしません。AIと人間の集合知を比較することは、誤った比較であることを知っているのです。1960年代にリックが提唱したような（https://oreil.ly/OyFsQ）、人間中心のAIは医療従事者の能力を代替するのではなく、医療従事者の認知能力を補強し強化することに価値を見いだしています。また、AIソリューションがその導入により影響を受けるすべての関係者（患者、医師、その他）にどのように影響を与えるかを理解しなければならないとしています。この道は以前も通った道です。実際、ビジネスプロセス・リエンジニアリングとデザイン思考の分野は、人間中心のAIについて私たちに教えてくれます。**図2-1**では、4つの主要なコンポーネントを扱う単純なフレームワークについて説明しています。

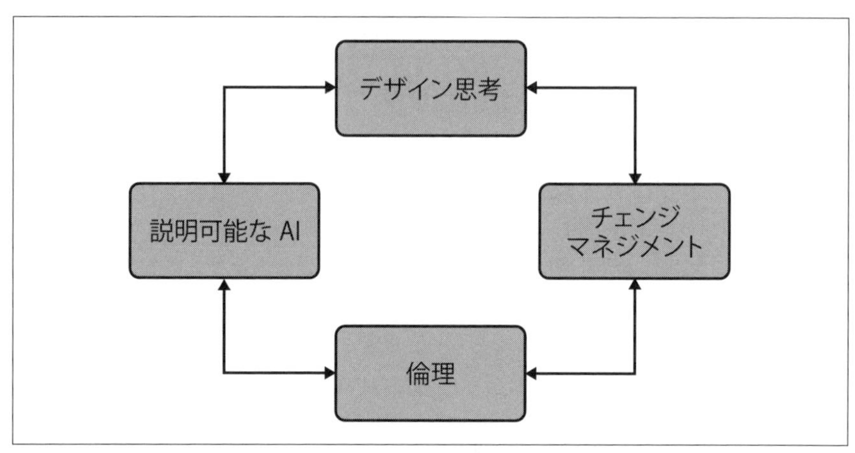

図2-1 人間中心のAIのためのフレームワーク

デザイン思考はユーザーに喜ばれる製品をイメージするためにさまざまな企業において活用されています。Appleは、iPhoneのような製品を開発し、モバイルコンピューティングや我々の体験に革命をもたらしたことで知られています。Appleは数十年にわたりデザイン思考を取り入れています（https://oreil.ly/sT5Pw）。AppleがiPhoneやiTunes、MacBookをデザインしたのと同じように、私たちがAIツールや介護のAIシステムをデザインしたらどうなるでしょうか？　デザイン思考に関する文献は山ほどあります。それは、プロセス、環境、そして製品が成長する条件について、“think different[†7]”することです。医師や看護師が、診療所、緊急医療センター、自宅、外出中の患者などの状況下で、製品とどのように関わっているかを理解することです。AIの構築とエンジニアリングにデザイン思考を取り入れることが必要です。AIのためのデザイン思考は、AIソリューションが人間の意思決定に取って代わることがないようにします。

ビジネスプロセスの再設計が盛んだった1980年代には、チェンジマネジメントが広く使われていました。今日私たちは、人々に異なるやり方で物事を行わせるためには、その変化を管理する必要があるという事実を見失ったように思えます。チェンジマネジメントは、人、プロセス、テクノロジーを現在の状態から将来の状態へと移行させることを目的としています。「変化は終わりと同時に起こる」という古い格言が

†7　［監訳注］“Think different”で思い出すのはApple Computerの広告の標語である。「発想を変える」「ものの見方を変える」というように、既成概念に囚われない視点で見ていくという意味合いがあると思われる。

あります。ドイツの物理学者、マックス・プランクが「科学的自叙伝」で「新しい科学的事実の勝利は、反対者に光を見せ説得することで達成されるものではなく、反対者がいずれ死に絶え、その事実が知れわたった新しい時代が育つことで成される」と述べました。興味深いことに2019年の研究（https://oreil.ly/OnPZN）でもプランクが1950年に記した言説を支持しています。

チェンジマネジメントをうまく行うために人々が死ぬ必要はありませんが、変化を起こすためには、古い考え方や固定化されたやり方が死ぬ必要がある場合が多いのです。デザイン思考も同じです。ケンタウルス型医療の確立や医療のリアルタイム化、あるいは正確な診断やエビデンスに基づく治療計画を提案するAIの開発のような野心的な取り組みほどではないにしろ、AIを導入するにはデザイン思考とチェンジマネジメントの両方が要求されるのです。テクノロジーと医師がどのように相互作用するかを再考しなければなりません。

デザイン思考とチェンジマネジメントは、ワークフローに機械学習モデルを組み込む場合や、診断ツールとして機械学習を用いる際に重要な役割を果たします。マデレン・クレア・エリシュ（Madeleine Clare Elish）とエリザベス・アンネ・ワトキンス（Elizabeth Anne Watkins）はAIを臨床ケアに統合する画期的な研究の中で次のように記しています。

> AIのような新しい技術の導入が、「目標に到達するための新しい道筋を作り出す」という意味において"破壊的"であるために有益であるとすれば、この"破壊"は、テクノロジーの介入が特定の状況で効果的に機能するために修復されることを念頭においた破壊でもあるということです[†8]。

彼女らの研究である"Repairing Innovation: A Study of Integrating AI in Clinical Care"（回復的イノベーション：臨床ケアへのAIの統合）では、臨床ケアにおけるAIの効果的なイノベーションを可能にする「回復ワーク（repair work）」という概念を掲げています。回復ワークには、精神的な支援、専門家による治療の妥当性の検証、またはそれ以上のことが含まれます。この回復ワークは、ビジネスプロセスのリエンジニアリングにおけるチェンジエージェントのように、目に見えないままでいることが多いです。AIのイノベーションを成功させるためには、AIをどのように使うかを

†8　Madeleine Clare Elish and Elizabeth Anne Watkins, Repairing Innovation: A Study of Integrating AI into Clinical Care (https://oreil.ly/tkHyJ), New York: Data & Society Research Institute, 2020.

提案する研究よりも、AI技術を現在の組織のビジネス、社会、プロセスの現状にどのように統合できるかについてより多くの研究が必要であると、この研究では主張しています。

説明可能なAIは、AIを直接または間接的に使用しなければならないすべての関係者が、AIがどのように機能するかを確実に理解することに重点を置いています。私たちは、AIとドライバーの役割を理解しないまま、自動運転車に乗りたいとは思わないでしょう。つまり、衝突回避における意思決定の主体は人間のドライバーなのか？　AIなのか？　死亡する可能性が高い場合、それは変わるのでしょうか？　AIの利用者として、人間とAIのどちらが決定権を持つのかを理解しておく必要があります。医療においては、医師は、モデルの学習にどのようなデータセットが使われたか、データセットの完全性や多様性、どのような仮定がなされたか、モデル構築の際に決定された目標の優先順位などはわかりません。AIが意思決定を行う場合、意思決定が間違えられるとどのような影響があるのでしょうか？　医師である私は、その決定を覆すことができるのでしょうか？　その決定を検証することはできるのでしょうか？　医師がこの技術を喜んで採用するためには、ブラックボックスではなく透明性や説明可能性が提供されなければなりません。AIソリューションに含まれるパラメータを全く理解できないと、医師は診療を補強するためにこの技術を採用することをためらうでしょう。聴診器と同じように、AIへの入力について明確な説明と理解があれば、医師はAIソリューションを医療に使うことにより前向きになることでしょう。多くの場合、説明可能であることがAIソリューションの要件であるべきです。信頼を勝ち得るためには、説明能力が必要かもしれないのです。

モデルの公平性、透明性、バイアスなどを考慮した倫理的な配慮事項を明確にする必要があります。2019年のNature Medicineの論文では、医療における責任ある機械学習ソリューションの展開のためのロードマップを提供しています[†9]。ロードマップの最初のステップは、適切な問題を選択することであり、それには必要なステークホルダー、すなわち専門家、意思決定者、および利用者を適切に選定し、協力してこれにあたる必要があります。製品開発中に開発されたモデルは実世界のデータに直面したときに開発段階とは異なる動作をする可能性が高いことを理解すれば、問題に合わせた適切なデータを見つけることが不可欠でありデータガバナンスが最優先事項であることがわかります。

†9　Jenna Wiens et al., “Do no harm: a roadmap for responsible machine learning for health care”(https://oreil.ly/5JUA8), Nature Medicine 25 (2019): 1337-1340.

データは妖精の粉（予想外の幸運をもたらすもの）ではありません。1つのデータセットからすべてのことを学ぶことはできないのです。データはある目的のために作成され、良くも悪くもその目的に沿ったパターンを持っているものです。私たちが人々の情報を集めれば集めるほど、その人々は差別やプライバシー侵害に対してより脆弱になります。ですから、私たちはデータの良き管理者でなければなりません。患者や消費者との信頼関係を築き、AIソリューションを生み出す組織のステークホルダーと説明責任を果たすためには、有効性と透明性の証明が不可欠なものとなっています。AIヘルスケアソリューションの構築と展開のどの時点でも倫理的問題が発生する可能性があることを認識することが、倫理的問題への対処に役立ちます。

このフレームワークまたはその派生物は、人間中心のAIの一部であるべきです。私たちは、共感と理解をもってデザインし、構築しなければなりません。これにはデザイン思考が役に立ちます。多くのシステムでは、従業員が運用方法を変えることに対して、組織としても対応が迫られます。これは、チェンジマネジメントが役割を果たすところです。さらにAIシステムをより良いものにするために、前述したような考え方や施策などを広く訓練し継続的に学習し続けることが必要です。透明性は、人間中心のAIに不可欠な要素です。私たちは、医療従事者がAIがどのように機能するかを理解できるようにしなければなりません。これには、人間と一緒に働くためにAIを構築し、人間や社会文化の価値観を考慮することも含まれます。医師、看護師、ケアマネージャーなどは、電気やコンピュータの複雑な仕組みは知らなくても、こうした汎用技術の基本原理や機能は理解しています。このような基本的なリテラシーをAIに関しても提供しなければなりません。

2.2.1 AIと社会文化的な価値観

人間は、知的システムに対しても同様に混乱することがあります。自然言語処理（NLP：Natural Language Processing）と自動音声認識（ASR：Automatic Speech Recognition）を用いた音声処理システムは、英語を理解しているように見えます。しかし、ASRはすべての英語話者を等しく理解できるとは限りません。スタンフォード大学の工学研究者によると、多くのASRシステムに組み込まれているAIは、アフリカ系アメリカ人が話す言葉を解釈する際に、白人が話す言葉を解釈する際の2倍のエラーを起こすことがわかっています[†10]。これは、AIが適応出来ていない社会文化

†10 Edmund L. Andrews, “Stanford researchers find that automated speech recognition is more likely to misinterpret black speakers”(https://oreil.ly/sXp1C), Stanford News, March 23, 2020.

的な価値観があるという一例です。

企業がASR技術を使う場合、人々への影響は破壊的なものになり得ます。白人系と非白人系の話者を認識する際の格差の影響は、人々の仕事の見通しや生活に大きな悪影響を与える可能性があります。企業は、ASRが信頼できないことを知っているのでしょうか？　そのエラー率が階級や人種などの社会経済的変数に依存することを知っているのでしょうか？　音声によって医療サービスにアクセスしていた障害者が、突然、稼働中の医療サービスにアクセスできなくなる可能性があります。考えられる解決策としては、音声認識システムに多様な英語話者の方言を学習させるために、もっとたくさんの音声データを追加することです。

また、AIは人間の行動の根底にある人間の動機や行動、つまり人間の社会文化的な視点を理解する必要があります。私たちが育った環境、世代、地理的要因などが、社会的慣習や判断に影響を与えているのです。人間中心のAIとは、AIが目的とする大きな枠組みの中のほんの一部であることを理解した上で、AIアプリケーションとそれに対応するアルゴリズムを構築していく必要があります。もしASRに人間中心のAIに基づく考え方や実践が取り込まれていれば、その技術は幅広い層の人々の音声データを使って訓練・テストされ、確実に機能するようにしていたでしょうし、もしそれが出来ていなければ「英語を母国語とし、訛りのない場合にしか使えません」という注意書きが貼られているはずです。もちろん、後者は無茶な話ですが、より広く、より正確に使いみちを理解した上でAIシステムを構築しなければならないことを指摘しているのです。

医療における人間中心のAIは、AIに触れるステークホルダーへの影響を意識して、AIツールやアプリケーションを設計・構築することが求められます。医療では、その関係は直接的なもの（例：AI診断ツールを使用する医師）もあれば、間接的なもの（例：検査や処置の結果を調べた実際の医師ではなく、AIの出力であることを知らずに診断結果を受け取る患者）もあります。看護師、患者、医師、オペレーター、顧客などのステークホルダーからなる広範囲にわたるシステムの一部であることを意識してAIを設計する必要があります。AIの研究者や実務家の中には、社会的責任を念頭に置いて設計されたインテリジェントシステムを指して、「人間中心のAI」という言葉を使う人もいます。彼らは、公平性、説明責任、解釈可能性、透明性といった問題に取り組んでいます。患者が医療において可能な限り公平に扱われるようにし、人種や性別のバイアスが診断に影響を与えないようにすることで、AIを医療に応用する際に公平性や責任の問題を最も重要視することにつなげています。

社会文化的な現実を考慮したAIを取り入れたソリューションは、人間に対してよりわかりやすいものになるかもしれません。こうした社会文化的な信念を無視すると、AIは的外れになったり、間違いが起きたりします。例えば、慢性疾患の可能性が高い人を検出するためにAIを活用する前に、AIの目的を理解しなければなりません。AIの目的は、その病気を持つ人々を健康にすることなのか、それとも医療費を削減することなのでしょうか。前者の場合、AIは最もリスクの高い患者を優先して病気の発症に介入する、あるいは発症を予防するような治療を受けさせるように動くでしょう。後者の場合、予後不良のリスクが最も高い患者を低い優先度に設定し、その結果、彼らが受ける医療費が最も少なく抑えられることになるとすれば、そのAIは差別的であると言わざるを得ません。

AIの失敗例として、「1章　AIの神話と現実」で紹介した、がんと診断された高齢者について考えてみましょう。その例では、健康な高齢の患者が、治療が容易ながんであると診断されました。人間の価値観を知らないAIは、病気を治療するという論理的な判断よりも、人間の自律的な意思決定が優先されることは考慮しないでしょう。つまり、AIは、患者の年齢やQOLによっては、治療方針を検討したくないと人間が思うかもしれないことを認識できないのです。このシナリオは、技術的な観点からはAIのミスであるとは言えません。論理な判断では治療を受けるべきであると主張するでしょうが、AIは特定の患者の選択をするにあたり、自律性という非常に人間的な概念を考慮しなかったので、AIと人間の判断に食い違いが生じました。人間中心のAIは、患者の意思決定を支援するインテリジェントシステムを構築する際に、患者の自律性といったような社会文化的価値を考慮することになるでしょう。人間中心のAIの倫理として、AIが治療方針を決定することはできないですし、そうしてはならないと私は主張します。せいぜい、AIは助言するというより、（ベストと思われる）治療方針を特定したことに関して情報を提示することができる程度でしょう。最終的な決定は、AIが生成した情報で補強された医療チームからのアドバイスに基づいて、患者自身が行うことになります。

この患者の例では、AIはがん治療に関する臨床知識、既知の予後や治療方針に関して明確に理解している状態でした。しかし、人間が患者の治療方針を決定する権利を重要視していることが、暗黙のうちに認識されていなかったのでした。この権利は最も重要であり、AIとは独立したものです。人間中心のAIの考え方は、そういった暗黙知をインテリジェントシステムに組み込むために働いています。現在、AIは形式知、暗黙知に関連したタスクを実行することができます。明示的な記述は一般に「知恵」として受け入れられているものであり、いわゆる“机上の学問”のようなものです。暗黙的な知識は、多くの場合直感に由来します。直感は、人間が時間をかけて獲得した経験や、状況や問題を直感的に理解するようになるさまざまな要因に依存しています。明示的な学習によって、患者が治療を受けるに値することを医師に知らせることができるようになりますし、社会文化的な価値観と暗黙的なものを学習することによって治療の提案を差し控えるようになるでしょう。現状ではまだそういった実践はされていませんが、AIは人間への暗黙的な理解を獲得する初期段階に来ています。

AIを補完する分野として、アフェクティブ・コンピューティング（affective computing）が伸びています。感情や感情、気分といった人間の経験を認識し、解釈できるシステムやデバイスを研究するものです。AIによる顔認識や生体モニターと組み合わせたアフェクティブ・コンピューティングを発展させれば、話すことなく顔のジェスチャーや表情を解釈する能力が、人間の感情を表すマーカーとして代用できるかもしれません。

現在AIが持つ能力や展望を目の当たりにすると、AIは人間を理解してきていると思いたくなります。しかし、それは正確ではありません。AIは人間が備える暗黙的な知識に基づいたような振る舞いができるかもしれませんが、それはそういった人間の経験や対話をエンコードした暗黙知データによってモデルが訓練されたに過ぎないのです。ビッグデータと深層学習や機械学習を用いたAIアルゴリズムを使って人間らしい理解を模倣できるAIを作り出せるとはいえ、やはりそれらは本物の人間とは異なる存在です。AIには人間生来の知識が内在していないのです。AIが人を理解するためのノウハウや構成要素を作り出すのは人間です。だからこそAIを作る人間が、AIが人間を理解するということはどういうことなのかを正しく捉えなければいけません。

2.2.2 人間を理解するAI

AIに関連するプロジェクトの失敗の原因のうち、いくつかは人間中心の設計の欠如に起因しています。ある研究によると、「ビッグデータ」プロジェクトの60％が運用に失敗していると推定されています（https://oreil.ly/BUi1s）。つまり、多くの試みが、医師や他の人々が体験し実利用できる製品に仕上げることはできなかったということです。例えば、2013年にテキサス大学MDアンダーソンがんセンターは、Watson for Oncology（IBM）と提携し、Watsonのコグニティブコンピューティングを使って、がんの最適な治療法を特定してがんを撲滅することに成功し、大きな盛り上がりを見せました。Watsonは患者や研究者のデータベースを利用して、がんの治療法を推奨したのです。しかし、何が起きたのでしょうか？　MDアンダーソンとIBMの共同事業は人々の期待に応えることはできませんでした。その理由には、さまざまな見方があります。この協業の事例は、AIシステムがユーザーを満足させ、目標を達成できるようにするために、人間中心のAIについて考慮することがなぜ前もって必要なのかを示す良いケーススタディと言えるかもしれません。人間中心のAIにはデザイン思考が必要であり、すべての関係者が共通の目標に向かって協力する必要があるため、失敗に終わるか成功するかはチームワークにかかっているのです。人間中心のAIには、関係者全員のパートナーシップが必要なのです。人間中心のAI設計は「銀の弾丸」ではありません。AIシステムが期待に応えられない理由はたくさんありますが、そのうちの大きなものは、モデルやAIが本番環境において研究室での実験と同じようにうまく機能しないことが挙げられます。しかし、これは「卵が先か、鶏が先か」という状況に似ています。人間中心のAIを実現するための人間の協力関係が先か、それとも対象となるユーザーとエンジニアの間に強固な協力関係を築く“人間中心のAI”がもしあれば、この結果は違ったものになったのでしょうか。

医師は初めの段階では基礎疾患のプロセスが直接的に寄与していることを念頭において検討しますが、その後、個人のあらゆる部分が疾患の管理に関与し、影響を与える可能性があるため、これを全体的な分析へと拡大していきます。全体的な患者分析では、医学的要因、薬物療法、安全性、社会的安定性、社会的支援などを検討します。医師は、健康行動の因子、発症前の健康状態、社会経済的背景、価値観などを考慮します。患者と医師との関係や信頼関係、治療施設や場所へのアクセス、その他多くの変数も、医師の全体的な分析に含まれます。これらの要素は、医師が患者や病気のプロセスを明示的・暗黙的に理解することによって、治療の決定においてさまざまな意義や重みを持つようになります。これほど多くの変数がAIによって考慮されるべきならば、人間は一体どのように機能するシステムを想像すべきでしょうか？　これらの変数をすべて考慮したAIを構築するには、エンジニアとステークホルダーの協力と意思疎通が必要になります。医療には非常に多くのステークホルダーが存在するため、チェンジ・マネジメントと人間中心の設計に注力する必要性が高まっています。ステークホルダーたちは利用者がAIについて限られた範囲でしか理解できないことを考慮し、AIが人間に寄り添って意思決定を下すことを支援できるように適切な構成要素を持つように保証する必要があります。

機械学習モデルは、他のテクノロジーと同様に、ある目的のために構築されたモデルが、後に別の目的に使われることがあるという二面性の問題を抱えています。例えば、最初のモデルの設計では、雇用主が出資して従業員のために糖尿病を予測して事前に予防するように開発されたとします。その後、別の事業者が疾病管理と治療を目的とするメディケア（高齢者向けの社会保険制度）またはメディケイド（低所得者向けの社会保険制度）の集団のためにこのモデルを採用したとします。しかし、そのモデルは新しい目標に対応できるように調整しなおしたものではありません。

従って同じ機械学習モデルが以下の2つの目的に対して使われることになります。

1. 雇用主が加入者の医療費をすべて負担する自家保険において、加入者の糖尿病管理を支援する場合
2. 政府が加入者の医療費の大部分を負担するメディケイドやメディケアの糖尿病管理を支援する場合

この2つの目的では、対象となる人々の特徴が大きく異なるため、その管理やモデルの利用方法にも影響を与えます。

自家保険の集団（雇用主が出資している）は、働き盛りの年齢で一般に若く、健康的である傾向にあります。一方、メディケアの人々は、高齢で退職し、慢性的な病状を抱えている傾向があります。そのため、ある集団向けに設定されたAIモデルの目標は、もう一方の集団には不適切なものとなる可能性があります。例えば、治療計画を検討して推奨するAIモデルは、2つの集団では異なるものになるでしょう。看護師は高齢の集団に対しては、より積極的に在宅患者の訪問を計画する必要があるかもしれませんし、依存疾患への対応、自宅での高齢化への対処、あるいは主な関わり方さえも異なるかもしれません。

医学界では、平均的な臨床検査値または検査結果は、国民全体の典型的な所見に基づくものではないことが知られています。平均的な検査値の範囲は、最初の検査基準を設定するときに、標準とされた中年の白人男性の平均値を反映しています。例えば、白人男性の白血球数の平均値は、4,500〜11,000/μLほどですが、アフリカ系の人種ではこの数字から50％ほど低くなります[†11]。もし、AIを特定の集団に適用する際に、「正常範囲」の基礎となるデータ範囲におけるこのバイアスに注意が払われなければ、そのバイアスは伝播してしまうでしょう。いわゆる異常値と見なされた検査結果から委細な評価をするために不必要な検査が行われることもあり得ます。AIがこの“標準とされている”検査値を利用すれば、たとえ人間中心の思想に基づいて設計された構成であっても、基礎となるデータに内在するこのバイアスのために、その能力や使途は限定的なものになるでしょう。つまり、民族的な違いは、広く採用されてい

†11 Dawn Hershman et al., “Ethnic Neutropenia and Treatment Delay in African American Women Undergoing Chemotherapy for Early-Stage Breast Cancer”(https://oreil.ly/WGJ6H), Journal of the National Cancer Institute 95, no. 20 (2003): 1545-1548.

る平均的な検査値の範囲に反映されないことが多く、その結果、医療の質が低下する可能性があります。AIはビッグデータとともに、集団全体の検査値を分析し、その値を全人口の結果と相関させたうえで、各個人または集団の検査値の「正常」範囲を個別化するために使用されてしまう可能性があります。

大規模な集団から作成された基準範囲と比べるのではなく、個人の基準値や民族特有の検査値の範囲を考慮した場合は、病態の診断を改善する可能性があり、その結果、患者の健康状態のモニタリングや臨床意思決定が改善され、ひいては医療全般が改善される可能性があります。AIがこうしたバイアスを超えて、社会文化的な人間との関連性を適用しようとすることが、なぜそれほど重要なのでしょうか？　主な理由の1つは、目標との関連性にあります。AIアプリケーションは、人間の利用者と密接に関わっているときに最も価値を生み出すからです。

この結果の妥当性について検証することは重要です。（先のようなバイアス下での判断によって）黒人男性は、骨髄生検（骨髄を採取する侵襲的な検査）を含む、高額かつ痛みを伴う追加的な検査を受けることになりがちです。さらに問題を複雑にするのは、検査結果の背景も重要であるということです。感染症やがんの場合、白血球数が低いとさらなる検査が必要になることがありますが、同じ患者であっても白血球数が増加していた場合は一見して正常範囲に見えてしまうため、感染症や他の原因を調べるための検査は必要ないと判断されてしまうことがあります。不必要な検査を受けてしまうケースと、必要な検査が受けられないケースの両方が起こり得るのです。上記の例から、検査結果を解釈するためには特定のコンテキストの情報を与えることが必要であることがわかります。すなわち、人間はAIの設計と解釈の両方において重要な構成要素なのです。AIは、人間が関与しない限り、適切な解決策を提供することはできないのです。

また、AIが人間のコンテキストを理解することがいかに重要であるかを示すもう1つの例として、人間への引き継ぎが発生する場合が挙げられます。人間中心のAIを適用した場合、AIはその限界を認識しているため、さらにコンテキストに沿った分析をするために人間に引き継ぐように設計されます。これは、患者にとって適切な解決策を得るための暗黙知の応用なのです。先ほどの白血球の例で考えてみましょう。この例では、インテリジェントな検査システムに、白血球の正常範囲は民族や性別によって異なる可能性があるという追加情報が与えられています。医師に引き継いで、さらに検討してもらうことで、患者の白血球は正常であることがわかれば、患者は不必要な検査を受けずに済むでしょう。人間中心のAIは、人間のコンテキストに基づいて、人間が介入するための引き継ぎをいつどこで行うべきかを決定するのに役立ちます。医師、患者、またはあらゆるステークホルダーが、新しい技術の導入により望ましい目標を達成するために、どのようなプロセスを経るかを示す視覚的な引き継ぎに使われるのが、ジャーニーマップ[†12]です。

人間の規範を取り入れないとAIがうまくいかないもう1つの例として、2016年にマイクロソフトが新しいチャットボット「Tay」を発表して話題となった事例があります。Tayは10代の意見やスラングや若者言葉を使い、Twitterで自動的に人に返信したり、カジュアルに雑談を楽しむことができました。しかし、24時間も経たないうちに、インターネットの“荒らし”によってTayの人格が堕落させられたのです。人種差別、女性差別、反ユダヤ主義のツイートであふれかえるようになってしまったのです。Tayは、ネットの荒らしからさまざまなことを学んだ結果、利他的で人類愛を目指すチャットボットから完全な人種差別主義者に変化してしまったのです。その後、Tayはその活動を停止されることになります。Tayは、アルゴリズムによる自動判断を通してユーザーとの会話から不適切な返答やパターンを反映し、増幅させていったのです。もしTayの設計に社会規範（人間社会のルール）が含まれていれば、Tayは大きな成功を収めたかもしれません。人間中心のAIは、チャットの応答に潜む行動や社会的な偏りをインテリジェントシステムに知らせるフィードバックループを作ることで、この種の問題に対処できます。

2.2.3 AIを理解する人間

医療を変革するAIの成功と普及には、人間がAIを理解することが不可欠です。我々は、これを“説明可能なAI”という括りで表現しています。飛行機が原因不明の墜落事故を起こしたとき、米連邦航空局はプロセスやシステムのどこに問題があったのかを判断するために「ブラックボックス」のデータを調べるでしょう[†13]。同様に、自動化されたインテリジェント・システムにおいても、不具合が発生すると、人間としてはその理由を知りたくなるものです。多くの場合、AIのニューラルネットワーク

†12 ［監訳注］ジャーニーマップ（journey map）とは目的を達成するためにたどるプロセスを視覚化した図であり、対象となる利用者の行動・目標・興味・思考・課題などの動きをプロセスともに視覚化することで、ステークホルダーでの認識共有を促進する狙いがある。同様の言葉として「ペイシェント・ジャーニー（マップ）」というものがあるが、これは患者の治療プロセスを可視化するものである。

†13 ［訳注］ここで記すブラックボックスは航空機に搭載されているフライトデータレコーダーとコックピットボイスレコーダーの通称のこと。

は、航空会社のブラックボックスと同じように解釈不能なものとして現れますが[†14]、解釈可能性に対処するための戦略は存在します。自律的なAI意思決定プロセスを理解したり、なぜ特定の結果が出たのかを理解するには、膨大な時間とエネルギーが必要になる場合があります。通常、この種の分析を行えるのは、それぞれのAIシステムをデバッグし改善することを目的としている専門家たちだけです。専門家でなくともAIを理解可能なものにしたものを"説明可能なAI"と呼びます。

他のAIアプリケーションと同様に、透明性の問題は人間にとっての問題であり技術的な問題でもあります。医療の観点からは、説明可能なAIの目標は、これらのインテリジェントシステムがどのように作られ、機能するのかを他の人が理解できるように十分な教育を提供することにあります。前述したように、AIに対する理解はAIの影響を受ける、あるいはAIを使用するすべての関係者が共有しなければなりません。実際には、モデルの基礎となる仮説、前提条件、目標、データセット、およびモデルの範囲について理解することが、モデルの使用に役立ちます。人間の利用者が理解できないシステムを導入することについては、当然ながら懐疑的な意見も出てくるでしょう。医療においては、私たちの健康はセンシティブで個人的なものであるため、この問題はより顕著になります。

人間がインテリジェントシステムを理解しやすくするにはいくつかの方法があります。いずれの方法も、理解、ひいては受容を生み出すために共有しなければならない情報の量にある程度重点を当てています。AIの説明を助ける上での1つの選択肢は、アルゴリズムが入力をどのように処理しているかの解説を作成することです。モデルの目標や意図されている使いみちを説明することは、モデルを説明するのに役立ちます。もう1つの選択肢は、意思決定が行われるときの理論的な根拠を明らかにすることです。人間と同様にタスクをこなすインテリジェントシステムへの説明から収集した経験を通じて、理論的根拠が導き出せます。そして、インテリジェントシステムは、人間が説明した事例を取り込んで、文化的に特異な慣用句を含む社会的根拠に合わせた自動推論に変換することができます。しかし、インテリジェントシステムの中には、自然な説明ができないものもあります。ある意味、これは人間の処理とよく似ています。医師の臨床判断は、高血圧などの特定の疾患に対する臨床実践ガイドラインに従っているため、透明性があり、ほぼ自明的なこととして見えるかもしれませ

†14 ［監訳注］筆者の意図として、当事者ではない第三者にとって解釈が困難であるというぐらいの意味で使われているのだと思われる。航空機に搭載されるブラックボックス（物理的な物）は第三者が容易にアクセスできないように機密性が配慮されているとは思うが、外部からは一見して動作原理が不明であるという意味で使われているAIのブラックボックス性とは厳密に言えば趣旨が異なる。

ん。しかし、患者の話が込み入ってくると、人間の思考はそれほど透明でもなければ説明可能なものでもなくなることがあります。

例えば、自宅、介護施設、またはリハビリテーション施設など、退院先を決定する際にAIを活用する場合について考えてみましょう。65歳で高血圧を抱えるフィルは脳卒中で入院していました。もしAIが使われたならば、この患者は、一定程度の神経学的な障害を抱えている限り、安全のために入院を続けるべきであるという情報が得られたことでしょう。しかし、フィルは医学的な助言に反して退院してしまいました。そして自宅で療養中にフィルはさらなるケアのためにリハビリテーション施設に入所を申し出ます。急性期の病院から自宅へは戻らずにリハビリテーション施設へ直接移行するのが標準的な治療の流れです。自宅から急性期リハビリテーション施設に入所させることは、ほとんど不可能であり、とても困難なことです。しかし、フィルはその日のうちに人間による介入があったお陰でリハビリテーション病棟に入所することができました。

リハビリテーション施設への直接入所が認められた理由を説明するためには、患者が抱えていた状況を理解する必要があります。この患者は、息子の凄惨な死を目の当たりにしたことで血圧が急上昇し、脳卒中を引き起こしたのです。彼が医師のアドバイスに反して退院したのは、その日はその息子の葬儀があり欠席するわけにはいかないと思っていたからなのでした。

この例は人間中心のAIに多様なニーズがあることを示しています。最適な意思決定を行うには、人間のコンテキストや全体的な経験をすべて織り込んでいく必要があります。人間がいつ介入すべきかを知ることは、人間中心のAIの一部です。では、人間の利用者が、なぜこのような判断が導き出されたのかについて、きちんと説明されたと感じるためには、どの程度の情報が必要であり、どのような形式で情報提供を行うべきでしょうか。

人間が介入するときには、患者の生活における出来事なども含めて背景を見ます。人間による介入は、病院、リハビリ施設、そして自宅という予測された介護レベルの支援を推奨するAIの情報を理解した上で、あえてそれを否定することもできます。先の事例では人間が配慮することによって、自宅からリハビリ施設へと特例的な入所が可能になりました。人間の社会文化的価値観が優先され、このような本来ならばあり得ない選択が許容されたのですが、結果的にこの患者にとって最適な治療方針の決定ができたのです。人間の意思決定は、最良の結論を導き出すために、入手可能なすべての証拠を慎重に検討することに重点を置いています。人間の意思決定方法を無視すれば、この患者にとって金銭的にも精神的にもかなり負担がかかる結果になっていたことでしょう。この患者は、救急外来での再診、救急車での搬送、再入院の可能性、そして息子の死と強く関連するプロセスを繰り返すことによる精神的負担を避けることができたのです。

このシナリオでは、AIに意思決定を委ねなかったために、説明可能なAIが機能しました。医師にとっては、AIが臨床ガイドラインや病院のガイドラインに従った推奨をした理由は明白でしたが、医師は状況（コンテキスト）を鑑みて、この決定を覆すことができました。AIが始めに提案を行う理由とその根拠を理解することで、医師がAIからの情報をいつ無視するか、あるいは、いつ意思決定に取り入れるべきかを知るのに役立つのです。

AIを理解する人間はまた、AIアプリケーションの知識不足に関連する倫理的な問題にも焦点を当てます。もし人間の利用者が、社会的ケアや治療に関する決定がどのようになされるのか、ある程度のレベルでしか理解できていないとしたなら、そのような決定が偏見や営利的な動機のない倫理的な決定であることをどうやって保証できるのでしょうか（保険会社が最良のケアよりもコストの最小化に焦点を当てたAIシステムを作っていないということを、どうやって知ることができるでしょうか？）。先ほどの例で、結果を理解できるようにするには、どれだけの情報が人間と共有されるべきだったでしょうか。この情報が非常に機密性の高いものであるとすると、利用者の理解を深めるためにこの情報を共有することの倫理的責任はどのようなものになるでしょうか。

2.3　人間の倫理とAI

AIは、21世紀の重大な人権問題の1つと言われています。PwC（PricewaterhouseCoopers）はAIは2030年までに16兆ドル規模の市場になるだろう（https://oreil.ly/KcgZ0）と予測しています。スタンフォードの人間中心のAIを研究するラボでは、AIの普及が進むと社会のバランスが崩れる可能性があるとする報告書を発表しました。AIを活用する組織が増えるにつれ、個人のプライバシーやデータは商品と見なされ、AIを利用できる組織に対して有利に働くようなパワーバランスの不均衡が発生する可能性があります。人間中心のアプローチをとらないAIのリスクは高いでしょう。検討すべき倫理的問題は以下の通りです。

- 大多数の人々が貧困と無力に陥るのを防ぎつつ、少数のエリートに富が集中するのを避けるために、私たちはどのような責任を持ってインテリジェントシステムを構築すべきか？
- 自動化によって奪われる人間の仕事についてどう対処するか？
- 自動化された仕事は経済的により低い社会経済階層に高い割合で打撃を与える。この層をどう守るか？
- データのプライバシーをどのように確保するか？

AIモデルやソリューションを構築するとき、ステークホルダーは、ビジネスの目標が開発と成功への方策を推進することを認識しなければなりません。達成しようとする目標よりも優れた結果を生み出すAIシステムを構築することはできないのです。プロジェクトの立ち上げから展開に至るまで、AIソリューション開発のライフサイクルのどこででも倫理的な問題が発生しうることを理解する必要があります。このことを理解するには、いくつかの質問に応える必要があります。

- タスクを自動化した場合、ステークホルダーにどのような影響があるか？
- これはAIに適した問題か？
- モデルやAIソリューションが公開された場合、AIに対する信頼を損なうか、それとも信頼を構築するか？
- 責任を持ってAIモデルを展開しているか？
- 不公平な治療を回避しているか？
- 病気、怪我、さまざまな危害を避ける手助けをすることで、人々の身体的/経済的/精神的な福祉を向上させているか？
- 患者にとってのメリットは何か？
- 私たちは、人々が自ら判断できるような方法でAIを使用しているか？　つまり、人々の自律性を尊重し、特定の行動を取らせるように誘導していないか？

現在、AIは汎用的な知能を持っていないことを認識し、AIシステムがデータからバイアスを受け継ぐ可能性が高いことを理解すべきです。AIシステムの利用者は、そのようなシステムの目標と限界の両方を理解して、適切に使用する必要があります。医師、患者、消費者はAIヘルスケアソリューションを信頼できるようになるために、以下のことを知りたがるでしょう。

- わかりやすいですか？
- 公平ですか？

- 説明責任を果たしていますか？
- 透明性がありますか？
- 改ざんされていませんか？

2.3.1 人間を中心としたアプローチ

労働力の過半数が有色人種で構成されているという重要な傾向が示されています[†15]。米国国勢調査局の予測によると、2030年までに米国のほとんどの都市で人種的多数派がなくなります。この人口構成の変化は、AIシステムの多様性の欠如をより明白なものにしています。インテリジェントシステムの構築において人種的、性別的な多様性が欠けているのです。このバイアスは意図的なものではないかもしれませんが、AIエンジニアの間での多様性が乏しいため、そのソリューションが対処しようとする社会システムの文化的多様性を反映しないAIモデルが作られる可能性が高まっています。また、その時点で利用可能な"標準"、例えば先の例でも紹介したような、中年白人男性の白血球数の所見データに基づいた"いわゆる正常範囲"のようなものを用いてアルゴリズムが設計されたときにもAIに人種的なバイアスが生じます。こういった"標準"の利用もAIが偏見や不公平を生み出す原因となり得ます。

いくつかの企業は、暗黙的なバイアスの学習を検証することを支持しており、数多くのダイバーシティへの取り組みを行っています。2019年に連邦議会両院に提出された法案「アルゴリズム説明責任法」(Algorithmic Accountability Act）は、米連邦取引委員会（FTC）にアルゴリズム・バイアスの検証を課し、また企業規模に応じた罰金を科すことを認めています。同法案の共同発案者であるムタラ・ンコンデ（Mutale Nkonde）は、「多様性に対応するための措置がなされても、利用者像に近い技術労働者を作り出す方向に針を動かすことはできませんでした」と述べました。ンコンデは、人種的リテラシーと、そのエンジニアや製品の多様性をサポートする枠組みを作るために、産業界とハイテク企業が協調して努力すべきだと主張しています。この法案は、本書の発刊現時点ではまだ法律として成立していませんが、おそらく慣例通りに連邦政府を通じて施行されるものと思われます[†16]。アルゴリズムに人間と異なる基準を課すという興味深い問題を提起することになるでしょう。

個人の自律性やプライバシーとAIが交わる場面では、さらなる倫理的問題が浮かび上がります。ハーバード・ビジネス・スクールのショシャナ・ズボフ（Shoshana

†15 Elizabeth Gravier, "For the first time in US history, minorities make up the most new hires aged 25 to 54—and women are driving the trend"(https://oreil.ly/1Qjnk), CNBC Make It, September 11, 2019.

†16 ［監訳注］2022年2月時点で、法案は上院と下院の両方に再提出がなされた。

Zuboff）教授は、著書『The Age of Surveillance Capitalism』（PublicAffairs）（邦訳版『監視資本主義：人類の未来を賭けた闘い』東洋経済新報社）の中で、資本主義の新時代について論じています。資本主義は、防犯の監視カメラ、スマートホーム機器、スマートフォン、生体認証機器、ソーシャルメディアなど多くのデータポイントを組み合わせて、私たち個人に関するデータを取得し、私たちの生活や消費者としてどう行動するかを予測するために利用します。ズボフ教授は、これは「私たちの行動を大規模に把握し誘導するため」だとしています。

このような資本主義の形態では、個人データは行動データに変換するために無料で入手できる原材料として捉えられるでしょう。倫理的な脅威とは、私たちの行動が一握りの大企業によって予測・形成されるようになったとき、私たち人間は絶望感に直面し、もはや自分自身や自分の行動をコントロールすることができなくなることです。人間は、自らの経済的な利益のためにデータをコントロールする者たちに操られる危険性があるのです。さらに、私たちにはもはやプライバシーがありません。個人の自律性を無視してすべての個人データが原材料として利用されたりアクセスされたりするようになります。

さらなる倫理的な考察では、権力にも焦点を当てます。2017年にウラジーミル・プーチン大統領は、「AI分野で主導権を握った人間が世界の支配者になる」と発言しました。イーロン・マスクはAI軍拡競争が第三次世界大戦の原因になる可能性が最も高いだろうと答えています。イーロン・マスクと4,500人のAI・ロボット研究者は、人間の介入なしに行動する自律型兵器に反対する公開書簡「Fight for the Future」に署名しています。中国やロシアなど、各国の軍隊の間でもAIの普及が進んでいます。米国人工知能国家安全保障会議（The National Security Council on AI）は2018年に政府によって設立されました。検討中の倫理的課題には、AIが各国の権力の未来をどう形成するかが含まれています。こうした問題のいくつかに対処するために、テクノロジー企業の幹部とAIの倫理学者や専門家で構成される委員会が、国防総省のためのAI倫理原則の提言を作成しました。AIヘルスケアソリューションを作成する組織は、このような提言を理解し、常に確認していく必要があります。国防と医療は人間の安全という点で同じ目標を共有していると言えるでしょう。

AIが人間が持つ背景や状況の複雑さを考慮し、互いに連携し合うことはとても難しいことです。これらの倫理的配慮や潜在的な懸念に対して、人間とのコラボレーションの強化やその制限を明確にするために、人間中心のAIを通じて積極的に対処されなければなりません。その結果、莫大なデータを占有するひと握りの支配者と多数の弱者という構図ではなく、人間とAIの究極的な連携が実現する社会が生まれます。

共感や触れ合いといった医療活動の本質的な部分を残すことが、人間中心のAIを機能させるために不可欠なのです。

2.3.2 人間中心のAIを実現するために

AIを設計し、提供し、使用し、改善する工程において、人間の要素を含めておくことが、AIを成功に導くより良い方策であるということは、概ねにおいて合意されています。AIが専門家でない利用者にも理解できるものであり、社会的責任を念頭において設計されることを望んでいます。これを可能にするためには、人間とAIとの真のコラボレーションが必要です。

1,500社を対象にした調査では、AIと人間が協働したときに最もパフォーマンス指標が向上することがわかりました。人間とAIは、それぞれが別々に働くよりもともに作業をすることで、より大きな価値を生み出すことができ、その長所や能力を組み合わせることでパフォーマンスが増強するのです。『The Harvard Business Review』(HBR) では力を合わせることについて、この点を強調しています[†17]。ウェイ・シュー (Wei Xu) はさらに進めて、最初の課題は、単純な相互作用を越えて「人間と機械の統合と、人間と機械のチーム化」に移行していくことにあると述べています[†18]。シンプルにまとめると、基本的な考え方とは、変化する状況に合わせて臨機応変に目標を設定し、人間とAIの関係性を調整しながら、互いに最も得意とする作業に対して常に最適な役割を振って、ともに作業に当たるような機動的な協力関係を築くということです。

現在、このような人間中心のAIがどのように行われているかというと、例えば網膜のスキャンが挙げられます。AIは、正常な所見か異常な所見かを最初に評価します。スキャンした結果の大半は正常となります。残りの30%ほどの異常所見は、人間が確認します。つまり、人間中心のAIはこの30%分はAIの能力の限界であるとして、この部分を人間のパートナーに引き継ぎます。そしてAIから引き継いだ人間のパートナーは異常所見を患者の病歴や臨床所見と合わせ見て、懸念すべき事項かどうかを判断します。AIは与えられたタスクを迅速、効率的かつ正確に実行し、人間はより複雑で微妙な評価を行い、患者の治療に影響を与える可能性のある人的要因を追加して考慮します。医師は、すべてのスキャンをレビューする必要がなくなり、代わりに人

†17 James Wilson and Paul R. Daugherty, "Collaborative Intelligence: Humans and AI Are Joining Forces" (https://oreil.ly/f536p), Harvard Business Review, July-August 2018.

†18 Wei Xu, "Toward Human-Centered AI: A Perspective from Human-Computer Interaction" (https://oreil.ly/EA03S), ACM Interactions 26, no. 4 (2019).

間の判断能力を必要とするスキャンのみに集中することができるというメリットがあります。将来的にはAIが他の対象における異常検知に関する評価も同じように学習し、この分野での流暢さが増すにつれて、人間とAIとのパートナーシップの目標や関係性も移り変わっていくでしょう。人間の経験や医学は絶えず変化していくものであるように、AIは人間に取って代わるものではなく、むしろこの共生関係を通じて、最良の結果を得ることができるようになるでしょう。

医療関係のコールセンターやカスタマーサービスセンターでは、チャットボットやバーチャルアシスタントを使ってAIを活用しています。保険会社の中には、過去にチャットボットの活用を試みて失敗した例もあります。人間の担当者をチャットボットに置き換えようとしても顧客の期待に添えることができずに、受け容れてもらえないことがあります。人間に取って代わるチャットボットを設計することは、AIが人間の代わりになるのではなく、人間のタスクを代替・補強すべきとする人間中心のAIの原則に反します。チャットボットが人間の振る舞いを模倣するには、いくつかの技術的な課題を克服する必要があります。その考え方は「6章　AIを使った医療アプリケーションの登場」でより詳しく探ります。しかし、一方で、コールセンターやカスタマーサポート向けの新しいバーチャルアシスタントやチャットボットで成功を収めているところもあります。それでも、コールセンターの担当者を置き換えているのではなく、補完したり、代替品として運用されていることが多いのです。

人間中心のAIは、AIの強みであるパターン認識を活用し、病院でのトリアージのあり方を変えます。AIは患者のデータをふるいにかけて、どの患者が今後90分以内に最も治療を必要としているかを評価できます[†19]。これにより、医師は今行っている治療に専念し、次に注意を向けるべき患者は誰かといった治療の優先度や進め方について頭を悩ませることが少なくなります。この分野では、人間とAIの臨機応変な関係性が続いていくことが想定されます。医学が進歩し、実際に入院を必要とする人が少なくなると、より重態な患者が救急外来を受診することが多くなるでしょう。

その結果、患者のトリアージに多くのリソースが必要となり、誰に迅速な治療が必要で、誰が悪化の心配がないかを判断することがより難しくなっていきます。現在の診療では、誰が最も不安定で、そのためにより迅速な治療が必要になるかを判断するために、生体から得られるデータに焦点を当てています。痛みへの不耐性や危機状態になるリスクなど、人間によって解釈可能な追加データがあると、これらのシグナルに対応するAIは、また異なった結果を生み出します。AIは分析に磨きをかけ、ケア

†19　Mara Geller, “Emergency Room Triage with AI”(https://oreil.ly/Hh28r), Aidoc, June 16, 2020.

提供者は最も具合が悪い患者に集中できるようになります。理想的なのは、結果に影響を与える社会文化的価値などを含む他の暗黙的変数がAIの知識ベースに追加されるフィードバックループが存在することです。AIの限界が明らかになれば、人間を見守るだけではなく、適時に人間に引き継ぎを行えるようになります。

2.4 まとめ

人間を中心とした医療用AIの開発には、以下のような基本的な遵守事項と取り組みが必要です。

- AIを開発する際、エンジニアはデザイン思考やチェンジマネジメントなど、何十年もかけて磨き上げてきたベストプラクティスを取り入れなければなりません。
- AIを人間が理解すること、すなわち説明可能なAIは、AIの成功に不可欠です。
- AIはすべての人を代表するものであるべきです。従って、多くの分野を横断し、性別、人種、民族、社会的経済的地位、年齢など幅広いスペクトルを受け入れるものでなければなりません。
- AIは害を及ぼさず、公正、透明、倫理的であるべきです。

さらに考慮すべきは、医療に適用される人間中心のAIは、他の利用者とは異なる義務、目標、ステークホルダーを持つということです。ステークホルダーには、医療提供者のシステム、医師、医療行政サービス、保険会社、連邦規制当局、支払者、患者などが含まれます。ステークホルダーは、AIに対して各々異なった目標や目的を持っています。例えば、支払者はケアの効率化とコストの抑制を重視しますし、医療提供者のシステムは効率的なケアを提供することを重視します。補完し合い、時には相反する目標に取り組むためには、実用的で説明可能なAIソリューションが必要です。AIの成功には、人間の協力と洞察が必要です。

人間の実際の行動を想定して設計されたAIは、AI技術の採用を支援し、それによってインテリジェントシステムがその潜在能力を最大限に発揮できるようにします。社会的コンテキスト、人間の行動に関する知識、人間の信念への洞察を伴わない機械学習とアルゴリズムは、ソリューションとしては不完全なものになります。文化的規範に沿って人間の視点や社会的目標を理解するAIを作り上げることで、システムは完全なものとなるでしょう。人間中心のAIは単なる目標ではなく、AIの関係者（開発者、利用者、消費者）全員が積極的に関わっていかなければならない活動なのです。

3章
モニタリング＋AI＝個別化医療への処方箋（Rx）

この章では、現実の医療において、どのように細やかな個別化と継続的なモニタリングが実現可能か、またどのように実現していくべきかを述べていきます。AIを使えば、これまでの病気の予測、診断、治療以上のことができるようになります。AIは個人の健康状態を継続的にモニタリングし、患者が健康な状態からリスクのある状態や慢性的疾患へと進行する前に、あるいはいつでも治療方針の調整を提案できます。AIは、現在の医療モデルの課題でもある、診断の見落としや誤診を解消できる可能性があります。もちろんすぐに対応できることではありませんが、この章では、空虚な誇張や終わりのない決まり文句等については触れずに、医療のあり方についてのビジョンやイマジネーションを提供します。

実際の患者の生活に合わせたシナリオを見ていきましょう。それは2005年の初夏のことであり、28歳の学校教師であるベサニーは、人生で最も体調が良い時期でした。しかし、いくつかの厄介な症状が現れ始めたときに、彼女は何かがおかしいことに気づきました。友人がネバダ州のリノに引っ越すのを手伝いに行ったときに、彼女の症状は始まりました。ネバダ州の気候は乾燥して暑かったこともあり、彼女はのどが渇いたり深夜にトイレに行ったりして（以前にそのような症状になったことは一度もありませんでした）起きるようになったのは、普段より多く水を飲んでいたせいだと考えていました。その後、8時間かけてカリフォルニア州のオレンジカウンティに戻る途中、のどの渇きが止まらなくなり、何度も冷たい飲み物に手を出しました。

家に帰ってからも、彼女は毎晩トイレに行き、始めは一晩に2回だったのが、そのうち3回になりました。彼女はのどの奥に綿が詰まったような感覚を持つようになりましたが、まだリノでの脱水症状が原因だと思い込んでいました。非常に疲れており、日に日に元気が出なくなっていくので、もしかしたら貧血かもしれないとも考えていました。抑えきれないのどの渇きも続いていました。

ベサニーが主治医に電話して症状をすべて話すと、主治医は血液検査を予約しました。翌朝、ベサニーは体を引きずって検査室に行きましたが、検査室の営業時間が変わっていたことに気づき、診察室の外の床に座り込んで眠りこんでしまいました。極度の倦怠感も彼女が抱えていた大きな問題の1つでした。

症状が改善されないまま数日が過ぎ、ベサニーはソファから離れることすらも難しくなっていることに気づきました。彼女はこの症状が何から来ているのか、心から知りたいと感じていました。トイレと往復するときですらマラソンを走っているかのような気分になりましたし、最終的な結果が出ていることを願いつつも医師に電話をするために立ち上がるのもあまりにつらい状態でした。あとで、息切れは過呼吸のせいであることがわかりました。数週間前から食欲がほとんどなく、体重が5kgも減ったせいで、服がゆるくなって脱げそうになっていました。

母親が手伝いに来て、代わりに医師と連絡を取り合わなければならないほど、ベサニーの疲労感は悪化の一途をたどりました。母親とベサニーは、ついに電話でベサニーの検査結果が糖尿病を患っていることを示していると告げられたのです。主治医は検査値の異常とベサニーの28歳という年齢を考慮して2型糖尿病と診断しましたが、これは誤りだったのです（実際には、ベサニーは1型糖尿病で、必要な投薬や治療方法は全く異なっていました）。その電話では、メトホルミンの処方が始まったら、数日で気分が良くなるはずだと言われました。しかし、数日経っても良くなるどころかむしろ悪化していったのです。

ベサニーの症状は、意図しない体重減少、食欲不振、極度ののどの渇き、頻尿、疲労感、衰弱など、典型的な1型糖尿病の症例が示すものでした。医師は彼女の高血糖値を見て、糖尿病の家族歴がないことと、非典型的な年齢での発症という2つの要素だけを考慮し、間違った結論を出した可能性があります。この誤診はベサニーにとって命取りになるか、糖尿病性昏睡に陥る可能性がありました。ベサニーも母親も知らないうちに、彼女の体はソファで起き上がることもできないほど弱っていたのです。メトホルミンの錠剤ではなく、必要なインスリンを注射する処方箋が必要だったのです[†1]。

サンフランシスコからの電話越しのベサニーの話し方は呂律が回っておらず、注意力も欠如していることに気づいた妹のメロディーは母とともに、看護ホットラインに電話すべきだと決心しました。いくつかの質問をしたあと、ホットラインの担当者は、今すぐにベサニーを救急へ連れていく必要があり、また病院にも連絡をとってベサニーがすぐに入院できるようにすると告げました。ベサニーを迎えた医師と看護師はすぐに、彼女の息が甘い匂いがしているのに気づきました。これは、彼女が糖尿病性ケトアシドーシス（DKA：Diabetic Ketoacidosis）の状態であり、彼女が2型糖尿病ではなく1型糖尿病であることを裏付けているものです。

ベサニーは集中治療室で2日間を過ごし、さらに3日間の入院を経たあとに医師から「幸運だったね」と言われました。やがて彼女の血糖値は安定し、あらためて1型糖尿病患者として健康状態に対処するようになりました。1型糖尿病は、（2型糖尿病とは）異なる食事パターンとインスリン補充（通常はインスリンポンプまたは1日に数回の自己注射）を含む、即時かつ厳しい生活習慣への変更を求められます。

食欲が戻り、最初の食事が運ばれてきたとき、数週間ぶりに「食べたい」という空腹感を覚えました。このときばかりは病院食でさえも、すべてがおいしそうに見えました。糖尿病療養指導士と名乗る病院の職員が、炭水化物、野菜、そして最も美味しそうなブラウニーまで、それぞれの品目のカテゴリーを示しながら、ベサニーが皿の上のものを全部食べられることを確認したので、ベサニーはそれを完食しました。残念ながら、彼女の血糖値は急上昇してしまいました。ベサニーに皿の上のものを全部食べてもいいと言った糖尿病療養指導士は、明らかに間違ったアドバイスをしていたのです。

2005年当時は、インターネットに接続できるスマートフォンや検索エンジンが普及していない時代でした。ベサニーとその家族は、情報を検証したり、ダブルチェックしたりする手段を持っていませんでした。彼女らは資料の束を受け取るほかなく、

---

†1　［監訳注］この部分の説明は正確ではない可能性がある。最近の論文ではメトホルミンはインスリン（の効果）を増強させないという見解が報告されている。メトホルミンは多面的な作用を示している薬であり、まだ機序が未解明なところがある。医学的には議論があるところだと思われるが、あえて原文のままにしてある。理由として、劇症発症T1DMをT2DMと誤認し、廉価な治療薬であるメトホルミンといった類のエラーはAIで解決できるだろう、という著者の意図を尊重したいこと。そして仮に我々の解釈が正しいとして、これはまさしく本著の別の場所にも書かれているように、医学的の最新知見は日進月歩であり、医師にとっても膨大な業務に忙殺される中、知識をアップデートして追従していくというのは大変なことであることをいみじくも体現した形となっているためである。以上のことから、この箇所をAIの効能の可能性として参考にしつつも、AIの医療への適応例として紹介するのは注意した方が良いと思われる（魔狸先生ご指摘による）。

また医師の専門知識に頼りきりだったのです。

翌朝、スタッフ交代のときに、部屋の外で看護師が「昨日、間違った食事を提供してしまった」と説明しているのをベサニーは耳にしましたが、誰もそのことをベサニーに伝えませんでした。1週間の間に、ベサニーは回避可能であったはずの致命的な医療体験を2回もしてしまったのです。医療はより良くあるべきであり、またより良くできるはずです。この状況にAIを関わらせれば、ベサニーの症状、徴候、検査値を評価し、2型糖尿病とともに1型糖尿病も鑑別に入れたでしょう。1型糖尿病を考慮すべきという、データに裏付けられたAIの提案は、医師が診断を再考し、決めつけないようにするための極めて重要なアクションにつながった可能性があります。また、膨大な量の臨床研究論文や研究論文データベースのスキャンにAIを使用すれば、1型糖尿病とほぼ同様の症状や挙動を示し、認知度が低く、すべての医師に広く知られていない成人潜在性自己免疫性糖尿病（LADA、またはいわゆる1.5型糖尿病[†2]）の追加診断が得られたかもしれません。AIを使ったこれらのシナリオのいずれかが、医師に自分の思い込みを見直させるきっかけになったことでしょう。

個人の健康のための“処方箋”[†3]は、必要に応じて高度な個別化（パーソナライゼーション）を行う際に用いられるものです。高度な個別化[†4]とは、患者を集団の中の平均像として見るのではなく、個性をもつ一個人として扱うことのできる力です。そして、医療提供者、医師、薬剤師、そしてペイシェント・ジャーニーの各段階でケアに関わるすべての人が、患者の病歴や医療システムとの関わりを必要な限り把握している状態のことです。「extreme personalization」や「hyper personalization」とも呼ばれる“高度な個別化”はワークフローにAIを統合し、患者が適切なタイミングで適切なデバイスで適切なメッセージを受け取れるようにすることが必要です。

ベサニーのような多くの慢性的な疾患や病態を抱える患者に対する医療は、あてずっぽうで行われることがあってはなりません。患者は誤診や医療過誤に翻弄されるべきではないのです。しかし、医療ミスは決して珍しい出来事ではありません。2016年のジョンズホプキンス大学の研究（https://oreil.ly/l2ZYx）では、8年間の医

---

†2　［監訳注］日本ではSPIDDM（緩徐進行1型糖尿病）と呼ばれる。

†3　［監訳注］原書では「The Rx (or prescription) for personal health」。「Rx」は処方箋のことで、ラテン語で「服用する」という意味から転じているとされている。なお、ここでいう「処方箋」は患者に処方した医薬品を記載したものではなく、健康のために何をすべきかをとりまとめたもの、といった比喩的な使い方である。

†4　［監訳注］原書では「Intense Personalization」。直訳すれば「強化された/強力な」個別化といったところだが、文脈的にはより多くの背景情報と知識を踏まえて、より細やかな介入ができるようになることを意味するよう、「高度な個別化」という訳をあてている。

療における死亡率データを調査したところ、医療ミスでの死亡は年間25万人と推定されています。医療ニュースサイトFierceHealthcareのジャクリーン・レンフロー（Jacqueline Renfrow）による2019年の記事（https://oreil.ly/XSJ9h）によると、下記のように述べられています。

> 米国の病院では、誤診が原因で毎年4万〜8万人が死亡していると推定され、プライマリ・ケアでは毎年1,200万人の米国人が診断ミスに苦しんでいると推定されています。

個人の健康に対する“処方箋”という考え方について、もう少し掘り下げて考えてみましょう。

3.1 個人の健康に対する処方箋（Rx）

個人の健康のための“処方箋”とは、“高度な個別化”です。AIとリアルタイムのデータ通信の技術は、関連するシグナルとメッセージを患者とかかりつけ医に届け、より良い治療を実現します。前章で見たようなバイアスが含まれている可能性がある“標準”的な基準だけに基づいて判断するのではなく、患者個人の個別化されたデータをAIが評価することで、その個人にとって正常であるかを判断できるようになるのです。医師と患者は、患者を集団のうちの1人としてではなく個人として扱い、個人に最適化されたモニタリングと治療プランの作成が可能になります。この取り組みは、場合によっては、より大きな集団の全体の健康の底上げにもつながり得ます。

それでは、**図3-1**にあるように、ベサニーの治療にリアルタイムデータ、分析、AIを応用した高度な個別化がなされたシナリオについて見ていきましょう。

このシナリオでは、ベサニーが携帯電話のアプリを使って、彼女を仮想的に表現する「デジタルツイン」を実現します。デジタルツインのアプリはまだ有意義なものは出ていませんが、今日の技術をもってすれば、このようなアプリは実現可能です。このアプリをダウンロードしてから、彼女は電子カルテなどの自分の臨床データを受け取ることを許可しています。アプリは、ベサニーの行動を追跡します。ベサニーはワイヤレス体重計で毎日体重を記録し、それがフィットネストラッカーを更新し、さらにそれがデジタルツインを更新します。デジタルツインのAIは、彼女が原因不明の大幅な体重減少があったことを把握します。

毎日、デジタルツインアプリがベサニーに体調をうかがい、彼女はそれに答えます。所要時間は約30秒です。ベサニーは1年以上毎日このアプリを使い、多くの行動やフィットネスのデータを収集しています。彼女が1年間毎日運動していることも、彼女のBMIと体重が、年齢と身長に対して理想的であることもわかっています。

デジタルツインは毎日Q&A形式で健康チェックを行い、もしベサニーの体調が良くないようであれば、一連の質問によって彼女の症状に関するデータを収集します。AIは、彼女ののどの渇き、頻尿、疲労に注意を払い、この1週間の間に彼女が以前よりはるかに多くの水を飲んでいること、彼女に糖尿病の家族歴がなく、糖尿病発症の典型的なケースに当てはまらないことを把握します。

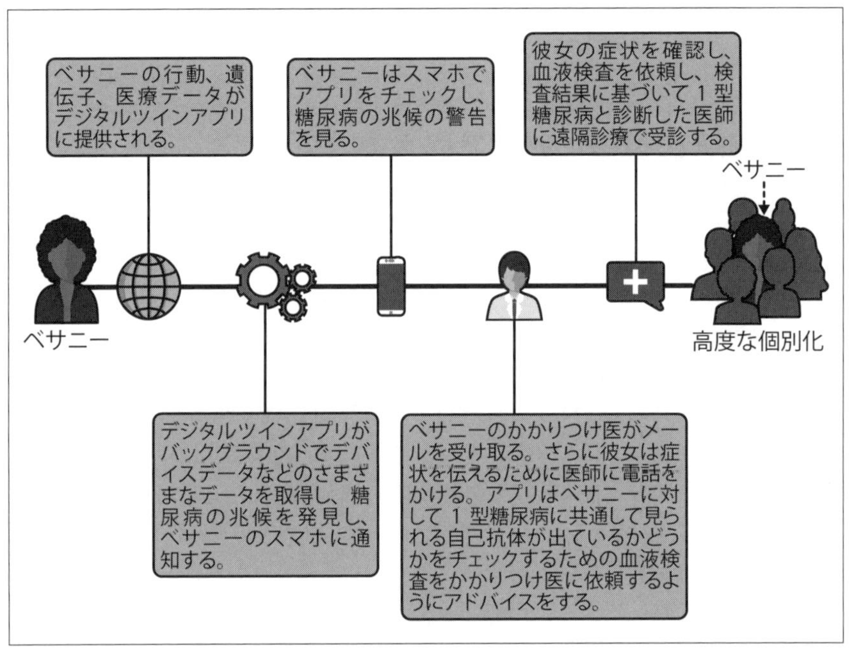

図3-1　高度な個別化

クラウド上では、複数の深層学習モデルが甲状腺機能亢進症、貧血、糖尿病などの病態モデルを稼働させています。糖尿病の病態予測モデルでは、高い信頼度のスコアが得られますが、1型、2型、LADAの判別はできません。ベサニーの年齢や家族歴の欠如は、追加変数としてモデル予測で評価されますが、これまでの臨床研究に基づいて、診断への重要度や影響度について適切に重み付けがされます。

アプリに「糖尿病」という病気の可能性を警告するアラートが表示されます。そして、すぐにかかりつけの医師に連絡するように促します。同時に、彼女のかかりつけの医師は、彼女に厄介な症状や糖尿病の兆候が出ている可能性があり緊急の診察が必要であることを示す警告のメールを受け取ります。

デジタルツインには、彼女がどのタイプの糖尿病であるかがわかりません。かかりつけ医が彼女を2型糖尿病であると不正確な判断をしてしまったと仮定しましょう。彼女に出された処方薬であるメトホルミンは、体内のインスリンを増強して血糖値を下げます（先述の*1を参照）。ベサニーはデジタルツインを使い続けていますが、医師の予想に反して、良くなるどころか、悪化しています。ベサニーは弱っていますが、母親はアプリにデータを入力し、ベサニーの滑舌の悪さや疲労感の増加など、新たな症状を追加していきます。デジタルツインは警告を発します。ベサニーの血中や尿に含まれるケトン（吐息の甘い匂いの原因となる）があるかを調べるために、さらなる検査を受けるよう指示します。また、精神状態（極度の嗜眠状態）が悪化しているため、救急救命室に連れて行くようアドバイスします。デジタルツインの警告は、視覚と言葉の両方で表現され、彼女が救急救命室で治療と評価を受ける必要性があることを強調します。

喘息や心臓病などの他の病気にもこのシナリオは適用できます。今後、在宅診断やウェアラブルデバイスの利用可能性が高まることで、病気の発見と管理が加速されるでしょう。

医療における精緻な個別化にはAIが必要であり、またAIには大量のデータが必要です。そのデータは、**図3-2**に描かれているように、複数の領域からもたらされます。

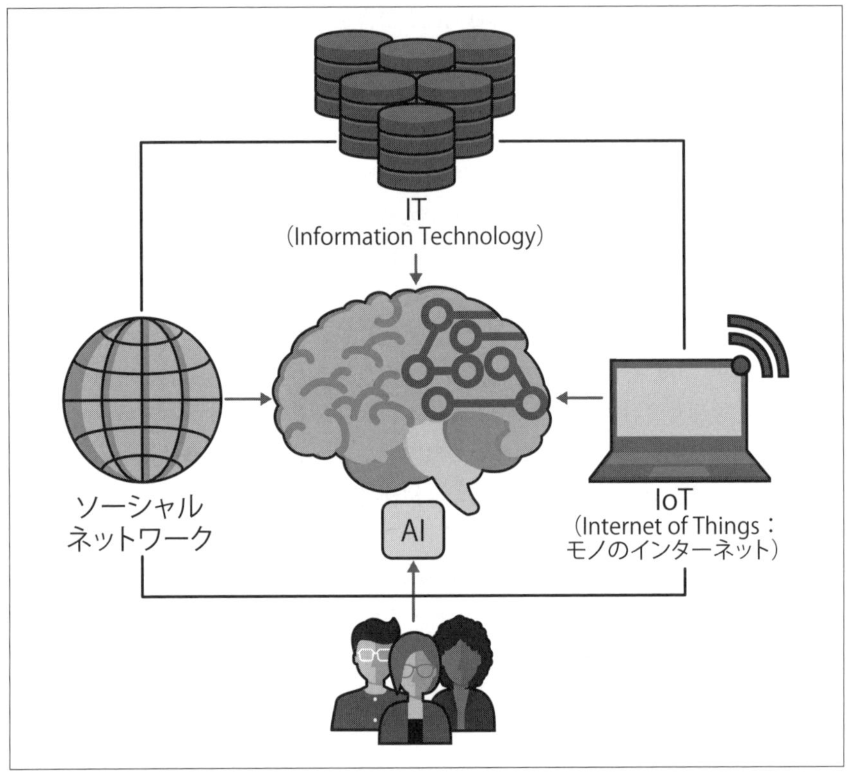

図3-2　医療に影響する３つの領域

3.1.1　医療に影響を与える3つの領域

33つの領域では、大量のデータ、一般に“ビッグデータ”と呼ばれるデータが活発に作られています。ITの世界では、電子カルテシステム、請求システム、コールセンターなどが大量のデータを生み出しています。IoT（Internet of Things：モノのインターネット）は、爆発的に増え続けており、職場や家庭にあるウェアラブルデバイスや端末がシグナルを送信し、健康、行動、フィットネスのデータを生成しています。運転アプリからさまざまなソーシャルプラットフォームまで、あらゆる種類のソーシャルネットワークが、訪れた場所や人的交流などのデータを収集しています。

意味を理解し、パターンを発見し、洞察を得ることは、AIが最も得意とするところであり、ベサニーの事例で示されたような高度な個別化を実現します。私たちは3つの領域に囲まれて生活しています。それぞれが計測技術の急速な進歩を遂げ、領域間の相互的なつながりが強まっています。私たちの現実世界は、インテリジェントなオブジェクト、センサー、医療機器、スマートスピーカー、ウェアラブルデバイス、そしてIoTに属するすべてのもので構成されています。人々は、ウェアラブル技術やモバイル技術を使って、自分の体の動き、行為、行動を計測しています。このIoTの領域は、モバイルデバイス上のアプリケーションがインテリジェントなオブジェクトに接続し、データを収集し、それらを意味づけていくことで実現されています。

IoMT（Internet of Medical Things：医療のモノのインターネット）を含むIoTは、数十億個の接続されたオブジェクトから構成され、多くの場合、専用の機能を持つ機器（例えば、コネクテッドカー、自動販売機、家電製品など）があり、我々の想像を超えるほど広大なものです。IoTは、データ交換を可能にする通信と接続の技術が組み込まれた物理的なオブジェクトのネットワークと定義付けられます。IoT機器は、Wi-Fi、Bluetooth、RFIDなどの無線技術によってインターネットに接続し、データを交換します。これらのインテリジェントなオブジェクトを接続していき、人々の行動を学習し、突発的な事象[†5]が発生する前に介入します。

自宅や職場、遊びの中でノートパソコン、モバイル端末、ウェアラブル端末、IoTを使うようになり、人々の「機器化」が進んでいます。これにより、モニタリングしているデータから異常な結果が出た場合、先回りして対応できるようになります。現状では、治療は症状が発生してから対応するのが一般的であり、医師は、患者から症状の悪化の相談をされてから動くものです。個別化されたAIでは、イベントの発生の数時間から数日前に血糖値の予兆値や傾向を感知し対応していくことが標準的なものになります。夜間にインスリンを投与したあと、朝目覚める前に低血糖の傾向がより強まっていった場合、患者が眠っている間に重篤な低血糖が進行し、差し迫った状況に陥る兆候を示している可能性があります。接続された持続的グルコースモニター（CGM：Connected Continuous Glucose Monitor）のようなシンプルなIoTデバイスは、そのような異常な傾向が発生した場合に検知して医師に警告を発出できるようになります。現在、すでに糖尿病管理プログラムではCGMは日常的に使われてい

†5 ［監訳注］「episodic events（突発的な事象）」はさまざまな意味に解釈される。「episodic」は医学用語の中で「突発性」「一過性」といった訳があてられている。原書では、症状の進行が知覚されない形で潜在的に進行し、ある日突然に顕現化するような事象についてもAIが早期に察知できる能力があることを期待している文脈で使われていることが多いことから「突発的」という訳をあてた。「一過性」については、症状が短期間起こり、すぐ消えるという意味があるが、発作や転倒などで死亡に至るというような不可逆的な結果に至るケースも想定されていることから「一過性」には必ずしもあてはまらないと考えた。

ます[†6]。

今日、人々の「機器化」のおかげで、コンピュータは人々の行動や対話、デバイスやアプリとのやりとりなどから、認知能力低下の初期兆候である可能性が高い活動や他の人々との交流の変化を読み取れるようになりました。数十年にわたって、自宅のスマートスピーカーや医療機関への電話を通じて録音されたあなたの声は、うつ病、アルツハイマー病、心臓病、精神障害、脳震盪、あるいは偏頭痛の診断に利用できます。デジタルツインが顧客の声を長時間聞くことで、パーキンソン病、うつ病、統合失調症などの検知が可能になります。

ペースメーカー、妊娠検査、CT、MRIスキャナーなどの医療技術製品やデバイスは、患者や消費者が診断、治療、モニタリングのために医療とつなぐ手段として使われることが多くなっています。新しいデバイスが登場し、スマートデバイスやオブジェクトが相互に接続され、新しい信号を発し、患者のケアや診断をより良くする重要なタスクが自動化される未来はもうすぐそこまで来ています。IoTを中心とした統合的な市場が出現してきたことにより、いままで独立に設計・運営されていたデータやアプリケーションが相互に連携可能になってきました。医療に関わる組織は「7章　医療機関のための大規模AI」で定義しているような、プラットフォームを利用または構築し、さまざまなアプリケーションやベンダー、多様なデバイスからなるエコシステムのサポートが可能です。データがさまざまな形式で送られてきても、相互運用のための標準規格や標準情報モデルを作成する必要はありません。もちろん、標準規格や標準情報モデルが存在していることは大きな利点でありアドバンテージとなります。センサーデータを集約するIoTの集約レイヤーは、既存のデータ集約の仕組みとともに、改良が続けられています。

このような新しいデバイスの登場によって、在宅の利用者が潜在的な病状を早期に発見できるシナリオを生み出します。もはや、独自の予測モデルを持つ学術機関やヘルスケア企業だけが、病状を検出・予測する時代ではありません。患者は、データ、分析、AIの支援を受けて、自分の状態や病状がどのように管理されているか、また、どこに問題があり、どこがうまくいっているかをより深く理解できるようになり、自分の健康に対してより主体性をもって関わることができます。ただし、これは医師による医療を代替しようというものではなく、病気や症状が現れたときに質問を投げかける検索エンジンを置き換えるというものです。もっと重要なことは、この話は症状

†6　［監訳注］ただし、CGMは急性期・超急性期の血糖管理には適さないことが知られていることに留意する必要がある。

が出る前に問題を発見するという先制的な介入を試みる話であるということです。既存の医療を強化し、致命的な状態になる、あるいは衰弱して費用がかさんだりするようになる前に問題を解決する能力を獲得するということです。さらに、踏み込んで問題が発生する前に対処できれば、より効果的なものとなります。

今日、たいていの家庭には、体温計、包帯、応急処置用品、薬などが入っている救急箱があります。将来的には、一般家庭の救急箱は、病状検出に特化したIoTデバイスで埋め尽くされているかもしれません。例えば、臭覚センサーは価格が下がり、呼吸を通じて消化器疾患や呼吸器疾患の診断に使われるようになるでしょう[†7]。自宅で唾液を検査することで、いくつかの病態検出に役立ちます。家庭で使える医療用センサーは、価格が下がり、精度が向上し、日常生活の一部となるでしょう。スマートトイレなどのIoTデバイスも、炎症性腸疾患、前立腺がん、腎不全などの病気をモニタリングするようになります。健康状態を維持したい人は、こうしたスマートIoTデバイスを自宅に導入することが増えていくでしょう。

既存のヘルスケア企業、新興企業、あるいはインターネットで生まれた企業が、デジタルツインのような破壊的なヘルスケアプラットフォーム、サービス、あるいはキラーアプリを生み出すかを予測するのは、依然として未来学者の役割です。ヘルスケアの本質は、人々がより健康で長生きできるようにしていくことです。今後大きな成果を収めるアプリケーションやデバイスはどういったものでしょうか？　がんを発見するブレスレットや、血中を泳いで病気を特定するナノ粒子でしょうか？ すでに、排便後の便の中から大腸がんのDNAを探す検査があります。さらに一歩踏み込むとしたら、どんなものでしょうか。糖尿病患者が自身の状態を観察できるスマートコンタクトレンズか、はたまた老化を遅らせたり、若返りを実現したりするようなものはどうでしょうか？　個人の健康データと組み合わせたコマース・プラットフォームは、病気のリスクを持つ個人を特定し、その個人に警告を発し、発症する前にバーチャル・パーソナル・アシスタントのスケジュールを組むことができるのではないでしょうか？　あるいは、自宅やモバイル機器や医療機関などで、音声によって起動され、セキュアなサービスを提供し、普段は目に見えないようなアプリやサービスを構築するプラットフォームはどうでしょうか？　このプラットフォームは、あなたの身体とあなたがいる空間（自宅やオフィスなど）からのシグナルを受信し、より健康的なライフスタイルを促進し、病気の状態や症状が発生する前にそれを検出するためにセン

---

†7　Carlos Sánchez, J. Pedro Santos, and Jesús Lozano, “Use of Electronic Noses for Diagnosis of Digestive and Respiratory Diseases through the Breath”(https://oreil.ly/OaEjV), Biosensors 9, no. 1 (2019): 35.

シングと応答を行うことで、リアルタイムの医療サービスを提供します。このプラットフォームは、あなたの遺伝子データ、電子カルテ、ウェアラブル端末からのデータで構築された、あなたのデジタルツインを作成します。精緻な個別化に基づいて、現在から1年後、50年後の未来の健康状態を垣間見ることができるのです。このようなプラットフォームやサービスの実現は、SF世界の話ではなく、私たちの手の届くところにあるのです。

コンピューティングパワー、ワイヤレス、小型化、そして時計、センサー、ウェアラブル、家電、娯楽用のデバイスといった、ユビキタスで日常的なものの知能の著しい進歩は、技術的にも文化的にも医療を革新へと推し進めていきます。前述したようなサービスやプラットフォームは実現可能です。しかし、このデータを誰がモニタリングするのか？　センサーによるトリガーに対して誰がどのように異常に対処するのか？　この豊富なデータを個人の医療計画に誰がどのように組み込むのか（そしてその方法は？）、すべてが未解決です。現在は医師やその他の医療提供者がその責任を負っています。しかし3つの領域が連携する場合、このデータを誰が所有し、誰が責任を負うのかが不明であり、技術が適用されていくに従って、対処していかなければならないでしょう。しかし、技術の成長と進歩は続いています。この技術革新の肝は、AIによって力を与えられる3つの領域と、静かに到来しつつある新しいコンピューティングパラダイムであるアンビエント・コンピューティングです。

3.1.2 アンビエント・コンピューティングと医療

おそらく実態として正しいと思われるのですが、コンピュータや情報技術は自分たちの仕事を楽にはしていないと、多くの医師が主張しています（https://oreil.ly/zcBR8）。実際、多くの場合において、コンピュータの普及や医療現場への導入が医師と患者の関係の妨げになっています。医師が患者と一緒にいるよりも多くの時間をスクリーンに費やすため、“デジタル患者”が生まれていると皮肉る者もいます。だからこそ、目に見えないコンピューティング、つまり、その存在が環境に溶け込んで、ほとんど感知されないような状態で稼働するコンピュータ技術が導入され、拡大していかなければならないのです。

4番目の新たな産業革命は、私たちの働き方、生活、娯楽を根本的に変えるものです。「第4次産業革命」は、AI、ビッグデータ、ブロックチェーン、ワイヤレス、IoTなどの分野における革新的な技術を表す言葉として、経済学者、政策立案者、技術者がよく使う言葉です。第4次産業革命の根底には、これまでとは際だって異なるこのコンピュータ時代があります。

今日、IoT、ビッグデータ、小型化、ブロックチェーン、ウェアラブル端末、ソーシャルプラットフォーム、センサー、AIなど、人々の暮らしの中にテクノロジーが埋め込まれるようになっています。この目に見えないテクノロジーは、私たちの腕時計の中に組み込まれ、脳卒中の原因となる心調律障害である心房細動を検出します。また、自動車にAIが搭載されて運転の障害を検知したり、あるいはホームセンサーにAIが搭載されて転倒などの動作を検知したり、個人の行動を分析して服薬のリマインダーを送るのに最適なタイミングを判断したりしています。

大規模な組織向けコンピューティングやパーソナルコンピューティングは依然として医療にとって不可欠な存在です。**図3-3**で描かれているアンビエント・コンピューティングは、医療分野におけるゲームチェンジャーであり、真の変革をもたらすものです。パーソナルコンピューティングよりもさらに人が意識しないレベルまで生活に溶け込むアンビエント・コンピューティングによって、健康管理や治療のための新しいモデルが生まれるでしょう。今よりも多くの場所にケアを届け、継続的で予見性がある、高度な個別化された医療が可能になります。アンビエント・コンピューティングは医療の質に良い影響を与え、新しく質の高い体験を生み出すとともに、医療のコストを削減し、より多くの人々が利用しやすい環境を整えます。

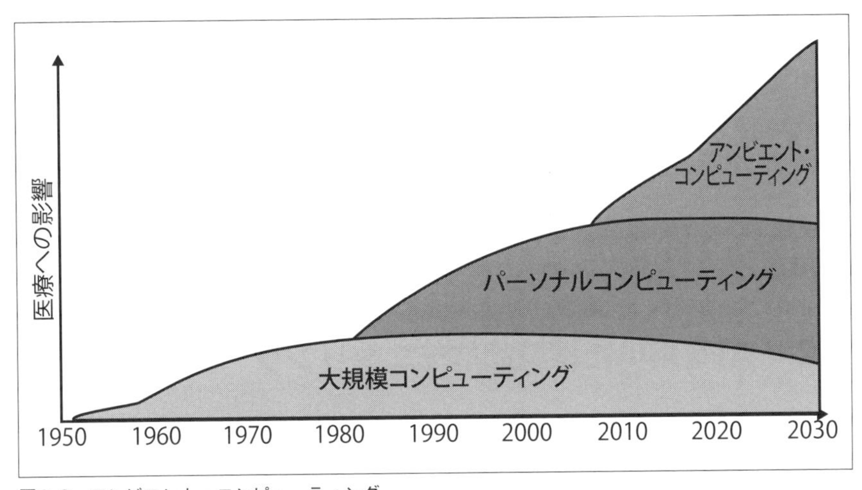

図3-3　アンビエント・コンピューティング

将来的には、プラットフォームが拡張され、家庭もケアを提供する場になるでしょう。服薬の追跡、予防的な行動ケアのためのモニタリング、先制的な病気の発見など、個別化されたヘルスケア・ジャーニーはそこかしこに繰り広げられるようになるでしょうし、また人々もそのようになることを期待しているでしょう。このような“旅（ジャーニー）”を実現するには、人間中心のAIを用いたプラットフォームでのアプローチが必要です。この包括的なプラットフォームは、広範で目に見えない、コンテクスチュアル・コンピューティング（contextual computing）によって実現されます。このプラットフォームを構成するサービス、API、アプリは、シームレスな患者のヘルスケアジャーニーを提供しながら、先制的な疾病管理と予防を実現していきます。

このようなプラットフォームには、AIがデータの性質を理解し、突発的な事象の発生に向けて潜在的に進行しつつある状況を取り巻いているノイズから信号を分離したり、緊急治療が必要になる前に病気の患者を特定できるように、大量のデータが必要になります。このプラットフォームに燃料として供給されるデータは、3つの領域から発生します。

2018年のTEDのトーク（https://oreil.ly/RtC9A）で、ディナ・カタビ（Dina Katabi）は無線技術を使い、自宅にいる慢性疾患の患者を観察するモニタリングデバイスについて話をしました。これらのモニタリングデバイスは、AIを注入したインテリジェントなエッジコンピューティング・オブジェクトであり、慢性閉塞性肺疾患、うつ病、アルツハイマー病、または睡眠障害などの多くの病状を検出できます。高齢者の転倒や、健康状態の低下を示す信号を検知するセンサーや無線技術は、すでに利用可能なソリューションです。これらのソリューションを導入して、患者は入院やその他の悪い結果を招くような突発的な事象を回避できることが期待されます。AIと機械学習は、これらの監視装置をインテリジェントなものとし、パターンや振る舞いの学習を通して、行動を促したり、決められた時間に薬を飲むよう促したりするなど、行動に影響を与える多くの機会を提供できるようになります。

3.2 AIを用いた継続的なモニタリング

AIができることは、病気を発症するリスクのある人を予測することだけではありません。AIは、疾患が進行している患者にとって最適な治療法を決定するためにも利用できます。例えば、スタートアップ企業が慢性腎臓病（CKD：Chronic Kidney Disease）患者の治療アルゴリズムへAIを組み込むことに注力しています。患者は、さまざまな原因によってCKDを発症します。糖尿病や高血圧でCKDになることもありますし、腎臓の内因性障害によってCKDになることもあります。

CKDの患者は、通常、時間の経過とともに腎臓の機能が悪化していきます。そのため、血液透析などの何らかの処置が必要になります。血液透析とは、血液を体外に取り出してろ過し、再び体内に戻す方法です（つまり、腎臓の機能を体外で人工的に行っているのです）。血液透析は時間がかかる作業です。典型的なスケジュールでは、週に3回、透析センターへ通い、数時間座って血液をろ過します。血液透析を長時間行うこと自体にリスクが伴います。リスクや合併症には、感染症、電解質異常、過剰透析（患者に戻す血液量が十分でなく、その結果、血圧が低下すること）などがあります。

かつては、血液透析が不可能になった場合には、腎移植のみが唯一の手段であると判断されていました。しかし、最近のエビデンスに基づいた医療により、透析に進む段階になる前、CKDの初期段階において腎移植をするように治療法が変化しています。患者は、早期の移植によって予後が良くなり、生活の質も向上することが証明されており、全体として医療制度への負担も少なくなっています。

3.2.1 継続的なモニタリング

では、ここでAIはどのように活用されているのでしょうか。それは、数え切れないほどの個々の患者の価値観/データと患者の変数（年齢、相対的な健康状態など）をふるいにかけて学習し、最高の結果を得るべく、早期移植の恩恵を受けるのは誰かを判断するために使われているのです。AIは、継続的に生成される大量の医療データの解釈とその実行可能性を高めることができます。腎臓専門医は、患者に関する固有知識と自身の経験を頼りに、腎移植手術の最適な時期を判断しています。患者の命を救うべく非常に重要な決断を下す医療従事者のために、AIの能力を使ってその判断を支援するのです。AIは、バイタルサインの安定性、生活の質、腎機能、腎機能低下を支える薬物、その他の病状、腎機能低下に関連する過去の合併症の履歴などの変数を継続的にモニタリングし、移植の最適な時期を決定するのに役立ちます。しかし、早期腎移植の優位性が広く認められているにもかかわらず、CKDの進行の過程で腎移植を行うべき正確な時期に関するガイドラインは存在しません。早すぎる腎移植は、本来の腎機能を低下させ、ドナーやレシピエントを移植に伴う手術や免疫抑制のリスクに早々にさらすことになりかねません。一方、早期に腎機能を取り戻すことで、進行中の腎疾患や透析に伴う循環器系の悪化を遅らせ、早期移植によりCKDに関連する心血管系の罹患や死亡を予防できる可能性があります[†8]。AIで多数のデータ変数を評価することは、移植の最適な時期を決定する上で大きな影響を与える可能性があり、医師の治療をサポートする素晴らしいツールになり得えます。先の例で示したように、AIによって強化された継続的なモニタリングは、患者が最善かつ健康的な生活を送るための新たな機会を提供します。AIとモニタリングの組み合わせによって、人の健康状態をリアルタイムでモニタリングし、患者が病状を進行させる前に生活習慣の修正を提案できるようになるでしょう。

私たちは健康スペクトル（health spectrum）は、ウェルネス[†9]あるいは健康な状態に始まり、年齢を重ねるにつれて、その間に検査や管理がなされていなければ、健康状態はしだいに悪化していくものと考えています。この構図がすべての人に当てはまるわけではありませんが、個人の生涯にわたる健康や病気の進行を説明するモデルとして一般的に受け入れられています。AIとIoTによる継続的なモニタリングにより病気の発症や悪化を防ぐことで、患者の健康状態の経過を変化させられる可能性が広がっています。

急速に拡大しつつある生体モニタリングとAIを併用することで、これまでの患者が発症してから医師が対応していくという現在の医療モデルのあり方に挑戦しています。つまり、現状は患者に重大な主訴がない場合、その患者は健康であると見なされ、介入や重要なカウンセリングは行われない可能性が高いということです。糖尿病など病気がわかっている場合は、医師はガイドラインや患者の状況に応じて糖尿病をコントロールすることになります。AIと組み合わせたモニタリングは、この医療モデルを変えます。もはや、患者がはたして健康スペクトルのどこにいるのか、大量の医療資源の消費や診療報酬請求が発生していなければ健康であると考えてよいのか、といったことに迷いつつ治療したり健康状態を維持したりすることに固執する必要はないのです。AIと継続的なモニタリングは病気を予防し、患者の健康状態に合わせて細かな修正を行い、これまで考えられなかったような方法で患者の健康を改善します。

簡単に言えば、AIで追跡することによって糖尿病の予防や発症をそもそも遅らせることが可能になるのです。糖尿病とわかっている患者の場合は、モニタリングとAIによって、モニタリング結果の継続的なフィードバックループに基づいた治療の微調整が可能になります。このように、病気を予防し、病気の進行を食い止めるための健

†8 Morgan E. Grams et al., "Trends in the Timing of Pre-emptive Kidney Transplantation" (https://oreil.ly/d8hP0), Journal of the American Society of Nephrology 22, no. 9 (2011): 1615-1620.

†9 ［監訳注］原文は「wellness」。肉体的な健康だけではなく、精神的なもの、生活全体トータルで健全な状態に維持・増進していこうという活動。

康管理の新しい手段を手に入れたのです。

3.2.2 ブザー、チャイム、鐘の音

筆者の友人で高名な循環器内科医（シウポ・ベッカー）は、ある病院の集中治療室(ICU)で、検証を行いました。彼は、ICUにある多数のユニットのアラームに看護師が慣れてしまい、アラームに反応しなくなったことを経営陣に証明しようとしたのです。アラームは、人工呼吸器（患者が呼吸を続けられるようにするもの）、点滴、心電図モニター、血圧計、薬剤注入器、ベッド（特に自動回転式）、転倒モニターなどから出ます。また、人員が少ない場合、看護師はケアの必要度が高い患者たちの間を走り回っているかもしれません（もし、私たちが騒音の大きさを誇張していると思われるなら、参考になる話をしましょう。ベッカー博士が医学生を教育しているときに、患者をICUからステップダウン病床[†10]に移す準備をしていたら、その医学生が泣き出してしまったのです。騒音に圧倒され、何も考えられなくなったというのです。彼女の感覚に過負荷がかかっていたのです。自分の限界を知るのはいいことです。彼女はその後、外来での健康管理に力を入れるようになりました）。

循環器内科医の話に戻りましょう。ICUが騒がしい中、ベッカー博士の友人が患者の部屋に入り、すべての心臓モニターのケーブルを揺すってみました。もちろんすべての機器からアラームが鳴り響きます。しかし30分経っても反応した看護師はいませんでした。幸いにもその場には2人の医師がおり、患者には何の問題もありませんでした。看護師は、測定値を見て人為的な異常であることを見抜いていたかもしれません。ともかく、モニターが正確に報告しているかどうかを確認するのは、看護師の役割です。つまり、看護師は患者につながれているリード（モニターから患者に接続されるコード）がすべて機能していることを確認することが求められています。アラームが鳴ることに看護師が慣れてしまった理由の1つに、“アラーム疲労（Alarm fatigue）[†11]”があります。ある研究では、臨床的なアラームの72～99％は誤報であることがわかっています（https://oreil.ly/2RIgV）。医療において、アラームは関心をひく信号ですが、多くの場合において介入するほどの緊急性や重要性はないと判断されます。

「アラーム疲労」は実在する話です。AIとIoTデバイスに関する大きな懸念は、デー

†10 ［監訳注］ステップダウン病床とはICUと一般病床との中間的な病床で、切迫した危機状態ではないが、見守りが必要な患者を管理する場として配置されている。

†11 ［監訳注］アラーム疲労（Alarm fatigue）は、医療従事者が医療機器やモニターなどから絶え間なくアラーム（警告）が出続けている状態に慣れてしまって、アラームを無視したり鈍感になる傾向を指している。

タが多すぎること、アラームが多すぎること、医師の意思決定に対してシステムやITが過干渉になりすぎることが挙げられます。私たちは、オオカミ少年とならない機械学習モデルを構築し煩わしさのないAIを作ることができるはずです。ICUや病院で発生したアラームが重要なものであり、評価すべき対象であることを看護師や医師に知らせるために、AIを使うことができます。もちろん、これはITソリューションに丸投げするのではなく、人間中心の設計をしていかなければなりません。

3.2.3 健康連続体（Health Continuum）

これまで健康や病気の一連のプロセスについて簡単に触れてきましたが、IoTやAIと組み合わせる前に、この一連のプロセスたる健康連続体（health continuum）が何を表しているのかを掘り下げて見ていきましょう。健康連続体のパラダイムは、年齢とともに病気が発症し、進行していく平均的な姿をグラフィックモデルで表現したものです。

図3-4に「健康連続体」が提示されています。この右端が健康な人、左端に向かって行くほど年をとって病気を発症し、やがて亡くなっていきます。もし医療の介入がなければ、この連続体に沿って人は人生を歩んでいくと仮定されています。しかし、実際には、このモデルには2つの矛盾があります。第一に、多くの先天的な要素や、出生に関連するその他の条件によって、病気がある状態から始まることがあります。そのような場合、その人は連続体の左端に位置し、当初から健康度や疾病度が低下している段階となります。第二に、すべての人がこのような理論に沿ったかたちで健康上の経過をたどるわけではありません。現実的には、右側の健康が優良な領域に属する人の多くが、その間の段階を経ずに健康不良や病気の領域に「ジャンプ」してしまう可能性があります。例えば、10代の若者が健康でとても活動的であったのに、その数日から数週間後に1型糖尿病と診断されてしまうことがあります。同様に、健康でとても忙しくしていた人が外傷を受けたあと、一足飛びに左端の病気の領域に「ジャンプ」してしまうかもしれません。

この健康連続体のモデルがすべての人に適用できないとしたら、一体どんなメリットがあるというのでしょうか。医療業界では、このモデルを用いて個人の健康状態の初期段階から介入することで、病気を予防したり、健康状態を悪化させることなく現在のステージに長くとどまるように管理できる、というのが標準的な説明になっています。連続体の中で現在の健康状態を維持し、病気の進行を防ぐことは、費用対効果があります。

また、個人によっては、健康連続体におけるステージを改善することさえありま

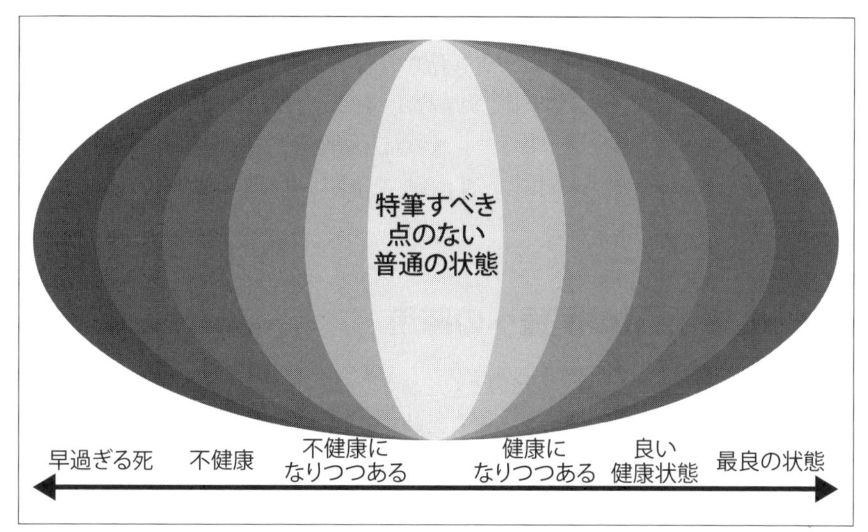

図3-4　健康連続体モデル

す。例えば、BMIが35であり2型糖尿病に高血圧、高コレステロール血症も患っている50歳女性は、薬物療法で管理することで、現在のステージを安定した状態で保つことができるかもしれません。これは典型的な病態の組み合わせです。もしこの女性が運動、減量、治療法を守って改善に努めたならば、食事、運動、減量だけで2型糖尿病を完全にコントロールできる可能性があります。この女性の健康と幸福度が改善され、さらに薬をやめたり減らしたりすることで費用を削減できることを想像してみてください。このケースでは、医療上の節約は、医師や専門家の受診、状態をモニターするための検査やスクリーニングの必要性の減少といった形で反映されるでしょう。また、薬を中止したり、数を減らしたりすることでも医療費を抑えることができます（糖尿病治療薬は、米国における医薬品関連支出の上位3つに入っている）し、疾患のさらなる進行を回避したことでコストが削減できる可能性もあるでしょう。複数の疾患を長期にわたって最適にコントロールしても、疾患スペクトラムの進行は起こると考えられています。健康連続体の中で、慢性疾患を抱えている状態から健康状態を改善していくことはより大きなコスト削減につながっていきます。そのうえで、得られる幸福感や行動健康資産を加味すると、健康連続体モデルへのAIの適用を推進し、理解することの利点が見えてくるはずです。

とはいえ、AI技術と結びついたコネクテッド・デバイスからのアラートで、本当に患者の行動を変えることができるのでしょうか？ 最近の臨床文献レビュー（https://oreil.ly/uHqF3）では、公表された51件の研究結果をまとめた結果、それが可能であることを示しています。このレビューでは、リマインダーやアラートが医療における自己説明責任とアドヒアランスの向上を促進する、つまりAIが患者が治療方針を遵守するのを着実に支援し、再入院率を下げ、医療費の削減につなげる可能性があると示唆しています。

3.3 IoTとAIの医療への応用

IoTが登場する以前は、患者と医師とのやりとりの方法は、直接の受診、遠隔医療、ポータルやメールでのやりとり、そして医師に電話をかけなおしてもらうために病院職員にメッセージを残すなどの方法に限られていました。IoT対応デバイスの登場により、医療分野での遠隔モニタリングが可能になりました。ほぼすべての大規模な保険会社では、会員（被保険者）が受けている治療を確認するために症例管理部門（case management arm）があり、そこでは看護師と医師が雇用されています。技術の進歩に伴い、症例管理部門は、慢性疾患を持つ加入者の健康状態を監視するために、コネクテッド・デバイスを採用する機会が増えました。例えば、うっ血性心不全（CHF）プログラムでは、医師がノートパッドや通信可能な体重計で加入者の体重や症状を追跡し、症例管理に補足情報を送り、体重増加などの異常が発生したらアラートを発生させるようにすることが日常的に行われています。アラートを出すタイミングはAIが判断し、会員や患者が医師に電話するべきか、あるいは症例管理部門の医師が会員に電話するべきか、会員が救急救命室に行くべきかなど、最適な次の行動を促すために使用されています。IoT機器による計測と追跡情報はAIで分析されることによって、データの即時の評価が可能になり、時間の経過とともに発症しうる病気を診断・特定したり、将来的に起こりうる事象を予防したりすることができます。

3.3.1 IoTとAI

IoTに関する事例をもう1つ紹介します。保険会社がリスクのある妊婦をモニタリングするために血圧計を手配する事例です。妊娠高血圧症候群は妊娠者の約7％に発症し、そのうちの4〜20％の新生児が新生児集中治療室（NICU）に収容されると言われています。このような「リスクのある」母親をモニタリングすることは、妊娠高血圧症候群やその関連疾患である子癇前症や子癇などの妊娠に関連する合併症に伴う医療費の増加を抑制することにつながるため、保険会社のインセンティブとなっています。ユナイテッド・ヘルスケアという保険会社において妊産婦の潜在的なリスクの管理に取り組んでいるチームからの報告では、これらのコネクテッド・ケアモニタリングプログラムにおいて、約80～90％の人がデバイスの使用を継続しているとのことです（この本の執筆時点では、最終的な研究結果を入手できてはいません）。母体の血圧や異常は担当医師に伝えられ、医師が介入して状態（妊娠高血圧症候群）を管理できるようにして、この病気に関連する合併症を予防することが可能になります。レポートによると、最も成功しているデジタル戦略はすべてウェルネスやフィットネス、医療に関連しています。母胎の健康に焦点を当てたものではありませんが、英国からの報告（https://oreil.ly/Wahkq）では、慢性閉塞性肺疾患における治療アドヒアランスがコネクテッド・テクノロジーの使用により94％増加したことが示されています。

現在、このプロジェクトでは、IoTデバイスが生成したデータを人間がモニタリングしています。このモデルでは、医師が最終的に診断を行い、治療方針を指示します。今後、このようなIoTモニタリングが継続されれば、IoTデータはAIによって分析されるようになります。そしてAIが妊娠高血圧症候群、子癇前症、子癇の発症を診断・予測するようになるので、AIによる支援を得ながら、医師はタイムリーにベストプラクティスな治療や疾病予防のための介入を行えるようになるのです。さらに、リスクのある集団だけでなく、すべての妊娠中の女性をモニターできます。IoTで生成されたデータをAIが取得し、データのどの要素や傾向が将来の高血圧関連疾患の発症リスクを示しているかを特定できるように学習し、妊娠中の女性集団全体に対して疾患予防のための介入を提供できるようになるのです。従来の臨床上の厳密性に従って評価するならば、広範なモニタリングによるこの集団への利益が、偽陽性の所見や不必要な介入などによる潜在的なリスクを上回るのかを評価していかなければなりません。そして、この疑問と実現可能性については、未だ解決されていないので、これから取り組まなければなりません。

コネクテッド・デバイス[†12]を用いたモニタリングによる単純な介入の重要性を真に理解するためには、妊産婦の健康に関する事情についてもう少し理解する必要があります。米国では、2000年から2014年の間に妊産婦の死亡が26.6％増加しました。同様に、妊娠中の高血圧性症候群は、出産のための入院1万件当たり、1993年の529件

†12 ［監訳注］「コネクテッド・デバイス（connected device）」は直訳すると「接続された機器」であるが、この本では、ネットワークに接続する能力があり、リアルタイムにデータを取得できる能力を有する機器を指すのに使われている。車の世界でも「コネクテッド・カー」というコンセプトが提唱されるようになっている。それに倣って「コネクテッド・デバイス」と訳した。

から2014年には912件にまで増加しています[†13]。また、HCUP（Healthcare Cost and Utilization Project）は、2012年の米国における母親の妊娠高血圧症候群/子癇前症/子癇の管理に関連する短期コストは64億ドルであったと推定しています。さらに母親の妊娠高血圧症候群の合併症である早産に関連する新生児にかかったコストは年間262億ドルとされています。妊娠高血圧症候群とその関連疾患自体は母体と胎児の健康の悪化や医療費の高騰を引き起こす直接の原因ではありませんが、重要な寄与因子となっています。

推奨されている出生前ケアを定期的に受けている母親達は、自分には何も問題はないと考えるかもしれません。しかし、推定によれば最大で3分の1の女性が妊娠高血圧症候群の診断を見逃されていることが示唆されています。妊婦後期には、毎週医療機関の診察を受け、血圧やその他のバイタルデータが取得されます。計測情報の収集は診療所で行われます。ですが、診療所での測定は、女性の現実のストレスや状況を反映したものではありません。血圧は、安静、体位変換（立位から座位へ、座位から臥位へ）、ストレスの減少で低下します。診察のために呼び戻されるのを待つ間に15〜20分以上安静にして座っていたあとに血圧が測定されることがあります。このような状況では、血圧の測定値が低めに出たり、（実際に高血圧だったとしても）正常のように見えたりしてしまうことがあります。

IoTの登場により、こうしたリスクのある患者を実際の生活環境下にリアルタイムでモニタリングし、適時に介入・治療が行えるようになりました。AIはこのプロセスを継続的に分析し、ベストプラクティスなケアあるいは管理上における最適な次の処置を提示することで、母体・胎児の合併症を予防し、病態をコントロールすることを支援します。それによって帝王切開や入院などハイリスクで高額な治療を必要とする合併症を発症しないように、疾患のステージを維持することができるようになるでしょう。また、妊娠高血圧症候群による早産や乳児のNICUへの収容を回避することによってコスト削減や乳児の健康増進につながります。

医療の観点からは、IoTとAIによって実現されるリアルタイムなモニタリングと管理によって、患者の安全と健康が保たれるようになると言えます。AIによるソリューションは、医療従事者が適時かつ最適なケアを提供し、患者と医療の関わりを高め、入院を減らし、入院期間を短縮し、再入院や救急外来の利用を減少させることができます。血圧の測定値をAIで分析し、医療従事者と連携させるという簡易な介入で

† 13 Centers for Disease Control and Prevention, “Data on Selected Pregnancy Complications in the United States”(https://oreil.ly/eRtGy), page last reviewed February 28, 2019.

あっても、医療システムにおいて大幅なコスト削減を伴う個別化された医療ソリューションが実現します。

同様なアプローチを人生におけるさまざまな時期・さまざまな人々に適用することで、多くの人に健康をもたらすことができるでしょう。例えば、フィットネスバンド、血圧計、心拍計、血糖値測定器などのデバイスは、患者個人に最適化された洞察を与え、医療従事者や医療支援チームがほぼリアルタイムで管理することができます。先ほどの中年の糖尿病患者のケースでは、彼女が健康連続体の中でより健康な方へと向かっていったことについて言及しました。私たちは、コネクテッド・デバイスを通じて、患者の状態を常に把握し、関与し続けることができます。もし彼女の体重が戻りはじめ、活動量が減少し、血糖値の測定値が日々上昇しつつあることを示すデータがあれば、AIは次にとるべき最適なアクションを提案します。保険会社を通じて医師や医療支援チームに通知し、患者の状況を把握してケアを細かく調整するよう勧告するなどして、個々の状況に対してリアルタイムで直接対処します。

同様に、健康な患者にもIoTとAIを適用することで、健康連続体における健康な状態のステージを維持できます。異常な結果が出たらデバイスが患者、医療従事者、保険会社の医療サポート部隊にアラームや通知を発出するように設定してもよいでしょう。このように、個人のニーズ/懸念に基づいて必要に応じて介入することで、容態が悪化する前に対処できます。例えば、健康な患者において、血圧上昇の傾向が続いた場合、その患者に連絡を取って、高血圧が進行している可能性があるかを判断できます。実際の疾患（高血圧）が発症する前に、データポイントを蓄積し、最適な治療経路を評価し、反応をモニタリングすることによって、AIを使ってアウトカムを最適化できる可能性があります。

高齢者向けには、より長く自立した環境で健康的な生活を送るために、IoTやAIが活用されています。転倒リスクなど、自宅での健康状態や安全リスクを継続的に把握することで、健康状態の乱れや変化を把握し、家族や医療従事者、ケアマネジメントのチームなどにアラートを通知できるのです。このようなAIと組み合わせたモニタリングを軸としたパイロット製品がいくつか開発されており、初期の検証段階では、自宅での健康管理に成功したことが報告されています。さらに、異常が見つかったりアラームが鳴ったりすると、在宅ケアを担当する医療従事者が自宅の環境に派遣され、患者（被保険者）の評価とケアマネジメント上の調整をします。テクノロジーが医師と手を携えて稼働することで、従来にないかたちの医療を提供できるのです。

ここまで、AIやIoTによる健康増進のためのモニタリングについて、患者個人、医療従事者、保険者それぞれの視点から見てきました。また、AIやモニタリングが健康を向上させる分野として、病院での患者の自律的なモニタリングが挙げられます。

入院には危険がつきものです。入院中には、医薬品の有害反応のリスクが5.5％、感染症のリスクが18％、潰瘍にかかるリスクが3％あります。転倒や怪我、医原性有害事象（病院や医療に関連して発生する危害や健康被害）のリスクは除きます。入院期間が長ければ長いほど、有害事象を経験するリスクは高くなります[†14]。患者の10人に1人は有害事象を経験すると言われています。これらの事象のうち44％は予防可能であると考えられています。また、そのうち7.4％は死亡に至っています。

企業は今日、AIを組み合わせたコネクテッド・モニタリングを利用しています。AIは、膨大なリアルタイムデータを用いて行動を予測・推論し、転倒・怪我の防止、感染症の検出・予防、手順や治療プロセスの不備などの評価を行い、最終的には患者の安全性を高め、入院に伴う死亡事故をなくすことを目的としています[†15]。

個々の医師、保険会社、病院システム、そして何よりも患者個人にとって、AIの進化とコネクテッドデバイスやモニタリングの組み合わせは、医療の未来をどう描くかという大きなパラダイムシフトにつながっています。もはや私たちは“患者がいる場所”だけで最善を尽くすだけでなく、受動的な医療システムから脱却し、個々の患者に焦点を絞り、個別化されたかたちで積極的に介入していく医療モデルを実現・実行する能力を手にしつつあります。

3.3.2 健康の決定要因とビッグデータ

健康に影響を与える、あるいは健康状態を決定する要因（health determinants）は、お互いが複雑に関係し合っています。医療、遺伝、行動、社会経済的状況、身体的影響、環境など、すべて重要な役割を担っています。1つ以上の健康の決定要因が個人の健康状態に及ぼす影響の度合いや、どの決定要因が互いに影響し合っているかについて解明することは困難であり、さらなる研究や調査が必要です。**図3-5**では、いくつかの健康の決定要因について提示しています。AIは、毎日毎年押し寄せてくる膨大なデータの飽和状態の中から、知見を得る機会を与えてくれます。

3つの領域に存在する無数のデータソースから時間をかけて集積されたデータは、定性的なものと定量的なものが入り混じった、いわばビックデータと呼ばれるもので

---

†14 Katharina Hauck and Xueyan Zhao, “How dangerous is a day in hospital? A model of adverse events and length of stay for medical inpatients”(https://oreil.ly/dQg5R), Medical Care 49, no. 12 (2011): 1068-1075.

†15 Cathy Russey, “Google and Care AI Team Up for Autonomous Monitoring of Healthcare Facilities Using AI”(https://oreil.ly/VOEVB), Wearable Technologies, November 25, 2019.

す。人々をより健康にするには、このデータの津波から知見を得ることが必要です。

健康の多くの決定要因ではなく、単に医学的な検査結果のみに注目するだけでは、個人にとって最適な健康状態にたどり着く能力を制限してしまいます。パターンを把握し、因果関係のある経路を見つけ出し、どの決定要因が互いに影響し合い、健康上のアウトカムに影響を及ぼすかを理解するためには、AIを用いるほかありません。

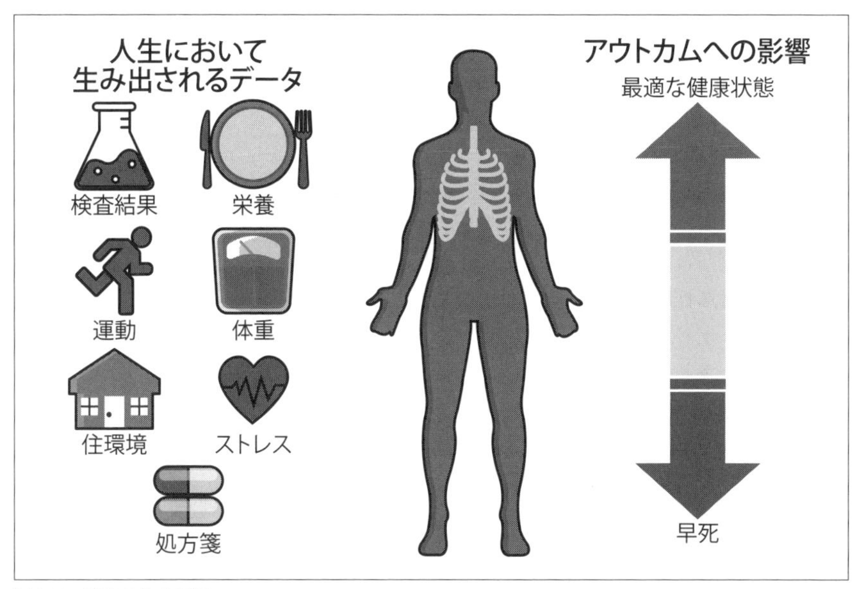

図3-5 健康の決定要因

3.4 まとめ

私たちは今、医療とテクノロジーが融合し合う転換点にいます。この融合の初期段階の兆候としてAIを導入したIoTが登場しました。人類のすべてでないにしても、多くの人が触れるIoTとインテリジェント・デバイスによって数十億のデータソースからコンテキスト的に意味のある情報を抽出することを可能にし、エラーの防止や、“病気行きの電車”に向かいつつある人たちを特定することができるようになります。患者の健康と幸せを促進するために戦う医療従事者を支援するツールがあれば、患者にとって最善の治療法を見つけられるようになるという希望があります。IoTはスマートフォンやモバイル端末だけでなく、センサーや空調システム、発電機などのシンプルなシステムにも組み込まれるようになるでしょう。

AIは私たちの家庭や、遊び場、職場、そして世界でますます具体化されて広がってきています。今日、医療従事者と患者は、実際に病気になる前に予測が行われる時代に生きています。スマートな“モノ”の存在感が増すことで、医療には膨大な機会が生まれます。5億年前のカンブリア爆発のように、機械知能、AIと融合したデバイスのカンブリア紀が到来し、医療にとてつもない変革の機会がもたらされます。人間の世界はより多くの機器で溢れたものになるでしょう。物理的な“モノ”の世界は、よりスマートになっています。システム、処理、アプリケーションの環境はますます家庭の中に浸透し、家電製品、センサー、ウェアラブル機器、医療機器などと、よりインテリジェントに連携できるようになります。AIで強化された3つの世界は、より良い健康状態に向けて先制的な非侵襲的モニタリングを実現するまたとない機会を創出します。本章では、新しいコンピューティングパラダイムと、それがもたらすリアルタイムの追跡、継続的なモニタリング、精緻な個別化に基づいた医療の改善を通して医療のアクセス性、効率性、有用性を高めたことについて説明しました。新しいコンピューティングパラダイムと、人、モノ、アプリの世界の融合が進むことで、個別化医療への処方箋が実現し、人々がより健康的な生活を送れるようになるのです。

インターネットは、あらゆる産業を形成する重要な汎用技術（GPT）であり続けています。このインフラの上にサービス、アプリケーション、ウェブが存在し、膨大な情報へのアクセスを可能にしているのです。ライドシェアからストリーミングサービス、コマースプラットフォーム、ソーシャルプラットフォームに至るまでのさまざまなサービスやアプリケーションは、インターネットの力を何倍にも増幅させます。医療分野の関係者は、AIがインターネット同様にGPTであることを理解すべきです。インターネットのキラーアプリであるAmazonが登場し、デジタルコマースプラットフォームの力を示し、小売業界を永遠に変えてしまいました。ウェブ検索エンジンにより、一般に公開されている文書のテキストを検索できるようになりました。

個別化された医療への処方箋は、私たちにこれまでとは異なる考え方をすることを要求しており、AIはその機会を与えてくれます。AI自体はキラーアプリではなく、GPTであり、ビルディングブロックであり、エンジンであり、医療プラットフォーム、サービス、またはキラーアプリの作成を可能にするものです。医療の変革は、究極の個別化、疾病の発症予測、メンタルヘルス、遠隔医療、精密医療などに焦点を当てたAIサービスやアプリケーションによって実現します。AIを組み込んだキラーアプリ、サービス、プラットフォームの登場は、医療に関する考え方や使い方を根本的に変え、AIの転換点となるでしょう。

私たちの将来の世界では、包帯や体温計などの薬箱から病態を検出するIoT医療機器に移行し、遠隔医療と組み合わせて、あたかも患者のそばにいるかのように医師に洞察を提供するようになるでしょう。コンピュータの能力は指数関数的に成長しています。医療と健康を同じ軌道に乗せていきましょう。次章では、これをさらに推し進め、医療のデジタル化についてさらに掘り下げていきます。

4章
デジタルトランスフォーメーション（DX）とAI

医療のオートメーション化は、関係者が患者の治療に集中し、アウトカムを改善し、医療システムをすべての人のために機能させることを通して医療のデジタルトランスフォーメーション（ヘルスケアDX〔Digital Transformation〕）において重要な役割を果たします。複雑な医療のプロセスとシステムが、DXを困難にしています。私たちは、「医療のオートメーション化」を「テクノロジーや機械を使って業務を行うことで、人々が患者の治療や人々の健康に集中できるようにすること」と定義しています。デジタル化とは、非デジタルデータ（ファックスや音声など）をデジタルデータに変換することであり、これによってテクノロジーや機械が自動化を促進する機会を得ることができるものと定義しています。例のパンデミックは、資源が限られている中で、AIやその他のテクノロジーが効率性の向上と医療サービスへのアクセスを改善できたことを通して、医療をオートメーション化することの価値を示しました。私たちは、ヘルスケアDXとは、医療のオートメーション化とデジタル化の両方を包含するものと定義しています。これは、医療業務への新しいテクノロジーの導入からデジタル化の拡大や新しいビジネスモデルに至るまでのあらゆるものを包含する広い用語です。また、新しいウェブサイトや新しいモバイルアプリの立ち上げなど、ささやかな活動を指す場合もあります。

テクノロジーが与える影響を最適化し、データへのアクセスを改善しながら、組織のワークフローとプロセスの全体的な改善をすることが、ヘルスケアDXの目標であるべきです。オートメーションに寄与するテクノロジーを組織内連携ができていないところに導入することは前向きな一歩かもしれませんが、それよりも冗長なアプリケーションを削減したり、プロセスの非効率性を解消したりする方が、はるかに大きな効果を生むことが多いのです。ヘルスケアDXには、患者、医師、およびすべての関係者が自分自身で活用できる情報技術の向上が必要です。情報やデータに容易にアクセスできるようにするデジタルツールの導入を目標にすべきです。いくつかの調査では、変革に成功している企業は、他の企業よりも多くのテクノロジーを導入していることが示唆されています[†1]。汎用技術（GPT）としてのAIが、ヘルスケアDXを実現する重要な技術となると思われます。

医療のオートメーションとデジタル化を進め改善するということは、具体的にはAI、機械学習、自然言語処理、画像認識を使って医療をより良くしようとする取り組みとなります。医師が診療録を記載する時間を短縮したり、患者と医師の対話を効率化したり、患者が医師と患者の対話の要点を思い出せるようにしたりするAIソリューションが存在します。これらは、日常的な道具をデジタル面でアップグレードした例と言えるでしょう。AIは、診療文書の自動的な記述を可能にします。患者が医師に送る音声メッセージの処理も自動化され、医師が患者のために迅速に対応できるようになります。

既存の大手ヘルスケア企業は、テクノロジー企業から多くの支援を受けながら、AI化への道を切り開くことになるでしょう。多くのテクノロジー企業、スタートアップ企業、ヘルスケア企業が、医療コストの削減、エクスペリエンスの向上、より優れた診断ツールの提供、システム間の相互運用性のハードルの低減を目指して、しのぎを削っているのです。ヘルスケアDXを成功させるには、新しいテクノロジーを導入したり、AIを導入したりすることがすべてではありません。しかし、デジタル化とAIは連動しており、AIの価値を引き出さなければ、ヘルスケアDXの完全な価値を実現することはできないのです。

デジタル化とは何かという定義は、組織におけるAIの定義と同様に、依然として捉えどころのないものです。しかし、組織がヘルスケアDXを実現するためには、両者について共通の定義を持つ必要があります。過去数十年間の間、アナログからバイナリへ、紙からコンピュータ読み取り可能な形態へ、アナログレコードからCDへと移行するといったことがデジタル化であると誰しもが合意したでしょう。現在では、私たちはCDではなく、ストリーミングビデオを“デジタル”と捉えるようになりました。1990年代初頭には、チェスをするコンピュータをAIであると見なしていましたが、今では単なる計算タスクだと見なしています。かつてのデジタルとAIの狭い定義は、もう役に立ちません。AI時代に生まれた企業は、インターネット、モバイル、クラウドを、自社のプラットフォーム、システム、プロセスを下支えする“当たり前

†1 “Unlocking success in digital transformations”(https://oreil.ly/71oBf), McKinsey & Company (survey), October 29, 2018.

のもの”として捉えています。彼らは、あらためてデジタルやAIの意味について議論することはありません。なぜなら、この2つは連動しており、彼らの認識の中では自然に一体のものとして見なされているからです。

ヘルスケアDXは、**図4-1**に示すように、2つの目標を追求することで実現されます。医療のデジタル化は、医師の仕事の進め方を改善するもので、これが**人を中心としたデジタル化**です。コンピュータは環境に溶け込み、医師が使用するアプリケーションやシステムは、よりインテリジェントで、ストレスなく自然に使えるものであり、わかりやすいインタフェースを備えているべきです。これが**アプリケーション中心のデジタル化**です。

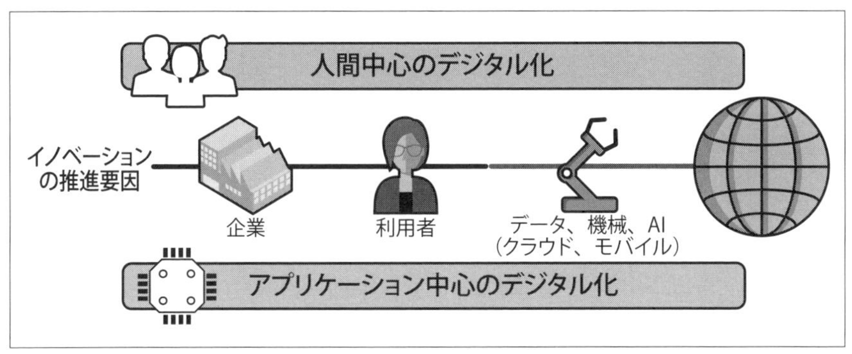

図4-1　人間中心とアプリケーション中心のDX

人間中心のデジタル化は、ペイシェント・ジャーニーに関わる関係者のエクスペリエンス、ワークフロー、成果に注目します。医師と患者にとっての究極的な目標は、精密医療、つまり個人の特定のニーズに合わせた医療です。医師が予防と早期診断に注力できるようになれば、患者の医療アウトカムも変わっていきます。患者は、保険や給付適用に関する最も基本的な質問にすぐに答えてもらえるようになります。人を中心としたデジタル化の一例として、病歴がモバイル機器に安全に保存され、皮膚科医がビデオチャットで肌の問題を確認し、処方箋が玄関先まで届けられるようになる、といったことが挙げられます。

ベッドでの動きや転倒を検知し、ケア提供者がすぐに対応できるように警告するためには、バックグラウンドで静かに待機し、画像認識や機械学習を用いて動きを検知するアプリケーションやシステムが必要となります。これがアプリケーション中心のデジタル化です。

人を中心としたデジタル化は、こういった変化や、新しく直感的な、人と機械の対話への消費者の期待を反映するものだと言えます。このことは、銀行の事例においても明らかです。世界中の誰とでも、いつでも、どこでも、お金をやりとりしたいという消費者の要望が、モバイルデジタル決済サービスを生みだしたのです。既存の銀行は、消費者のニーズと要求によって、モバイルバンキングやモバイル決済サービスに対応することを余儀なくされたために、これまでの銀行では利用できなかったであろうサービスを提供する新興企業のアプリを利用するようになったのです。医療についても、既存の企業が人とアプリケーションを中心としたデジタル化の機会を捉えない限り、同じことが起こる可能性が高いでしょう。

4.1 ヘルスケアDX

ヘルスケアDXとは、患者の治療、健康（health）やウェルネス（wellness）[†2]、診断、意思決定支援システム、病院・医療提供者のシステム、電子カルテ（EMR）システム、トリアージ、バックオフィス管理システム、在宅医療、急病診療所（urgent care）、救急医療（emergency room）、慢性疾患管理、メンタルヘルスなど幅広い領域に対応するものです。ヘルスケアDXとは、保険請求の承認、処方箋の適用承認、診察の実施など、リアルタイムで即座に結果を出すためにテクノロジーを活用することです。ヘルスケアDXとは、保険給付の決定、臨床検査結果の入手、処方、検査、手術の承認などの情報を簡単かつ即座に入手できるようにすることで、電話をしなくてもいいようにします。また、診察室や病院では、高度にインタラクティブな意思決定支援システムにより、誤診や医療ミスを大幅に減らせます。ヘルスケアDXとは、価格の透明性を確保し、患者が問い合わせや配達の時点でサービスの費用を知ることができるようにします。パンデミックの経験を経て、遠隔医療は患者と医師にとってより重要なものとなり、従来の対面診療はデジタル世界に移行してきています。ユースケースは無限にありますが、ヘルスケアDXの実現に向けた3つの道程を通して探ってみましょう。

個別の3つの道程（**図4-2**を参照）は、医療機関や組織が、有効性を高めて医療をより良く、より早く、よりアクセスしやすくするために追求されるべきものです。

---

†2 ［監訳注］健康（health）が身体的な意味で使われているのに対して、ウェルネス（wellness）は身体、感情、社会、精神、知性等において良好な状態にあるという、より包括的な概念を指している。

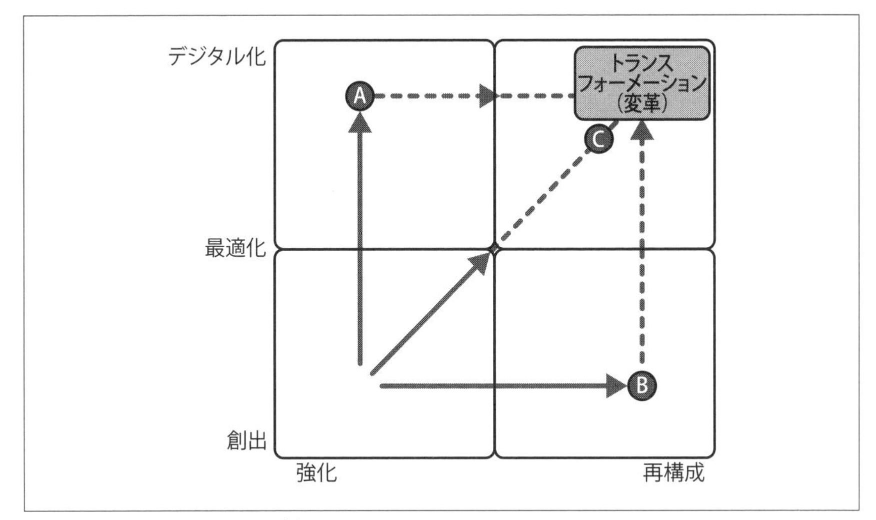

図4-2 ヘルスケアDXへ至る道程

この3つの道程すべてにおいて、AIのような、変革を促しかつゲームチェンジャー的なテクノロジーを採用する必要があります。AIは、これまで想像もつかなかったようなデジタルな能力を提供します。例えば、患者が服薬を徹底するように支援したり、音声で医療サービスを検索したり、患者の状態を評価してA病院とB病院のどちらに再入院した方が良いかを判断したり、あるいはどの医療機関で治療を受けた方が患者にとって最善の結果を得られるかを判断するために、AIを活用できます。また、ソーシャルメディア上の医療機関ランキングサイトの眉唾なコメントに惑わされることなく、経験則に基づいて、どの医療機関で治療を受ければ最も良い結果が得られるかを判断できます。ここに挙げたのはごく一部の能力にすぎませんが、これらをはじめとした多くの機能・サービスはAIなしには実現できません。

深層学習、機械学習、画像認識、自然言語処理などに適切なAI技術を適用できない組織は、最適なヘルスケアDXを実現できないでしょう。AIだけでは十分でないことも多々あります。例えば、他のデータベース技術の代わりにグラフデータベースなどの技術を使用することで、データ間の関係を可視化できるようになります。患者、医療提供者、医師の相互関係を見ることで、権限を与えられたユーザーなら誰でもペイシェント・ジャーニーを作成し、個々の患者と医療システムとのやりとりの経緯を見ることができるようになるのです。グラフやその他の技術については、ケリー・L・ホリー（Kerrie L. Holley）ほか著『State of Healthcare Technology』（O'Reilly）で説明されています。この電子書籍では、医療の最適化とヘルスケアDXを加速するために必要な医療テクノロジーについてまとめられています。

次に、ヘルスケアDXに向けた3つの道程について説明します。

4.1.1 道程A:デジタルオペレーションとプロセスの構築

道程Aは、顧客価値提案(customer value proposition)を実現するデジタル・オペレーションとプロセスを構築し、統合します。顧客には、患者である消費者、医師、病院、医療提供者、医療サービス企業など、医療におけるエコシステムの構成員が含まれます。この道程では、組織は既存のプロセスと、そのプロセスをサポートする古いシステムをデジタル化していくことに焦点を当てます。主に現在のオペレーションとプロセスを現状から将来のあるべき状態へ移行させることに重点を置いています。つまり、既存の製品、継続的な運用に使用されているシステム、またはレガシーシステムを対象とし、いかに最適化するか、オートメーションを進めるか、またはAIを適用するかということに焦点を当てるのです。これら3つの活動のいずれか、またはすべてを実施することで、デジタル化の進展に向けた道筋が改善されます。

医療のデジタル化は、いくつかのITアプリケーションやシステムの命運を握っています。例えば、電子カルテシステム(EMR)や電子健康記録(EHR)システムは、患者への医療行為をデジタル化した記録を提供します。電子化された患者の医療記録は、かつては最先端の技術でしたが、今はそうではありません。今日、電子カルテシステムに費やす時間のせいで、医師が患者と接する時間が減り、患者との関係に悪影響を及ぼしています。医療記録のデータを保存すること自体は臨床ツールとはいえず、また医療を提供するものでもありません。2018年にスタンフォード大医学部の委託で行われたハリスポール[†3]の調査(https://oreil.ly/iKWfl)では、電子健康記録のAI使用例として、疾病診断、疾病予防、集団健康管理といった事例の宝庫を見いだしました。この調査では、10人中9人の医師が電子健康記録システムは直感的で応答性の高いものを求めており、AIの導入が渇望されていました。

現在、医師は診療に関する記録をタイプしたりタブレット端末を使ったりして入力しています。医療従事者は、過去の診療記録やスキャンした文書など、患者のより完全な臨床像を把握できる有用なデータにアクセスするために、診療記録のさまざまなセクションをクリックしなければならないのです。医療費の請求に使用されるICD-10コードは、電子カルテ上でも診断名を特定するために使用されますが、その

†3 [訳注] ハリスポールはアメリカの市場調査及び分析を行う企業。

コード化された診断名が、その患者の真の臨床像を記述しているとは限りません。例えば、うっ血性心不全（CHF：congestive heart failure）のみのコードが選択されていた場合、医師は患者に心不全があることを把握できますが、心臓のどこで不全を起こしているかはわかりません。通常、拡張期心不全または収縮期心不全という用語を使って詳述されます。このような情報は、心不全の根本的な原因を特定するのにも役立ちます。これらはすべて重要な要素であり、常に1つのコードのみで表現できるわけではありません。

より直感的で応答性の高いシステムなら、かつての紙カルテで行っていたようなことを模倣できるでしょう。医師によって注釈がつけられた明確な記録はカルテに追加されて、そのまま他の医療従事者に引き継がれるか、または医療従事者がすぐに閲覧して患者の医学的な問題についてより明確なイメージを持つことができるようになるでしょう。診断と隠れた病態が明らかになれば、集団における疾病予防など、より大きな問題に取り組むことができるようになります。例えば、拡張期心不全の場合、医師は睡眠時無呼吸症候群や高血圧の素因を探し、それらの素因に対処していくことで心不全の発症を予防できます。診断コードの精度の向上はICD-10で取り組まれていますが、それだけで問題を完全に解決できるわけではありません。現在までの短期的な改善点としては、患者の診察時に深層学習と自然言語処理を用いて音声入力を認識し、医師の書記としてカルテに記載するといった実現性の高いAIエンジニアリングの取り組みが挙げられます。

レガシーシステムはシステムの可用性の低さに関する課題に取り組まなければなりません。そして、Googleの検索エンジンやAmazonのコマースサイト、Netflixのストリーミングビデオなど、大手テクノロジー企業のプラットフォームに見られるような信頼性と可用性を担保したデータを読み書きするシステムを実現できることはあり得ない、と考えるようなマインドセットはやめるべきです。歴史的に見ると、既存の企業は、顧客の目に見える機能に予算の大半を費やしますが、デジタル時代の企業はそのような選択はしません。デジタル時代の企業は、消費者の目に見える特徴や機能と同じように、性能と可用性を第一級の構成要素として扱います。

4.1.2 道程B：新たな機能の構築

道程Aは既存の製品、サービス、システム、および機能の改善に重点を置いていますが、道程Bは新しい機能を考え出し、展開することに重点をおいています。例えば、前述した臨床コーディングは、特定の患者の症例に関する情報をもとに、標準的な分類コードを割り当てるものです。心臓病や糖尿病などのコードは、医療情報学およびさまざまな研究に役立ち、さまざまな用途で活用されています。Amazonは、深層学習を使ってこの作業を自動化するための新しい製品AWS Comprehend（https://oreil.ly/1Vrqp）を開発しました。これは、新しい機能を構築する道程Bの典型的な例です。Amazonは今後、いくつか新機能を開発していったあとに、ECの分野からクラウドを使ったテクノロジー企業に変貌したときと同じように、間違いなく医療分野でも既存企業の競争相手となりうるでしょう。もし、臨床コーディング製品を持つ既存の企業が、AI（深層学習等）を使って製品を改良しようとしたなら、それは道程Aを追求すること、つまりAIを使って既存の製品を改良することになります。

この臨床コーディングの例[†4]はヘルスケアDXが意味するものの多様性を浮き彫りにしています。時間をかけて改善されるにつれて、臨床コーディングの自動化が進み、それによってヘルスケアDXも改善されます。つまり、臨床コーディングはさまざまな方法で自動化またはデジタル化され、コーディングに従事する人にとってますます作業の負担軽減につながるコーディング支援システムにつながっていきます。臨床コーディングシステムの中には自然言語処理を行うAIを採用することによって他よりも優れたデジタル化を実現しているものもあります。深層学習による自然言語処理を用いた臨床コーディングシステムは、深層学習を用いていない自然言語処理を用いたシステムよりも正確に処理します。コーディングシステムに深層学習による自然言語処理を適用することで、先に述べた心不全の例で提起された問題の解決にもつながるでしょう。このシナリオにアプローチする別の方法は、ソリューションについて「デジタル化されている」とか、「よりデジタル化が進んでいる」といった類のレッテルを貼るのではなく、古きものも新しきものもオートメーションの対象となり得るが故に、すべての課題に対してAIの活用を最大化すべく取り込むことです。

今時は、CDよりも動画配信の方がより最適なデジタル体験が得られるものであると捉えられるのと同様に、単なる自然言語処理ではなく、深層学習を用いた自然言語処理を臨床コーディングに使用することが、より最適なヘルスケアDXにつながると言えます。時間の経過とともに、深層学習を用いた自然言語処理は深層学習を用いていないものよりも精度が向上し、処理も速くなっていきます。これが、"AIを最大化する"ということです。今後、さらにAIの研究が進めば、深層学習以外の選択枝も必要になってくるかもしれません。

道程Bは、顧客が希望する最終的な状態と運用モデルを念頭において、新しい一連

†4 Thomas H. Davenport and Steven Miller, "The Future of Work Now—Medical Coding with AI"(https://oreil.ly/ES6Or), Forbes, January 3, 2020.

の機能を構築します。さまざまな技術（AI、IoT、グラフ、アンビエント、拡張現実など）を使って、新しい製品やサービスを生み出す方法を考えます。そして、さらに優れたエクスペリエンスと医療のアウトカムを定義することで、より充実した医療サービスの経験が得られるようにします。

4.1.3 道程C：ビジネスプロセスの変革

道程Cは、ビジネスプロセスを変革するものであり、企業の視点に立って、重複する処理を排除したり、新しいプロセスを考案したりする必要があります。この道程はハイリスク・ハイリターンです。道程Cにはムーンショット・プロジェクト、あるいはサフィ・バーコールが言うところのルーンショット（loonshots）（https://oreil.ly/iXPhW）、つまり、病気を治したり産業を変革したりできる、斬新で画期的なアイディアが含まれます。リアルタイム医療の実現は、患者治療に関わるすべての関係者間の相互運用性とデータ交換を妨げている技術的、構造的、文化的な隔たりを乗り越えないといけないので、ムーンショットのレベルのテーマとなります。道程Cは新規事業の買収、すなわち多角化の場合もあります。道程Cでは文化やシステム、ビジネスの変革に焦点を当てます。

4.1.4 ヘルスケアDXへの道程

図4-2は、ヘルスケアDXへの3つの道程を強調していますが、これらの道程はデジタル化の戦略ではありません。組織は、以下に述べる1つ以上の側面に対して取り組んでいくヘルスケアDXにかかる戦略を策定し、実現していかなければなりません。

- **ヘルスケアDXの実現**には、AIを活用することで変化をもたらしうる問題領域や弱点に焦点を当てた変革を実現するための戦略を策定することが求められます。
- **文化的な改革**とは、組織モデルや人材がヘルスケアDXの目標と一致し、孤立して管理されていたデータの解放に焦点を当てなければなりません。
- **技術の導入**について、AIやそれに付随する技術を、いつ、どのようにビジネス領域に適用するかを決定しなければなりません。
- **ビジネスプロセスの変革**とは、どのようなプロセスを再検討し、再構築する必要があるかを考えます。
- **ポートフォリオの多様化**は、DXを組織の壁を越えて広げる可能性を踏まえつつ、デジタル多様化について検討することを促します。

- **ビジネスモデルの革新**とは、組織の根底となる顧客価値提案や事業運営モデルを変更するかどうかを決定することです。

ヘルスケアDXのための単一の戦略は存在しません。デヴィッド・ロジャース(https://oreil.ly/nrZSv)はDXとは戦略的思考であって、より優れた技術スタックといった類いを指しているものではないと指摘しています。興味深いことに、同じことがAIにも言えます。つまり、デジタル化とAIを用いて組織が成功するかどうかは、企業がそれをどのように理解し、定義し、考えるかにかかっているのです。ある組織でうまくいったとしても、別の組織ではうまくいかないかもしれません。次節では、デジタル・ヘルスケアがどのようなものであるかを、事例やユースケースを通して探っていきます。

4.2 デジタル・ヘルスケア

一般的に、デジタル・ヘルスケアは技術を適用し、私たちの健康や生活を向上させるためにテクノロジーを通して獲得したデータを活用します。このテクノロジーには、患者に関連するデータを彼らの健康管理に取り入れるためのアプリ、ウェアラブル端末、遠隔またはアンビエントモニタリングデバイス、遠隔医療、健康関連の電子メール、電子健康記録†5などが含まれます。

それらのメリットは明らかです。例えば、ある患者が高血圧と診断された場合、医師や他のケア提供者は、患者がどのように血圧管理をしているのかを確認するために、リアルタイムまたは、ほぼリアルタイムでデータを取得するようになります。このシナリオでは、現在の医療モデルでは不可能な、患者のケアに対するより迅速かつ細かやな調整ができるようになります。通常、患者は、薬物療法や生活習慣の改善から治療を始めていき、数週間ごとに血圧のチェックを受けるために医師のもとを訪れることになります。**図4-3**では、血圧の測定、医師の診察、生活習慣の改善など、デジタル化された治療が継続的に行われることによる、デジタル化の効果を示しています。

†5 [監訳注] 監訳者はEMR(Electronic Medical Record)を電子カルテ、EHR(Electronic Health Record)を電子健康記録と使い分けており、前者は主に医療機関内で患者の健康情報を管理するシステム、所謂電子カルテが中心的であり、後者はさまざまな医療機関から患者の医療情報を集約・共有する仕組みを指すものとして使っているが、厳密に使い分けていない著書も多い。

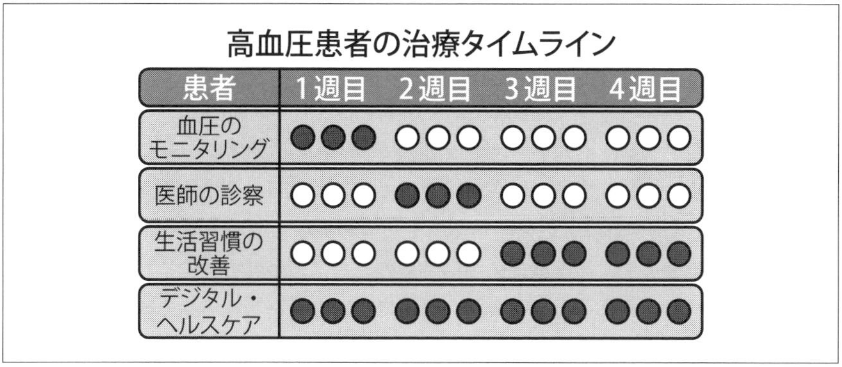

高血圧患者の治療タイムライン

患者	1週目	2週目	3週目	4週目
血圧のモニタリング	●●●	○○○	○○○	○○○
医師の診察	○○○	●●●	○○○	○○○
生活習慣の改善	○○○	○○○	●●●	●●●
デジタル・ヘルスケア	●●●	●●●	●●●	●●●

図4-3　高血圧患者の治療タイムライン

細かく調整されたケアを通して患者の治療の質が向上します。医師は、処方の効果があったのか、あるいはさらなる調整が必要なのかを判断できます。患者の血圧がコントロールできていない時間が短ければ短いほど、高血圧によるダメージから腎臓や他の重要な臓器をより安全に守れます。医師は、患者の状態を管理するツールや、より多くの情報を手に入れることで、医師の仕事をより快適かつ効率的にすることができます。

デジタルツールは、来院時の診察だけでは把握できない病状を検出することで、新たな問題を突き止めるのに役立ちます。先の例のように、デジタルツールは、ケアの効果をモニタリングし、慢性疾患の悪化を検出するのに役立ちます。前章で述べたように、医学的な問題を検出することで、医師はより迅速に介入し、直ちに治療を行うか、あるいは病気の発生を防げます。病気の症状をより良く管理できるようになり、患者の生活の質（QOL）も向上します。病気を放置したことで、患者が合併症に長く苦しむことも避けられます。高血圧の場合、腎臓や視力に悪影響を及ぼしたり、脳卒中のリスクを高めたりするなどの合併症があります。これらの合併症を回避することで、患者のQOLと寿命が向上します。また、これらの合併症の発症や対応にかかる医療費も回避できます。患者が重症になるほど病状の治療により多くの資源が必要になるため、医療費は高くなります。

さらに踏み込んで、医師と患者が薬物療法によって高血圧をしっかり管理し、血圧の数値も常に健康な範囲に収まっているとします。そうなれば、他にやるべきことは何もないのではないでしょうか。

4.2.1 デジタル・ヘルスケアに適用されるAI

AIによって個人の健康に対する主体性を高めることは、デジタル・ヘルスケアでのデジタル・モニタリングに役立ちます。デジタル・ヘルスケアには、デジタル保険証、予約のための電子チェックイン、デジタル/仮想診察などが含まれます。AIは、ケアに新たな次元を追加します。先の高血圧の例で言うと、AIは患者と医師に対して、体重を10kg程度減量すれば、投薬しなくても患者の血圧をコントロールできるであろうことを提言できます。診察室で医師は多くの要求に追われて多忙にしており、また予定より遅れてしまうことがあります。医師は患者を診察し、学生や研修医などを指導し、患者からのメールや電話に対応し、保険適用範囲に関する問題に対処し、請求に関する苦情に対応し、なおかつ不在の医師がいれば彼の分の仕事もこなしたりします。残念ながら、患者のケアは時として見落としてしまいやすいものです。AIを活用することで、医師事務作業をする必要から解放されたり効率化されたりすれば、その分患者のケアを改善できる可能性があります。その結果、医師が患者のケアに直接従事する時間が増え、1日を通して多くの患者の治療に関わる周辺的な事務を処理しなければならないというプレッシャーから来る疲労や過負荷が軽減されるのです。また、適時に実施すべきケアが誤って見落とされることがないようにAIをセーフティネットとして活用することもできるでしょう。

AIは医療現場でさまざまな役割を果たすことができます。AIは医師を補助し、高血圧の非薬物療法管理として、カウンセリングと減量のための健康・福祉プログラムへの登録を提案します。また、慢性疾患に対するベストプラクティスの管理に関するリマインダーを医師に提供するために、AIを活用できます。

高血圧の例では、薬物療法で血圧は良好にコントロールされていました。患者は健康的な減量に取り組み、定期的に有酸素運動をするようになります。その結果、血圧はコントロールされているだけでなく境界域の低血圧になっていることが、接続された機器から医師にタイムリーに情報提供されます。AIは、患者の生体情報デバイスやタブレットからの入力を両方取り込み、異常な低血圧を検出するのに使用されます。AIはこれらの情報を分析し、臨床データベースや高血圧管理ガイドラインを調査して、医師による介入を推奨する情報を作成します。

医師は、このパッケージ化されたわかりやすい情報を取り入れて、患者の薬の量をすぐに減らしていきます。時間の経過とともに、AIと密接に連携したモニタリングにより、患者はすべての薬物療法をやめることができます。患者が健康的な生活習慣を続ける限り、高血圧が改善された状態が続くことになります。

加齢とともに血管の弾力性が低下したり、遺伝的な要因が発現したりすることによって、再び薬物療法が必要になることもあります。血圧の上昇から、高血圧と確定診断され、一時的に高血圧が改善し、そして慢性高血圧に移行するに至るまでと、ライフサイクル全体にわたって、最適な健康状態をもたらす個別化医療を提供するためにAIとモニタリングデバイスが使われます。

ビッグテックと呼ばれる巨大なテクノロジー企業の多くは、医療業界に投資しています。買収や、スタートアップへの投資、自社製品の開発、AIの普及、あるいは認識能力を持つAIやクラウドサービスの一般向けへの提供などを通して、ビッグテックは医療を変えていくでしょう。次章では、ビックテックが医療に与える影響について一部を紹介していきます。

4.2.2 AI、デジタル化、ビッグテック企業

予想通り、テクノロジー企業はデジタル・ヘルスケアの時流に乗ってきました。Googleは、Google Wearでウェアラブル市場に参入し、2014年には健康プラットフォームFitを立ち上げました。さらに、GoogleはAIがデジタル・ヘルスケアに与える影響を認識しており、DeepMind社（Googleが2014年に買収）のユニットを含んだベンチャーを設立し、画像から眼の疾患を特定するAIなどの研究を進めています。Googleの親会社であるAlphabetにはVerilyというヘルスサイエンス部門があり、AIを使って精神的外傷の身体的なバイオマーカーを特定する“Aurora研究”などのエキサイティングなプロジェクトに取り組んでいます。Verilyは、この研究のために特別なウェアラブルデバイスも作っています。

AIが形作るデジタルソリューションの未来に投資する企業がある一方で、Appleは（未来の話ではなく）今使えるアプリケーションの開発に力を入れています。Apple Watchには、転倒の検知と心拍をモニターするセンサーが組み込まれ、ヘルスケア分野での利用が拡大しています。企業としての目標は、AppleのHealthKitなど、医療従事者向けの他のサービスも開発することです。Apple Watchは、患者と医療従事者を連携させて円滑なケアを受けるための頼りがいのあるデバイスになるでしょう。Amazonはヘルスケア市場とテクノロジーの利用方法を再構築する試みとして、他の企業と提携して独自のヘルスケア企業「Haven」を設立しました。

ビッグテック企業のヘルスケアに対する関心は、さまざまな理由で拡大しています。ヘルスケアは伝統的に不況に対して強く、高額な支出を期待できる分野ですし、また医療資源への需要の高まりに対してコストを抑える戦略や革新的な解決策が求められています。現在までのところ、市場は予防的な戦略に重点を置いているように見

えます。例えば、肥満と高血圧の相関関係を知り、高血圧を発症する前に過体重や肥満の患者を特定することは、予防戦略です。その他、AIやデジタル・ヘルスケアを用いた予防戦略は、糖尿病や高血圧などの慢性疾患に適用されつつあります。病気を予防する方が、病気を治療するよりもはるかに費用がかかりません。このトピックについては次の節でさらに掘り下げていきます。

大手テクノロジー企業の医療分野への浸透度は、既存のヘルスケア企業に比べて比較的に低いものです。そのため、医療機関などでの採用が進まない限り、医療業務やプロセスをよりインテリジェント化し、ヘルスケアDXを大きく推進する上で期待される影響力も低くなります。数々のビッグテック企業が提供するAIやコグニティブクラウドサービス[†6]を持つクラウドサービスはますます強力になっており、医療業務や診療プロセスをよりインテリジェント化する上で大きなプラス面を生み出しています。

4.3 予防と慢性疾患の管理

米国疾病対策予防センター（CDC）の報告（https://oreil.ly/9srml）によると、米国人の60％が少なくとも1つの慢性疾患を抱えており、これらの疾患が死亡や身体障害、医療費増加の主な原因となっているとのことです。しかし、CDCは体を動かし、食事を改善し、定期的に健康診断を受けるだけで、ほとんどの慢性疾患を予防できるとも述べています。入力シグナル（センサー、パッチ、ウェアラブルなど）と出力シグナル（心房細動、グルコースなど）によるリアルタイムのフィードバックループの助けを借りて、これらの目標をより良く達成することができます。インテリジェントな機器が健康に関するシグナルを理解し、私たちの意図と行動に関する洞察を提供します。**図4-4**は、受動的な入力から情報に基づいた行動に変えるという新たなシナリオを示しています。

今日、患者や消費者は、自身のデータにまつわるより多くのシグナルや情報を取り込む"モノ"と関わることが多くなっています。例えば、消費者は心房細動などの不整脈の発作をApple Watchからアラートで受け取ったとして、それが誤報なのか本物のシグナルなのか悩むかもしれません。これをきっかけに消費者は医師の診察を受け、医師が確認したあとに、評価と管理のためのケアパスが設定されます。別の例とし

†6 ［監訳注］これもビッグテック企業のマーケット用語だとは思うが、通常のWebサービスと比べて、機械学習を背景としたインテリジェントな自然言語処理、音声認識、画像認識など、いわゆる人間の認識能力の様な機能を提供しているものを「コグニティブクラウドサービス」と称しているようである。

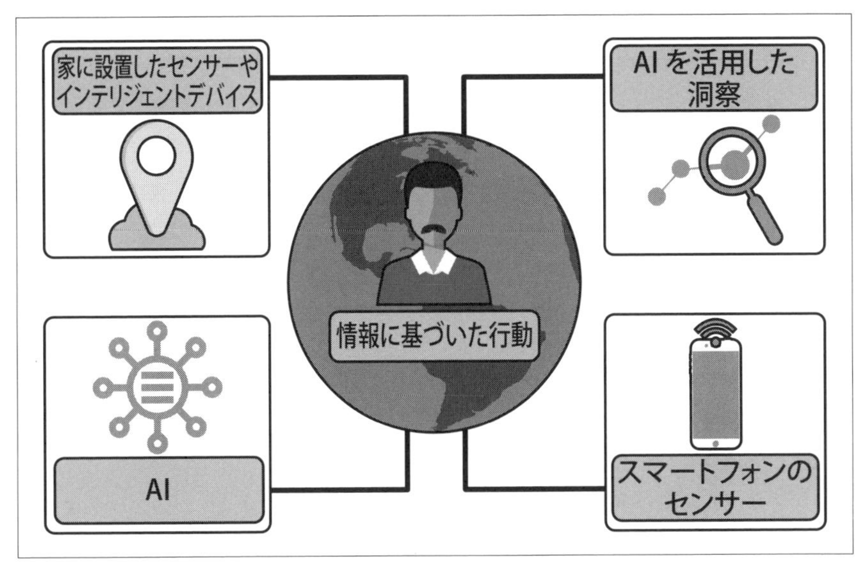

図4-4 受動的な入力から情報に基づく行動に変える

て、1型糖尿病の人がパッチやウェアラブル端末を使って糖尿病を管理することも考えられます。

図4-4は、機械学習を使用したAIが受動的な情報の受け取りから、情報に基づいた行動に変えるリアルタイムのフィードバックループを示しています。屋内のセンサーやインテリジェント・オブジェクトは、転倒、血糖値の上昇、耳や肌の健康状態、睡眠などのデータをリアルタイムで収集します。スマートフォンのセンサーは増加傾向にあり、健康状態の継続的なモニタリングを実現し、情報に基づいた行動を可能にします[†7]。消費者または患者は、突発的な状況が発生する前に行動を起こせるように、監視対象に関するアラートを利用できます。携帯電話には、利用パターン、動き、湿度、温度、生体認証などに関するデータの取得が可能なセンサーが備わっています。分散型AI、携帯電話内のAI、クラウド、またはエッジデバイスを用いることで、消費者の心身の健康状態を長期にわたって維持するのに役立つ洞察を提供できます。

ウェアラブル端末、インターネットに接続された医療機器、モバイル端末は私たちに対して、より多くの運動を促したり、食生活の改善を進めたり、健康を維持・改善

†7 Sumit Majumder and M. Jamal Deen, "Smartphone Sensors for Health Monitoring and Diagnosis" (https://oreil.ly/3abOD), Sensors 19, no. 9 (2019): 2164.

するための情報を提供することができます。これは、AIが私たちの環境全体のあらゆる場所に存在してこそ実現できます。私たちの体や家にあるセンサーや、インテリジェントな腕時計のようなウェアラブル端末は、健康に関するシグナルを提供します。洞察と分析とは、コンピュータが私たちの行動や振る舞いから学び、運動や薬の服用、医師の診察、行動の修正などを行うタイミングを知らせてくれるといった、閉じたフィードバックの一部となるでしょう。

これらはすべて、新しいデータが価値に変わることを意味します。このような閉じたデータのループにより、データ、洞察、および行動の間のフィードバック・ループが強化されます。AIを搭載した機械（センサー、時計、コンピュータなど）がリアルタイムでデータを収集し、AIを使用してデータを大規模に処理します。私たちは、単にデータを収集し保存するだけでなく、これからは行動のための洞察と提言を生み出す段階へと成熟しつつあります。

ウェアラブル端末は健康に関する多数のシグナルを追跡できますが、データ量が多く、ほとんどの電子健康記録システムと互換性がない現状では、扱いにくいものとなっています。AppleのHealth Kitは、ウェアラブル端末からのデータを電子健康記録システムに統合するツールの1つです。

4.3.1 AIと予防医学

予防医学、生活習慣の改善、AIによるモニタリングのソリューションは豊富にあります。ストレス管理ソリューションから、ヘルストラッカーに関連するデータをモニタリングして病気発症の潜在的リスクを検知し、管理・予防のカウンセリングを提供するものまで、多岐にわたります。

体重管理、ストレス管理、睡眠、運動、経済的支援などは、現在取り組まれているAIに関わる主要なカテゴリーです。消費者/患者はこのテクノロジーを使って、自分の健康状態を評価し、自己管理ができます。今日の消費者の大多数は、ウェルネスのためにこれらのテクノロジーを快適に利用し受け入れています。

運動や健康的な体重・食生活を維持することで高血圧を予防できる可能性があるだけでなく、他のさまざまな病気の予防にもつながります。また、睡眠調査については、医療機関で夜通しモニターにつながれて過ごすことを要求されるのではなく、自宅で睡眠をAIでモニタリングすることが標準的になりつつあります。AIは、異常な睡眠パターンや不安定な睡眠を発見する機能を備えています。AIは睡眠検査で集めたデータの有用性を高め、体重やアルコール摂取量など他のシグナルを利用して睡眠障害の管理に活用することができます。患者が太り過ぎでアルコール摂取量が増えていると、睡眠障害が悪化し、現在の治療の効果が低くなる可能性があります。アプリでアルコール摂取量を手入力で取り込み、接続された体重計から患者の体重のシグナルを取得します。これらのシグナルは、図4-4で示しているようなフィードバックループの一部であり、睡眠障害に関連し、効果的な管理に影響を与えうる因子への洞察を患者と医師に提供します。

もちろん、この例でも、睡眠障害を早期に発見することができ、消費者に生活習慣を変える機会を与え、減量のために食生活を修正し、睡眠障害を管理するためのデータを本人と医療機関がただちに利用できるようにします。Apple Watchの心電図アプリは、脳卒中の原因となる心調律の異常を特定できます。これを皮切りに、予防医学におけるAIを用いたウェアラブル端末の活用が数多く始まっています。これが発展すれば、当然、慢性疾患の管理にも広がっていくでしょう。

4.3.2　AIと慢性疾患

2型糖尿病と高血圧は今日最も多い慢性疾患の2つです。CDCの報告によると、アメリカ人の9人に1人が2型糖尿病を、3人に1人が高血圧を患っています。これらの疾患はいずれも心疾患の重大な危険因子であり、心疾患は依然としてアメリカにおける死因の第1位となっています。初めて心臓発作を起こした人の10人に7人は高血圧症であり、糖尿病の人はそうでない人に比べて心疾患や脳卒中にかかる確率が2倍高く、しかも年齢が若い傾向があります。高血圧の患者の60％は糖尿病も患っており、健康上のリスクは飛躍的に高まり、長期的に神経、眼、腎臓にダメージを与える可能性があります。

興味深いことに、糖尿病と高血圧は、危機的状況に陥るまで、長期間にわたって「沈黙」しており、気づかないことがあります。糖尿病の人は、のどの渇きや排尿の回数が徐々に増えても、それが基礎疾患の状態であることに患者が気づかないことがあります。同様に、高血圧は「サイレント・キラー（静かなる殺し屋）」としても知られています。というのも、脳卒中やその他の神経症状を呈する患者の多くは、後になって高血圧であることを見過ごされていたり治療を放置していたことが原因だったとわかるのです。どちらも、健康的な食事や生活習慣、薬物療法によって管理できます。

糖尿病や高血圧の患者は、血糖値や血圧を自己測定します。コネクテッド・デバイスを介して、医療機関やシステムに提供されるデータは膨大な量になる可能性があります。AIヘルスソリューションは、この患者から生成された医療データ（PGHD：Patient-Generated Healthcare Data）を追跡し、理解し、結果を報告できます。例えば、異常な結果が医療管理システムに送信された場合、疾病管理を改善するために電話によるカウンセリングを提供できるAIが開発されています。

AIによる代替的な介入には、異常な結果に対処するためのアプリやバーチャルコンサルタントの利用があります。一例として、肌の写真を遠隔地から皮膚科医へ送り、診断してもらうといった遠隔診療の応用である皮膚科遠隔診療（Teledermatology）があります。皮膚科遠隔診療は、近い将来、携帯電話で撮影した写真で行える段階まで進化するでしょう。将来的には携帯電話に組み込まれたAIが、1年間を通して撮影された画像群から病状を分類するようになるでしょう。皮膚科医は患者に「1年ぐらい様子を見ましょう」と言うかもしれませんが、携帯電話のAIは患者が定期的に撮影した写真を調べることで、疑わしいほくろが黒色腫（メラノーマ）に変化していることを見抜きます。

慢性疾患の管理を強化する用途以外にもAIは患者の自己啓発を促進、改善できます。例えば、モバイル機器やノートパソコンを使っている患者は、糖尿病の食事療法や許容摂取量に関する検索や質問を入力できます。患者は、家にある音声スピーカーや携帯電話のアプリ、あるいはパソコン上のWebアプリケーションでAI/自然言語処理を使ったバーチャルアシスタントを使って、糖尿病の食事療法についてアドバイスを受けられます。医師はほぼリアルタイムのデータにアクセスし、患者へのケアを細やかに調整して合併症や関連するコストを回避できるでしょう。

AIは、医療費の支払い側にもメリットをもたらします。先述した電話による症例管理プログラムの例のように、加入者の患者には個別にカスタマイズされた指導やカウンセリングが行われます。同時に、臨床判断支援システムを用いて、治療に向けて次にとるべき最適なステップに患者を導きます。薬物療法を開始する相談をするために医療提供者と面談するべきか？　まず減塩の食事療法に切り替えてみるべきか？　それとも減量プログラムを開始すべきか？　医療提供者はケアの連携のために連絡を受けることもあります。このようにトータルな支援を受けることで、統合的なケアと疾患管理の改善につながる各種のケアに関するプログラムについて、必ずしも患者が自己管理したり、理解できていない状態であったとしても、患者の疾患管理の強化とQOLの向上につながるのです。

こうしたAI手法を通して得られる利益はさまざまなものが考えられます。医療費が削減され、患者のQOLが向上し、疾病の転帰を改善するためのデータへのアクセスや活用が可能になり、管理されていないあるいは誤った管理に伴う合併症による費用の減少、管理の改善による恒久的な末梢臓器の障害の軽減、そして危機的状況が発生する前にAIが介入とケアを受けさせるようにすることによって、入院や救急搬送による経済的損失が回避されたりします。

身体的な健康状態は、精神的な健康、すなわち心理的、感情的、社会的な健康状態よりも発見しやすいものです。一方、AIを使って精神的な疾患を検出できるようにもなってきています[†8]。

4.3.3 AIとメンタルヘルス

疾病管理や予防におけるAIの活用は、高血圧などの疾病や、典型的な症状に限定されません。米国国立衛生研究所（NIH）の統計（https://oreil.ly/GvsDE）によると、米国では精神疾患はありふれたものであり、2017年には成人のほぼ5人に1人、約4,660万人が精神疾患を抱えて生活しています。AIがスマートフォンをモニタリングし、その日のSNSの閲覧やメッセージの送受信、通話など社会的な交流がどれだけあったか、また運動量やスマートフォンの使用全般を記録することで、AIがその人の行動における健康状態をチェックするアプリがあります。そのデータをAIが分析することで、うつ病やその他の健康行動の障害が増加しているのか、あるいはよく管理されている状態にあるのかを判断します。このように、AIは自己評価と医療提供者による支援の連携を可能にし、その人のメンタルヘルスをほぼリアルタイムでモニタリングできるようにします。チャットボットでメンタルヘルスのカウンセリングを行うものもありますし、認知行動療法用のアプリもあります。必要とされるメンタルヘルスケアの需要と、精神/行動医療を提供できる医療提供者数との差が広がっているため、これらのツールの開発や利用は不可欠です。

メンタルヘルスケアのためのテクノロジーの利用は増加傾向にあり、人々の安心感も高まっています。瞑想アプリのHeadspaceはCNBC（アメリカのニュース専門放送局）に、主にCOVID-19とそれにともなう精神的、行動医療の大流行によって、メンタルヘルスケアを求める企業からの関心が500％以上増加したと報告しました(https://oreil.ly/Bmo0K)。より多くの消費者が自分の精神の健康を管理することを意識するようになったため、メンタルヘルスのためのAIが広がっているのも納得できる話です。COVID-19のパンデミックによって、人々は隔離され、州はロックダウンされましたが、同時にデジタル技術がそういった事態に対処する最前線にもたらされることにもなりました。推定によると、パンデミック時のソーシャルディスタンスに伴う孤立の長期化に比例して、メンタルヘルスの負担が増加しています。人々が家に閉じこもり、社会的接触を避けることが推奨されたため、デジタル・ヘルスケア

†8　"AI in psychiatry: detecting mental illness with artificial intelligence"(https://oreil.ly/mpEeq), Health Europa, November 19, 2019.

が発展したのです。COVID-19は意図せずしてデジタル技術の需要を刺激し、利用を促進させたのです。この傾向が続くかどうかは時が経てばわかると思いますが、パンデミックによって医療のパラダイムはAIによって実現されるデジタル・ヘルスケアへと変化したと考えています。

コロナウイルスのパンデミックは、遠隔医療で何が可能になるのかを示しました。対話型AIの進化と、**図4-4**で示されているすべてのことが、遠隔医療の有効性を飛躍的に高めることになるでしょう。

4.4 AIと遠隔医療

理想的なデジタル化がなされた医療環境では、コネクテッド・デバイスからAIがすべてのデータを取り込み、処理し、迅速かつタイムリーに介入します。そして、AIの分析によって、最新かつ最適な治療オプションが提案されます。ネットワークに接続されたデバイスは、遠隔地へのケアの提供、つまり遠隔医療を促進します。COVID-19のパンデミック時に証明されたように、遠隔医療は幅広い範囲に広がり、何十億ものユーザーに新しい医療のあり方を認識させることになりました。AIは遠隔医療において特別で重要な役割を担っています。

医療システムの変革は、すでに始まっているのです。COVID-19を契機に、遠隔医療の利用が急速かつ指数関数的に増加しました。AIの研究が進み、病院の再入院を減らすことに成功しました[†9]。ある病院の再入院を削減するプログラムでは、各患者は退院時に、バイタルサインやその他の重要な患者に関するデータ（心拍、血圧、体温など）を医療従事者に送信するWi-Fi対応デバイスを渡され、外来での患者管理を継続的に受けています。AIはこのデータを常時モニタリングしており、異常の兆候があれば、患者や医療従事者、その他のケア提供者に通知して対処することで、再入院や救急外来の受診を回避することが期待されます。

適切なタイミングで介入することがすべてである、と言えます。現在、まさにそのようなパートナーシップの実例として、イギリスのダートフォードとグレイブシャムにあるNHS（National Health Systems）トラストとCurrent Health（以前のsnap40）の間での、患者のバイタルサインをAI分析で遠隔モニタリングすることを目的としたパイロットプログラムの実施が挙げられます。このパイロットプログラムでは、患

†9 Wenshuo Liu, "Predicting 30-day hospital readmissions using artificial neural networks with medical code embedding"(https://oreil.ly/2zpvm), PLOS ONE 15, no. 4 (2020).

者は退院前にすべてのツールを受け取ります。つまり、患者にWi-Fi対応のアームバンドを装着し、チャットボットを搭載したタブレットを渡され、服薬のリマインダーや医療従事者との遠隔コミュニケーションを利用できます。このように、医療機関やケアチームは、患者を遠隔で見守ることで、患者の健康を保ち、病院に行かなくてすむようにケアの内容を細やかに調整することができるようになるのです。

遠隔医療は今や広く受け入れられており、AIが切り開いたデータの世界に臨床的な支援を提供することができます。この統合によって、さまざまなメリットが生まれます。

- 早期診断とタイムリーな介入
- 個人に最適化された治療
- リアルタイムでの遠隔患者モニタリング

早期診断・治療については、本書の中で何度か取り上げてきました。この場合も、早期診断により、合併症が発生する前に、もしくは、コントロールされていない病気に関連して身体に長期的な損傷を与える前に、生活様式、生活習慣、食事、または薬物療法による介入ができます。従来では、患者は症状を感じても、それに関連する情報をまったく持たないまま医師に診察を受けに行っていました。AIを使えば、患者に接続された機器によって生成された患者個人のデータと症状に関する情報が組み合わされます。従って、遠隔の医療従事者は患者を評価する際に、より多くの情報を得られます。遠隔医療に従事する医師は、患者に症状の説明をさせ、コネクテッド・デバイスからのデータ（AI解析で異常所見を指摘）、AIによる治療ガイドラインの解析を行います。そして、患者個人のデータに基づいて、最新かつ最善のケアあるいは次の最適な評価ステップを確実に提供します。

AIによる個人に最適化されたケアは、コネクテッド・デバイスから生成されたすべてのデータや、iPadのような問診やチェックリストを入力する端末からのデータなどを通して実現されます。医師は患者個人のデータに基づいて介入や治療法の決定を行えます。ケアを細かく調整したことによる効果に関する情報をただちに取得することができ、個別の患者のデータに基づいて、より詳細な管理ができるようになります。さらに、AIは治療アルゴリズムを強化し、個々の患者に対して最高品質のケアの提供と症状管理において最適な次の一手を打つことができます。そして、これらの治療計画はAIを通じてモニタリングされ、治療方針の遵守と症状のコントロールを維持し、何らかの変化が生じた場合は、それに応じて治療法を変更します。

遠隔モニタリングは比較的新しい概念です。従来、病院では定期的にバイタルサインを測定していました。患者の病状が重い状態であれば、モニターを設置してリアルタイムで監視し、異常値があればアラームを鳴らし、臨床評価や治療の調整を行えるようになります。外来では、ごく稀なケースを除いて、バイタルサインの定期的なモニタリングは行われておらず、患者が在宅評価のためのモニターを装着するために診察の予約を取ったり、経過観察のために診療所や他の医療施設に立ち寄ったりしてフォローアップの診察を受けたりします。ですが、AIは外来でのプロセスを一変させました。コネクテッド・デバイスが一般的になり、AIの利用も大幅に増えました。現在では、ほぼリアルタイムのデータが常に流れており、医師と患者の両方が利用できるようになっています。異常があればAIで分析し、早期介入や調整ができるようになりました。タイムリーな介入は、長期的な合併症を防ぎ、治療による耐え難い副作用を少なくする（例えばモニタリングによって、低すぎる血圧を検出できるからである）ために重要です。

遠隔医療もまた、デジタル・ヘルスケアのあり方と相互に連動して急速に進化しています。COVID-19の危機の中で、遠隔医療（またはテレヘルス）は医療にとって必要不可欠なものになりました。遠隔医療は今や広く受け入れられていますが、その継続的な成功のためには、相互に関連し合っている複雑な問題を解決していく必要があります。「物事が早いペースで動き、CMS（Centers for Medicare & Medicaid Services）[†10]のルールや規則が隔週で変わっていくような時代においては、規制当局の経験が不可欠になってきます」と話すのはアメリカがん治療センターの遠隔医療プログラムの責任者であるシェボン・レアリー（Chevon Rariy）です[†11]。CMSは、遠隔医療に関する新たな請求及びコーディングの推奨事項を制定し、提供者のインセンティブと一致させ、遠隔医療の継続的な成長を可能にするよう配慮されています。遠隔医療は、かつて「一度きりの」診療と呼ばれていました。以前は緊急医療の代替として利用されていましたが、現在では遠隔医療はプライマリ・ケアを支えるシステムへと進化しつつあります。いくつかの遠隔医療の提供者では、プライマリ・ケアを提供する遠隔医療プラットフォームを開発中か、あるいはすでに展開しています。デジタル化を通して、患者と医師の関係が1回限りの診察では終わらずに継続できるような遠隔医療を提供しようとしています。AIは、インテリジェントなデバイスとの接続を通して、医療従事者や他のケア提供者が利用できる情報を補強し、この種の患者と

†10 ［監訳注］米国の公的医療保障制度の運営主体となっている組織。

†11 “Impact of COVID-19 on Telehealth” (https://oreil.ly/u3WHe), American Health and Drug Benefits 13, no. 3 (2020): 125-126.

医師間の対話をさらに有意義なものへと強化する能力を備えており、遠隔医療の診察を超えた広がりが期待できます。

また、遠隔医療を専門的に行う医療機関も登場しています。具体的には、糖尿病専門医や内分泌科医がいくつかのプログラムで活用しており、糖尿病患者に最良のケアを提供するために、継続的なケアとインスリンレジメン[†12]を適切な時期に細かく調整していくことを支援しています。AIは、異常やアドヒアランス状況を通知することで医師を支援し、さらにAIは最善のケアプラクティスを特定して、それに基づいて医師の治療/管理決定をサポートします。

デジタル化には遠隔医療を強化する力があるように、投薬管理など医療提供者と患者の関係性にも影響を与える力もあるのです。デジタル化やAIは、患者に関する有意義な洞察を医師に提供できるだけでなく、治療後の患者の行動を理解し、服薬アドヒアランスを促進するためにも利用できます。やみくもに「薬を飲んでください」というアラートを出すのではなく、AIを活用して最適な時間と場所において薬を飲むよう勧告するアラートを送るようにすることで、服薬管理と服薬アドヒアランスを最適化できるのです。

4.5 AIと服薬管理

AIはその適用領域とユースケースを拡大し続けており、服薬アドヒアランスを改善する上において主導的な役割を果たしています。服薬アドヒアランスとは、患者がどの程度、処方された薬を指示通りに服用しているか、ということです。なぜ服薬アドヒアランスが重要なのでしょうか？　過去20年間、医療費は飛躍的に上昇しており、処方薬はその大きな部分を占めています。例えば、2013年に糖尿病に費やされた1,010億ドルのうち、半分は薬に費やされています。一方、2017年のアメリカ医療研究品質局の研究（https://oreil.ly/0OXSI）によると3分の1から2分の1の患者が処方された薬を全く服用していないか、適切に服用していません。その結果、毎年125,000人近くの早期死亡が発生しており、NEHI（Network for Excellence in Health Innovation）と米国予防医学学会によると、病気に関する合併症や入院など

†12 ［監訳注］インスリンレジメンとは、インスリン療法を行う上で、インスリンの用量や用法、期間を記載した計画であり、この例では、AIが患者の状態に応じて計画書に記載されている治療内容を細かく調整していくことを紹介している。

に約2,900億ドルのコストがかかっています[†13]。

この問題に対する技術的な対応が、患者に指示通りの服用を促すデジタル療法（digital therapeutics）です。モバイル機器やセンサーを利用してデータを取得し、ブラウザやアプリ、医療機器を通じて服薬アドヒアランスに関するリアルタイムなアラートを提供する研究が行われています。例えば、スマート包装（smart packing）や錠剤ディスペンサー（pill dispensers）、服薬のリマインダーや薬の使用状況を追跡できるウェアラブル、薬の補充や服用に関するリマインダーを提供するタブレット用アプリ、さらには混乱を避けるために薬のサイズや形状を識別できる画像を表示する機能があるバーチャルなピルボックス（薬箱）などが挙げられます。センサーと接続し、AIと組み合わせれば、投薬や患者管理の可能性は計り知れません[†14]。

4.5.1 服薬アドヒアランス

MEMS（Medication Event Monitoring System：服薬イベント監視システム）は、患者がいつ服薬したかを記録します。MEMSは、一般的な処方薬のボトルに装着するボトルキャップを使用し、小さなマイクロプロセッサーを搭載して、ボトルの開閉の発生と時刻を記録します。

米国国立衛生研究所（NIH）の支援を受けた研究（https://oreil.ly/qWNbD）では、強化学習ベースの服薬健康プログラムを用いて、服薬アドヒアランスに焦点を当てた研究を行いました。患者は、2つのシナリオを使って無作為化されました。

1. MEMSキャップを使ったボトルと薬の服用を促すテキストメッセージ、さらにメッセージの種類と頻度を管理するAIを利用
2. MEMSキャップを使ったボトルのみを利用、AIなし

その結果、両群とも3ヶ月後の服薬アドヒアランスが向上していることが確認されました。特に、服薬アドヒアランスは、ベースラインの69～80％から、AIを使用することで84～92％に上昇しました。

慢性疾患の管理には患者の行動が複雑に絡みます。患者の行動によって服薬アドヒアランスはさまざまに変わります。心臓発作を起こした患者を対象としたある研究で

†13 Jennifer Kim et al., “Medication Adherence: The Elephant in the Room”(https://oreil.ly/a0lEW), U.S. Pharmacist, January 19, 2018.

†14 Jae-Yong Chung, “Digital therapeutics and clinical pharmacology”(https://oreil.ly/6Yt2j), Translational and Clinical Pharmacology 27, no. 1 (2019): 6-11.

は、退院から1ヶ月後、心臓発作時に処方された低用量アスピリンを毎日飲み続けている患者は50％未満であったことが報告されています。別の研究では、5,000人の高血圧患者のうち、ほとんどの患者が断続的にしか薬を飲んでおらず、50％が医療機関に連絡せずに服用を中止していました[†15]。NIHの研究では、MEMSキャップにAIで補強されたテキストリマインダーを併用した場合に、服薬アドヒアランスの向上が見られました。テキストメッセージによるリマインダーなどのモバイルヘルスサービスは、服薬アドヒアランスを最大で2倍に増加させることが確認されています。

注目すべきこととして、NIHの研究では患者が服薬アドヒアランス不良であるかどうかを判定し、どのような種類のメッセージを、どのような頻度で送れば服薬アドヒアランスの向上が促進されるかを特定するためにAIを使用しました。通知の頻度が高くても服薬アドヒアランスの向上にはつながらないことをAIが学習して、1ヶ月以内にテキストメッセージを46％減少させました。また、AIはリマインダーの必要性が最も高い患者に対して通知を調整できましたし、服薬アドヒアランスが高いとMEMSが示した患者に対しては通知を減らしたり停止したりすることができました。

4.5.2 デジタル薬物療法

服薬アドヒアランスにおけるAIの活用は、患者と医療従事者・ケア提供者の対話を促進するアプリ、センサー、ウェアラブルにとどまらず、**デジタル薬物療法**にも及んでいます。2017年、Proteus Digital Healthは、米国食品医薬品局（FDA）が世界初のデジタル薬物療法「Abilify MyCite」を承認したことを発表しました。Abilify MyCiteには、患者が錠剤を摂取したことを記録するセンサーが搭載されています。

この摂取可能なセンサーの働きを**図4-5**に示しています。この例では塩粒ほどの大きさのシリコンセンサーが錠剤に取り付けられています。患者はセンサーのついた錠剤を飲み込むと、センサーは患者の胃の中で胃液に反応して作動します。

---

†15 Steven Baroletti and Heather Dell'Orfano, "Medication Adherence in Cardiovascular Disease"(https://oreil.ly/yshJo), Circulation 121 (2010): 1455-1458.

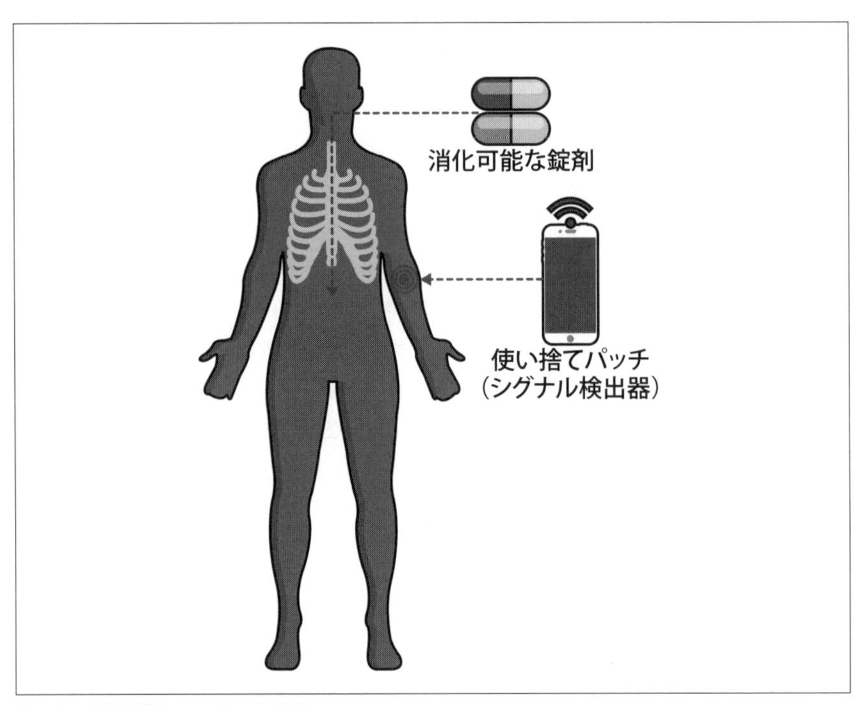

図4-5 摂取可能なセンサーの仕組み

センサーは患者が薬の種類や薬を服用した日時を含んだシグナルを送ります。繊維質が多い食物と同じようにセンサーは（消化されずに）数日で消化管を通過していきます。シグナルはセンサーから、患者の体に貼り付けられた使い捨ての粘着パッチに送られます。センサーと患者の体からいくつかの指標が収集されます。そして、患者や医師、ケア提供者は、その指標の分析から得られた結果や洞察をいつでも利用できます。

Abilify MyCiteは、統合失調症やその他の精神疾患の治療に用いられる「Abilify」という薬に特化したものです。この種の技術は非常に重要です。服薬コンプライアンスに乏しい統合失調症患者は、症状の発現が増え、より多くの入院や集中治療を必要とする可能性があり、また自傷他害を及ぼす可能性があることが知られているからです。

デジタル錠剤へのAIの応用は、さらに大きな可能性を秘めています。服薬アドヒアランスが追跡されるだけでなく、医療提供者やケア提供者は、ウェアラブル端末やその他のセンサーからデータ採取したものにAIを適用して、薬が効いているかどうか、治療レジメンについて細かい調整をリアルタイムでする必要があるかについての追加情報を得られるようになります。AIがもたらす潜在的なメリットは明らかです。

その他、AIが服薬管理を変革する方法として、以下のようなものがあります。

- 服薬安全の向上（AIによる利用審査と連動したデジタルデータで、投薬ミスを発見できる）
- 健康リスクと転帰の予測（ミシガン州では、EHRや処方薬モニタリングプログラムとともに患者の服薬記録を用いて薬物の過剰摂取リスクを計算し、処方されたオピオイドの過剰摂取のリスクを予測する取り組みを行っている[†16]）
- 処方の事前承認プロセスの改善（改善の試みにもかかわらず、多くの投薬で未だにデータの重複入力や遅延、承認基準を満たしていないことが確認されたあとの再処理が発生している。AIは、事前承認のための関連データを抽出し、デジタル情報/データとともに、治療の承認に必要となる関連データを提供したり取り込んだりすることによって承認プロセスの増強と合理化に貢献することができる）

投薬管理は、デジタル化で発展する可能性があります。AIとIoTがともに進化することによって、技術的な可能性が広がっています。これらの発展の核になっているのは、以前までは使われていなかったシグナルから得られる、行動変容を促す可能性のあるリアルタイムな洞察です。医療にはデジタル化できる機会が数多くありますが、おそらく医療事務がデジタル化のチャンスが一番あるところでしょう。

4.6 管理事務をデジタル化・AI化する

ハーバード・ビジネスレビュー2016年11月号にてヴェガード・コルビョーンスルド（Vegard Kolbjørnsrud）、リチャード・アミコ（Richard Amico）、ロバート・J・トーマス（Robert J. Thomas）によって「人工知能はどのようにマネジメントを再定義するか」（https://oreil.ly/AFaWk）という論文を発表しました。この論文の筆者らは「AIは人間によって行われていた事務的な調整や管理業務の多くをAIが自動化

†16 Jesse Adam Markos, “Michigan's Enhanced Prescription Monitoring Program and New Analytic Tools for Controlled Substances Help Protect Both Patients and and Providers”(https://oreil.ly/Ptxtj), Wachler Associates, n.d.

することが期待されており、労働集約的な業務をAIに移行することはまさに理にかなっている」と説明しています。

前節で、管理業務が医療従事者の時間の大部分を占め続けており、医師が患者との対面での対話に時間を割けなくなっていることについて述べました。AIが管理業務を効率的にこなすことで、業務をシンプルにし、医療従事者やケア提供者が人間同士の交流に集中できる時間を確保できるようにします。

すでに、X線画像の解析やがんの発見のような視覚的なタスク、臨床判断支援や患者の管理などにおいて、AIは大きな成果を上げています。比較的簡単な作業で医師をサポートすることで、より人間に焦点を当てて患者とやりとりすることに時間を割くことができます。よく、「医師が5分しか診察をしないのに○○円も請求された」という患者の不満を耳にすることがあります。AIが医師の管理業務をサポートすることで、より多くの時間を患者と過ごすことができるようになるのです。

同様に、AIは、医師が同じ属性（年齢、病気の種類、リスク要因など）を持つ患者のコホートの傾向を調べて、集団の健康管理を執り行うことを促進できる可能性があります。EHRの登場によって幅広い集団での医療データのデジタル化を推進し、これらの医療データに対してAIが適用できるようになりました。AIは共通する属性を持つ患者たちを分析し、どの患者がいつ治療の管理や介入を必要としているかを詳細に解析します。従来は、データサイエンティストが医療データセットに対してクエリを実行しパターン認識や傾向予測を行い、医師の経験則ともにレビューして、集団の健康目標を決定づけていました。現在は、AIはこういったタスクを代行するか、既存のプロセスを補強できます。

なぜこういったAIの働きが医師にとって重要なのでしょうか？　医師は長い間、経験やエビデンスに基づく医療ガイドラインをもとに、多くの人々の健康管理に寄与してきました。今日のAIは上記のような分析を通じてその管理を補強できます。AIアルゴリズムは、この患者集団の広範囲にわたる概容から、何百万ものデータポイントを分析し、最新の研究データベースを調べ、関連するパターンを迅速に見つけ、医師と患者にとって次に採るべき最善のステップを決定できます。このアプローチは費用と患者の健康状態に大きな違いをもたらします。スタンフォード大学の教授であるロバート・パール（Dr. Robert Pearl）は、EHRに入力された腫瘍のデータに加えてコンセンサス・アルゴリズムを用いて、何百もの確立された治療レジメンを横断的に分析して、患者に最も適した化学療法薬の組み合わせを提案させています。さらに、この研究と同じ手法で、近い将来どのがん患者がICUに入るかを特定できる予測モデルを作成できました。AIはコスト削減を実現し、さらに重要な、人々の健康や人生への影響を与えうる管理に関して医師が適切な決定を下せるような手助けをします。

また、AIは、教師なし学習を活用することによって、人間の経験を超える可能性を持っています。教師なし学習は、機械学習の一分野であり、人間の関与を最小限に抑えながら、データを分析してパターンや異常を発見するものです。教師なし学習は医師の先入観などで見過ごされていたパターンや傾向を発見できる可能性があります。

最後に、AIは先に述べたような事前承認プロセスと同じように請求プロセスも強化できます。こういったプロセスの強化、改善が効率化と時間の節約、そしてコスト削減につながります。AIは取引とデータ管理を強化して、診察が終わる頃には必要な事前承認と請求処理を完了させるので、患者は診察料をすぐに支払えるようになります。こうして、患者と医師の生活の質とケアの向上につながります。

4.7 まとめ

デジタル化の教訓は、AIのような破壊的なテクノロジーに対して、組織の古い考え方は適用することはできないということです。デジタルネイティブは、"デジタルの言葉"を話し、プラットフォーム、アーキテクチャ、プロセス、そして組織におけるデジタルの文化を体現しています。デジタル化のための秘伝といったものはなく、そういった発想こそ神話的なものと言えます。

デジタルネイティブたちは、アジリティ[†17]を測定可能な投資収益率とし、プラットフォームや製品が高可用性であることを当たり前のものと見なしています。そして、すべてをオートメーション化し、失敗を受け入れています。彼らは常にアプリケーションのコードを進化させて日々新しい機能を追加していきます。実験こそが生きがいなのです。これがデジタル化の文化であり、エートス[†18]なのです。

デジタル化は医療にとって不可欠であり、人々がより健康的な生活を送れるよう最大の効果を発揮するためには、図4-6で示した各領域に注力する必要があります。

†17 ［監訳注］環境変化に即応できるような経営判断の機敏性、といった意味だと捉えられる。
†18 ［監訳注］習慣・特性、特定集団の心的態度。

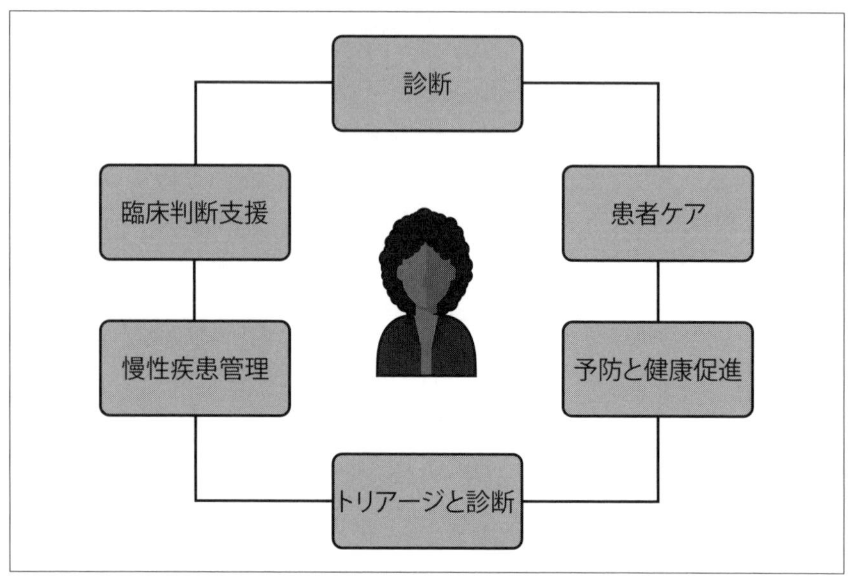

図4-6　医療を向上させるためのデジタル化に注力すべき領域

診断、患者ケア、予防と健康、トリアージと診断、慢性的なケア管理、臨床決定支援においてデジタル化を実現できればできるほど、医師の効率性と有効性が向上します。医療をよりユビキタスなものとし、より多くの人々が利用できるようになるのです。これがデジタル化とAIの力です。

次の章では、医師が費やす時間に関わるものであれ、不正行為に関わるものであれ、AIを利用して無駄を排除または最小限にすることについて述べます。医療のビジネス面よりも医療の運営面やバックオフィス業務に焦点を当てていきます。

5章
不都合な事実

患者の質を高めたりアウトカムを改善することにつながらないものが、医療の無駄として見なされます。CMS（メディケア&メディケードサービスセンター）の最新データによると、2019年の医療費は4.6％上がり、3.6兆ドルに達したとのことです（https://oreil.ly/pOYOL）。国の国内総生産（GDP）に占める医療費の割合は、全体の18％近くを占めています。医療費の分布は、医療機関のサービスが33％、医師によるサービスが20％、処方薬関連が9％で、残りは歯科医療、在宅医療、在宅医療用品、介護施設などの分野で占められています。

ウィルソン・シュランク（William Shrank）、テレサ・L・ログスタッド（Teresa L. Rogstad）、ナターシャ・プレク（Natasha Parekh）はJournal of the American Medical Association（JAMA）の論文（https://oreil.ly/mqF3o）で医療費の25％が無駄に使われていると推定しています[†1]。これは、7,600億ドルから9,350億ドルの無駄遣いに相当します。記事では、医療費の無駄を大きく6つに分類しています。

1. ケア提供の失敗で1,024億ドルから1,657億ドル
2. ケアのコーディネーションの失敗で272億ドルから782億ドル
3. 過剰または低品質な医療で757億ドルから1,012億ドル
4. 価格設定の失敗で2,307億ドルから2,405億ドル
5. 不正請求や濫用で585億ドルから839億ドル
6. 運用の複雑さで2,656億ドル

†1　2019年10月のBusiness Wireの記事（https://oreil.ly/eZi5L）のJAMA Special Communicationのサマリーも参照のこと。

このように無駄が多いのですが、AIを活用して業務効率を向上させ、診療を円滑にすることで対処できます。無駄を100％なくすことはできませんが、徐々に減らしていくことはできるでしょう。私たちは、医療の質を向上させながら、より良い医療を提供する方法を見つけなければなりません。この目標を達成するには、医療のエコシステムに関わるすべての人（消費者、支払者、医療提供者、政府など）が、医療の提供体制をどのように変えていくかを考えることが必要です。

医療費の無駄は、医療提供者、消費者、医療保険制度、医師に大きな損害を与え、その結果、消費者の負担が増え、保険の適用範囲が縮小されることも少なくありません。提供していない医療サービスに対して請求したり、先発医薬品として請求しておきながらジェネリック医薬品を処方したり、診療行為に対して医師が過剰に請求したり、大目に医薬品を処方したりするなどの多くの不正、無駄、濫用といった行為は、意図的でなかったとしても政府のさまざまな規制によって法的に対処されています。AIは、このような無駄や不正が表面化したパターンを検出するのに役立ちますが、それ以上に患者の治療や医師の効率性に影響を与える無駄を削減することによって健康により大きな影響を与えます。

誰もが必要なときに医療が提供されることを期待しています。そして、いかなる状況にもかかわらず医療を必要としている人に医療が提供されることを保証するための規制がいくつか存在します。しかし、医療を必要としていた人が医療サービスを提供されていながら、その医療サービスにかかる費用を負担しない場合、その費用は医療制度全体で負担されることになります。これは懸念すべきことです。医療費が急速に増加していること、そしてコストが増加するにつれて医療へのアクセスと利用可能性が制限されていき、医療制度がうまく機能しなくなっていくという、不快な事実があるためです。

本章では、AIがいかに天文学的な医療費を削減し、私たち全員がより低いコストで健康な生活を送ることができるようにするのかについて述べていきます。

5.1　医療の無駄

私たちは、医療費の中でどこに無駄が発生しているかを把握しています。また、無駄の原因や、それを解決するための解決策についても、理解が不足しているわけではありません。しかし、惰性で続けていることを、重力のように不可避のものであると間違えて捉えがちです。つまり、私たちは消費者、医療サービス企業や医師に染み付いた行動規範によって、変化や変革が実行可能でも現実的でもないと思い込まされているのです。

これまでの章では、AIが患者に関する知識を向上させ、個別最適化によるより良いツールを提供し、より便利でより良いケアの提供を可能にすることについて概説しました。このような目標を達成したいという思いから、無駄を省くことが優先されます。なぜなら、無駄があると医師の効率が下がり、人々をより健康にするために割く資源が減るからです。

もちろん、医療費と無駄の抑制はAIによる介入に限ったことではなく、患者がより良い医療への支出の意思決定をするように仕向けることもできます。これは、消費者や患者が特定の処置、薬剤、医師の診察などにかかる費用を知ることができる透明性の高いツールによって促進されます。民間企業（保険会社）による支払い方法の変更も、医療費の節約に大きな影響を与える可能性があります。例えば、医師や病院システムがより良いアウトカムとコスト管理に対して報酬を受ける、価値に基づく支払いモデル（value-based payment model）などです。マッキンゼーは、AIを使用しない場合は5年間で1,400億ドルの医療費の節約が見込まれるのに対し、AIを使用した場合は年間約2,700億ドルの節約になると推定しているのです（https://oreil.ly/oXyb3）。

医療費の問題へのAIの適用は、大部分の無駄を抑制し、最大の利益をもたらす可能性を秘めています。AI主導の進歩は実世界の関わりの中で起こるものであり、破壊的なイノベーションを生み出す者は、アンビエントコンピューティングの時代のいくつかのテクノロジーを統合し、変革をもたらすことを学ぶでしょう。

5.1.1 医療費とAI

全体として、医療費の50％以上は、院内または外来での治療に費やされており[†2]、無駄の大部分もそこに関連しています。25％のアメリカ人が費用上の懸念から、処方や推奨された医療を見合わせたり先延ばしにしたりしています[†3]。米国人の4人に1人が予防医療を受けなくなったことで、長期的に見て医療の無駄をもたらしたのです。ある疾患に対して医療（＝予防医療）を受ける時期が早いほど、その疾患に関連した長期的な合併症を起こす可能性を下げられることがわかっています。ですから、糖尿病の患者が予防的もしくはスクリーニング的な足の検査と年1回の眼科検診を受け、永久的またはより深刻な合併症を発症する前に糖尿病の合併症（糖尿病性神経障

†2 Centers for Medicare & Medicaid Services, “National Health Expenditures 2017 Highlights”(https://oreil.ly/SJ9oW), released on December 6, 2018.

†3 Paige Minemyer, “1 in 4 Americans skip healthcare due to cost concerns”(https://oreil.ly/CKma8), FierceHealthcare, June 12, 2017.

害や糖尿病性網膜症）を早期に発見し治療することは理にかなっているのです。ここでは、医療におけるAIの活用が、いかに無駄を省いて医療費を削減することができるかを確認していきます。

人間の認知能力に似た、ヒューリスティック、パターン認識、深層学習、コグニティブコンピューティングを用いることで、AIは人間にはできない方法での複雑な問題の解決や大規模なデータ分析を行い、診断の予測・支援、最善の治療計画の推奨などによって医師を支援することで、医療を次のレベルへと引き上げることができます。

医師の業務効率化は重要です。AIは医師が追求する自然なプロセスを強化し、医師の意思決定能力を向上させ、その結果、無駄がなくなります。無駄な出費の最も大きな分野の1つに、医師によって治療方法に大きなばらつきがあることが挙げられます。同じような医学的課題に直面したときに、すべての医師や医療従事者が同じように対処するわけではありません。Dartmouth Institute for Health Policy and Clinical Practiceは、健康上のアウトカムとは無関係に、地域によって医療費に大きなばらつきがあることを報告しました。この研究により、他の地域より効率的に質の高い医療を低いコストで提供できる点において他の地域より効率的な地域が存在しており、効率性の地域差があると結論づけられました。医療従事者の訓練、患者の社会経済的水準に基づく医療従事者の隠れたバイアス、医療従事者の性別によるバイアスなど、医療の質に影響を与える可能性のある要因を評価するために、複数の調査・分析が行われました。その結果、たとえ他のすべての要素が同じであったとしても、医師によって提供される治療が異なることが明らかになりました。AIは、エビデンスに基づく医療とすべての医療従事者が従うべき基準の適用に焦点を当てることで、この治療のばらつきの一部を取り除きます。

これまで医師は、患者に処方する検査や治療の種類を決定する際、医師としての経験に基づいて判断してきました。AIは、エビデンスに基づく医療を新たなレベルに引き上げることができます。最近では、EBM（Evidence-Based Medicine）ガイドラインの作成により、このような医師自身の経験則に基づいた治療につきもののばらつきが改善されています。一般的に電子カルテ上でEBMガイドラインに準拠するように、初歩レベルのAIが臨床意思決定支援システムとして組み込まれます。これを改良して、医師が調べているガイドライン上の推奨事項だけでなく、自動的に患者のプロファイルに基づいた自動的にガイドラインの推奨事項も調べて、医師に見てもらうよう配信しなければなりません。そうすれば、患者の治療の一貫性が高まり、科学的に最も裏付けのある治療法が選択されるようになるでしょう。EBMガイドラインは、患者にとって最良の結果をもたらすと医学的に証明された治療法を医師が実践するための枠組みを提供するものです。しかし、EBMガイドラインがあっても、大きなばらつきが存在しています[†4]。その理由の1つは、EBMガイドラインがあったとしても自動的に提示されるものではなく、医師自らがアクセスしなければならないからです。つきつめていくと、医師によるケアのばらつきは主に3つの領域で発生しています。すなわち、医学的な問題についてどの程度知識を持ち理解しているか、どのくらいの検査を指示するか、そして最後にそのケアをどのように提供するかです[†5]。

医師が病状とそれに関連する身体的プロセスをよく理解していなければ、結果として不必要な検査や無駄な費用が発生することになります。さらに、提供される治療が不適切なために、患者に何の効果もなかったりするだけならまだよいのですが、ダメージを与えることもあり得ます。それでは、実際の例をいくつか見て、これらの状況に対してAIをどのように適用できるかを見てみましょう。

ドロシーは72歳です。健康上の唯一の問題は血圧の上昇であり、それも薬物療法でコントロールされています。彼女は息切れと足のむくみで医師の診察を受けています。ドロシーは、これらの症状は加齢に伴う自然なものだと考えており、ここ数ヶ月で症状が悪化するまであまり気にしていませんでした。担当医はドロシーを診察し、下肢のむくみがあること以外は異常がないことを確認しました。さらに詳しく調べるため、担当医は胸部X線検査、多数の臨床検査、肺機能検査、心臓負荷試験のオーダーを出します。診察料を含めると、費用は数千ドルかかります。担当医は、彼女の症状の原因が腎不全なのか、肺や心臓の問題なのかが不明であるため、臨床検査を予約したのです。経過観察では、すべての所見が基本的に正常でした。次に担当医は腹部のスキャンのオーダーを出しました。血管を圧迫する腫瘤が足のむくみを引き起こす可能性があるからです。検査の結果、何も見つかりませんでした。途方にくれた担当医はドロシーを心臓の専門医と肺の専門医に紹介しました。

心臓の専門医はドロシーを診察し、すぐに右心不全だと診断しました。心臓超音波検査で診断が確定しました。ドロシーの治療にかかった総費用は2万ドル以上でした。もし彼女の最初の担当医が診断を絞り込めていたなら、関連する検査と心臓の専門医への紹介のみとなり、約2,500ドルの費用で済んだでしょう。

†4 Gert P. Westert et al., “Medical practice variation: public reporting a first necessary step to spark change”(https://oreil.ly/cnFvs), International Journal for Quality in Health Care 30, no. 9 (2018): 731-735.

†5 Femke Atsma, Glyn Elwyn, and Gert Westert, “Understanding unwarranted variation in clinical practice: a focus on network effects, reflective medicine, and learning health systems”(https://oreil.ly/YQ7Ep), International Journal for Quality in Health Care 32, no. 4 (2020): 271-274.

では、AIがこのシナリオにどのような影響を及ぼし得るかを見てみましょう。ドロシーの場合、患者と医師両方の記憶から失われていた、過去の請求データには、数年前に行われた睡眠検査が含まれていました。当時の検査の結果、ドロシーは睡眠時無呼吸症候群（睡眠中に呼吸が止まり、治療しないままにしておくと心臓に負担がかかる状態）になっていることがわかりました。ドロシーは、睡眠時無呼吸症候群の治療で使用する呼吸マスクが不快すぎると感じたので、治療を拒否していました。つまり、睡眠時無呼吸症候群を治療しないまま放置した結果、心不全を引き起こしてしまったのです。このような状況でAIを活用するには、ドロシーの病歴に関連するすべての請求データを含むローデータの入力から始めていたでしょう。複数の疾患を検出するために設計された機械学習アルゴリズムは、彼女の可能性のある診断の1つとして、未治療の睡眠時無呼吸症候群に関連する心不全であることを示したでしょう。AIがドロシーの担当医を支援することで、治療と顧客体験が向上し、費用が削減されることを想像してみてください。AIは、睡眠時無呼吸症候群の既往歴を踏まえた評価と心臓の専門医への紹介を提案するという観点において、最適な次のアクションを推奨できたかもしれません。AIを使えば、医療の質、アウトカム、費用のすべてが大幅に改善されたことでしょう。

このシナリオは、医療費の増加につながる医療提供者側に起因する医療のばらつきについて紹介しています。もし、ドロシーを最初に診断した医師が心不全の可能性を考えていたなら、心臓超音波検査や心臓専門医への紹介がもっと早く行われたかもしれません。検査の回数を減らし、適切な専門医にすぐに紹介することで、無駄を省くことができます。この例は、医療従事者の知識のばらつきと、検査依頼の量のばらつきについて提示しています。この一例だけでも、AIの使用による節約効果は顕著なものであったことでしょう。

このような患者の例は決して珍しいことではありません。次の事例では、ケアの提供におけるばらつきを提示します。リンダは腎臓病を患っており、血液中の毒素をコントロールするために定期的に血液透析を必要としています。主治医はリンダに、保険会社の系列ではない透析センターで透析を受けさせています。透析の質は、透析施設が医療基準を満たしていることを保証するためのさまざまな認定プロセスによって管理されているため、保険会社の系列内外の透析センターの違いは、費用の面を除けばごくわずかなものとなっています。リンダの主治医は自身が必要なときにセンターに赴きやすいとの理由から系列外の透析センターを選びました[†6]。リンダの自宅には、現在の透析センターと同じようにリンダの自宅から近くて便利な系列内の透析センターがいくつかあります。系列内の透析センターに移ることによって、医療の質やアウトカムに影響を及ぼすことなく、50万ドルにも達する削減になる可能性があります。

リンダの腎臓病が悪化し、透析が続く中、医師は腎移植を決定します。しかし、手術までに彼女の腎臓はほとんど機能しなくなります。透析を続けているため、管理が困難な病状が併発し、手術による合併症や長期の入院を余儀なくされました。紆余曲折を経て、最終的に彼女は自宅に戻り、透析をやめて元気に過ごしています。リンダが受けた系列外の施設での透析、移植、手術後の合併症に関連する費用は、全体で200万ドルをはるかに超えています。

リンダの場合、AIを使えば、透析が必要になる前でも移植を受けられる可能性がある最適な時期を判断できたかもしれないのです。AIは究極のデータ集約器であり分析器です。リンダの年齢、健康状態全般、既存の腎機能のステージ、検査結果、尿量などの変数を調べ、同様のデータパターンを持つ他の患者と比較することで、AIは最良のアウトカムをもたらすような最適な移植の時期を判断できます。リンダが腎移植を受けるまでに、腎臓病や血液透析そのものに関連した他の合併症が発症していました。AIの適用と早期移植により、リンダの治療費は大幅に減少したことでしょう。100万ドル以上節約できた可能性もあります。

ここまで、AIが医療費をいかに改善できるかを説明してきました。また、これらの事例から見えてきたのは、医療費の総額に影響を与える治療方針の決定をAIがどのように支援するかということです。我々が医療現場におけるAIについて議論するたびに、AIは単に医師を補強するだけで、主体性を持たず、自律的に動作するわけではないということを留意していただいています。AIは間違うこともあり、あくまで医師の補助にすぎないため、診断や治療に関する最終的な判断は常に医師が行います。

5.1.2 治療方針の決定とAI

前の例で見たように、AIは次のステップとして採用すべき最適な治療法の決定を支援できます。同様に予後評価も支援し、患者や医療従事者が十分な情報を得た上で治療法を決定できるようになります。AIは、患者のリスクを分析・評価し、今後どのよ

†6 ［監訳注］日本ではあまりない形態だが、米国では自分の診療所を構えて、そこで診察を受けにくる患者を診るだけではなく、センター・病院に赴いて治療にあたる場合もある。そのため、主治医は自分にとってアクセスの利便性が高いセンターを選んでいた、ということである。

うなアウトカムになり得るかを推測するために利用できます。前述したように、医師は従来、この種のアウトカムを自身の経験や自らの医療文献のレビューに基づいて判断していました。しかし、私たちは、経験を積み重ねて過去を振り返る後ろ向きの分析や、前向きに患者を生涯にわたって追跡することの両方に取り組むことによって、予後判断ができるようになりました。また、患者の医学的問題や危険因子に基づいて死亡率（死亡のリスク）を計算する標準的なアルゴリズムも使用できます。AIは、予後に影響を与える個々の因子をより多く取り込み、より多くのデータを蓄積することで、この知見を補強し、プロセスをさらに高度なものにしていきます。

なぜこれが重要で、どのように役立つのでしょうか？　AIは、患者の予後に影響を与える可能性のあるより多くの因子を収集できるため、より詳細な分析が可能となり、患者の長期にわたる経過をより正確に予測できるようになるのです。加えてAIは、人間が処理し識別するのが困難な因子間の相関関係を調べることもできます。最終的に、予後に関する情報は患者とその家族の治療方針の決定につながります。

つまり、患者の詳細な予後情報を提供し、過剰治療に伴うコストを抑制・防止することで、無駄を抑えるためにAIが大きな役割を担っているのです。過剰医療によって年間2,100億ドル以上の費用がかかっていると試算されています[†7]。これは2つの主な要因に分けられます。役に立たない治療と、患者の生活に価値や質を提供しないばかりか害する可能性すらある治療や処置への継続的な費用の支出です。過剰医療の費用を排除することで、患者はより良い医療をより低い費用で受けられるようになります。

5.1.2.1　役に立たない治療の判断

米国科学衛生審議会（The American Council on Science and Health）は、メディケアの年間支出の25％は、5％の患者の最後の1年間に対して使われていると報告しています[†8]。メディケアを利用する晩年の患者に高い医療費がかかるのは、私たちの医療システムでは、最も病状の重い患者に最もお金をかけるような仕組みになっていますし、通常、人生最後の12ヶ月の患者が“最も病状が重い患者”になるためです。問題は、どの患者が最後の12ヶ月間にいるのかが私たちにはわからないということです。メディケア支出の25％を占める3つの主要なグループがあります。がんと診

---

†7　Heather Lyu et al., “Overtreatment in the United States”(https://oreil.ly/xgI0P), PLOS ONE 12, no. 9 (2017).

†8　Chuck Dinerstein, “The True Cost of End-of-Life Medical Care”(https://oreil.ly/cjDMa), American Council on Science and Health, September 28, 2018.

断され積極的な治療を受けている患者、今後1年間に死亡するであろう患者、慢性疾患であり治療しているにもかかわらず病態が進行しているため高い医療費がかかり続ける患者です。この予後判定の領域にAIを適用することで、予後が最も悪く、1年以内に死亡する見込みの高い患者を予測することができるようになるでしょう。このようにして、患者のアウトカムの改善につながらない治療を延長して継続的な痛みや苦しみを長引かせたりするのではなく、より安価でありながら患者の生活の質を高められるような、より適切な医療を提供できる可能性があるのです。

QOLや患者のアウトカムに影響を与えない治療、いわゆる「無駄な治療」は、高齢者に限ったことではなく、若年者でも起こりうることです。しかし、幅広い話題であるため、ここでは65歳以上に絞って議論することにします。私たち一般の人々は、メディケアに関連する費用の現状について正確に理解していません。政府は連邦予算の約20％をメディケアに支出していると推定されています。メディケアが医療財政の無駄遣いの大きな要因であることを、国民はもっと理解しなければならないと思います。また、高齢者に提供される無駄な治療についても、もっと理解を深める必要があります。Conversation Projectが行った調査（https://oreil.ly/Sn3yq）によると、高齢者の90％が終末期医療について医師と話し合うべきだと考えているにもかかわらず、実際に話し合いを行っている人は30％未満であることが明らかになりました。

では、この無駄な医療はどのくらい広がっているのでしょうか。2018年のJAMAヘルスフォーラムの記事によると、ユタ州の高齢者の8人に1人は病院で死亡しており、ニューヨーク州については、その3倍の割合と推定されています[†9]。この記事の著者であるアシシュ・K・ジャー（Ashish K. Jha）は、終末期患者の幸福に焦点を当てた思慮深いケアについて提唱しています。生活の質かアウトカムの質のいずれかに便益が見られる可能性が高い人に治療を行うのが適切である、というものです。これは無駄な治療とは対極にあるものです。AIは、治療の恩恵を受けられない人を予測することで、これを促進できます。AIは治療の提供に関する決定を下すのではなく、ケア提供者に洞察と根拠を提供するだけです。

事例を見ていきましょう。モーリスは85歳の男性で、広範囲に転移した膵臓がんを患っています。モーリスは糖尿病、心臓病、高血圧の基礎疾患もあり、2度の脳卒中を患い、現在も車いす生活を送っています。慢性疾患のために定期的に受診していますが、主治医と終末期についての話し合いをしたことはありません。モーリスには

†9 Ashish K. Jha, “End-of-Life Care, Not End-of-Life Spending”(https://oreil.ly/1Tr5i), JAMA Health Forum, July 13, 2018.

自宅で死にたいという希望があり、また積極的な延命治療は希望していないのですが、その意思を文書化していません。モーリスを診る医師達はそれぞれ、彼の特定の部分の治療に焦点を合わせています。腫瘍専門医は、モーリスが受けている化学療法とその投与部位に注目しています。内分泌科医はモーリスの血糖値が安定していることを確認します。心臓専門医は、血圧のコントロールに焦点を当てます。モーリスの主治医は、モーリスが適切な専門医に治療してもらえるようにします。こういった分断的な治療が行われており、モーリスの健康状態と治療計画を全体的に管理する人が誰もいないのです。残念ながら、これは珍しいことではありません。

化学療法を受けたモーリスは、肺炎を発症しました。モーリスは1人暮らしですが、娘を含め家族がいます。入院して肺炎の治療を行いましたが、衰弱していたため、回復のために養護施設に送られました。モーリスは養護施設にいる間に高熱を出し、呼吸不全に陥ってしまいます。すぐに再び病院に搬送されますが、彼は自力で呼吸ができなくなっていたため、ICUで挿管され、そして人工呼吸器を装着されます。肺炎に起因する炎症反応が起こり、多臓器不全へと進行していきます。治療方針を相談するために娘が呼び出されました。医療機関側は、モーリスが回復することはないと考えていますが、娘は治療の中止を決断することに抵抗を感じています。病院のスタッフから父親が絶望的な状況にあると聞かされたものの、彼女は治療を打ち切ることに躊躇しており、決断をする前に他の家族を呼び寄せました。そして、モーリスは病院で息を引き取りました。

モーリスのQOLを向上させるチャンスは、いくつもあったのです。もし、モーリスが入院する前に、医療従事者の誰か1人でも終末期医療に取り組んでいれば、家族が決定をするまでの長い時間、モーリスは人工呼吸器につながれたままであったり、ICUに滞在したりせずにいられたでしょう。モーリスの積極的な治療に伴う費用は、経済的な浪費にとどまりません。モーリスの自主性と意思決定能力は、そもそも配慮されずに奪われてしまったのです。では、このような状況でAIはどのように役立ち得たのでしょうか。モーリスの膵臓がんが広範囲に広がっていることを考慮に入れていれば、AIはモーリスの予後を適切に予測できたはずです。そうすれば、腫瘍医や主治医がモーリスと終末期医療について話し合うきっかけとなり、結果的に適切なケアが提供されたかもしれません。

モーリスが脳卒中後の重篤な身体的制約と多数の慢性疾患を抱えていたことを踏まえて、AIは膵臓がんの治療を受けるという判断に影響を与えるような予後情報を提供することができたはずです。モーリスの基礎疾患の状態が悪いと、がんやその合併症による生存の可能性に影響があるであろうことは、ほとんどの人が推測できたはずですが、AIは家族とのセンシティブな話題について話し合うことを後押しするために必要な“厳しいデータ”を提示できたでしょう。AIからの統計や予後情報は、家族が医療に関する決定をする際に感じる罪悪感を軽減してくれるものなのです。例えば、モーリスがすでに健康状態が悪く、さらに2年生きられる可能性が30％以下であること、そして、広がったがんの治療で生き延びられる可能性が10％以下であることを家族が知らされていれば、その時点でがんに対する積極的な治療を行わないという決断ができたかもしれないのです。このように、AIを活用することで、個人的・金銭的な無駄を減らすことができたのではないでしょうか。もしAIが適用されていれば、モーリスの寿命を最大化するのではなく、QOLを最適化することに焦点が当てられていたかもしれないのです。

5.1.2.2 過剰な治療

2つ目の無駄な医療は、日常的な医療場面での過剰な治療です。過剰な治療は信じられないほど一般的に行われています。これには複合的かつ多様な要因があります。過剰な医療の主な要因として、医療過誤訴訟への恐れ、患者からの圧力、医師と患者の関係において「医師は何かするべきだ」という期待に応えたいこと、医療従事者が医療記録にアクセスできない（別の医療システム[†10]から患者が移ってきた場合など）、または患者の病歴について十分な背景知識を持っていない、などがあります。これらの要因によって検査の繰り返しや過剰な投薬につながるのです。米国医師会の2,000人以上の医師を対象とした調査によると、医療費の20％が「不要な治療」に費やされており、医療費の無駄遣いとされる約7,500億ドルのうち2,100億ドルを占めています[†11]。

この数字は巨大で理不尽だと思うかもしれませんが、医療提供側の立場から見ると典型的な水準なのです。ここでは、いくつかの過剰な治療が発生するときのシナリオと、これらの費用を抑制するためにAIの応用ができることを見ていきましょう。最初の例では、片頭痛持ちであること以外は健康的な中年女性であるスーザンが登場します。最近片頭痛の様子が変化し、時々ピリピリする感覚が出たり、以前より吐き気が強くなったため、スーザンは医師を訪ねます。スーザンはインターネットで自分の症状を調べ、どちらの病気の危険因子もないのに、多発性硬化症か脳腫瘍のどちらかなのではないかと確信してしまいます。スーザンの主治医は危険因子がないことを

†10 ［監訳注］米国では民間の保険会社と医療機関との契約に基づいて医療情報の共有をしているが、他の保険会社の系列の医療機関で受診してきた患者については情報が共有されていないことがある。

†11 Lyu et al., “Overtreatment in the United States” (https://oreil.ly/Bf3w6).

スーザンに伝え、安心させせようとします。しかし、スーザンは断固として譲らず、もし医療機関が脳のMRIを撮らないでいて、スーザンが正しいことが後に証明されれば、訴訟を起こすかもしれないとほのめかします。このような場合、ほとんどの医療機関は、保険会社からの事前承認の要件を回避する方法をなんとか見つけだして、検査を依頼することになります。

このような状況でAIはどのように役立つでしょうか？ AIは、スーザンが片頭痛以外の何らかの疾患を抱えている統計的確率を、スーザンと彼女の医師に示せたはずです。スーザンの健康に影響を与えるさまざまな要因が評価され、評価や治療における最適な次のステップがAIによって導かれたかもしれません。また、更年期に入ると片頭痛の症状が変化するといったAIからの説明を主治医の後押しとともにスーザンに伝えることで、スーザンは聞き入れてくれたかもしれません。AIを使えば、高額なMRIに飛びつく前に、片頭痛の治療計画を変更でき、費用の節約と不必要な治療やケアの回避につなげられたことでしょう。

次にティムの事例を見てみましょう。ティムは仕事の関係で新しい州に引っ越してきて、新しい医師との関係を築こうとしています。ティムは、自分が高血圧であることを自覚しており、さらにこの2週間は風邪をひいていることを告げます。新しい医師は、ティムの以前の医療記録を見ることができません。ティムはまず、薬の再処方を依頼しますが、ティム自身は薬の名前を知りませんでした。診療所から、かかりつけの薬局に問い合わせたところ、薬局は閉まっていました。ティムはリシノプリルを服用しているかもしれないと伝えます。実際のところは、ティムの記憶は間違っていました。実は、リシノプリルの使用に伴って慢性的な空咳がでたため、ロサルタンに切り替えて服用していたのです。新しい医師はリシノプリルを処方し、ティムが咳を発症してからロサルタンに変更するというプロセスをそっくりそのまま繰り返すことになりました。これはティムにとって時間、費用、QOLの面で無駄なことでした。

医療における相互運用性は依然として課題となっています。AIは、巨大なデータの発生源から分析的な洞察を提供し、非常に重要な情報へのアクセスを含めて迅速に医師に多くの情報を伝える重要な役割を果たします。1人の患者が何十万もの医療データポイントを持っている可能性があり、これらのデータをすべて収集し、機械学習によって適切に利用される必要があります。これがAIの役割です。

ティムは風邪もひいていると言っていたことを思い出してください。主治医は、これはおそらくウイルス性のもので、特段の治療の必要はないと言います。副鼻腔炎の可能性があるため、以前の担当医からはいつも抗生物質をもらっており、これまでもずっと効果があった、とティムは主張します。米国では抗生物質の過剰な処方の問題はよく知られており、抗生物質耐性菌による抗生物質への耐性増強の速度が新しい抗生物質の開発速度を上回っていることへの懸念が広がっています。ティムの新しい担当医は、ティムが診察後に診察に関するアンケートを記入することがわかっていたので、ティムに良く思われるようにしたいがために、抗生物質を処方してしまいます。ティムはこの抗生物質によって下痢を起こし、胃腸の症状が治まるまで仕事を病欠することを余儀なくされます。またもや、無駄な治療となりました。この無駄には抗生物質の費用と仕事を休む時間が含まれます。また、この「不要な治療」によってティムに害が及ぶ可能性があることも示されました。

では、このような状況でAIはどのように活用できたでしょうか？　繰り返しになりますが、AIはティムの状況に関するすべての変数を調べ、蓄積された他のデータと比較し、治療の必要はないという論理的な結論を導き出すことで、治療における最善の次のステップを提供できたはずです。もし、担当医の提案を補強するのにAIによる分析結果を援用して、ティムと意思決定をともに行うことができたならば、違った結果になっていたかもしれません。ティムと新しい担当医が話し合えば、抗生物質の使用は必要ないとの合意に至っていたかもしれません。

5.2　管理費用

患者の治療以外にも、AIは医療におけるさまざまな無駄の削減に応用可能です。米国では、他のほぼすべての国よりも医療に関する管理費用が高いと言われています。全米医学アカデミーは、米国が請求や保険関連の費用に、通常必要な分の2倍の費用を費やしていると推定しています。実際、支払機関と医療機関は毎年4,960億ドルを費やしています。米国における管理費用を他国のそうした費用と比較すると、米国のは桁外れであることがわかります[†12]。

あなたもこの種の無駄に直面させられています[†13]。診療を受ける前に複数の書類に記入し、医療機関間で記録をやりとりするためにさらに書類に記入し、診療後には複数の請求書に直面することになるのです。医療機関に支払うべき金額が明らかになるまで、何週間、あるいは何ヶ月も待たされるかもしれません。検査や投薬、他の医師による診察について、保険会社に承認されるかがわかるまで、数週間から数ヶ月待たされることもあります。さらに、すべての書類が適切に提出されたかのフォロー

†12　Emily Gee and Topher Spiro, “Excess Administrative Costs Burden the US Health Care System”, Center for American Progress, April 8, 2019.

†13　［監訳注］この著者は米国の読者に向けて語りかけている。

アップにもさらに多くの時間とエネルギーが浪費されます。医療従事者は、カルテや処方箋の作成、保険会社への事前承認の依頼、そして1日を通して複数の患者や患者の家族の要求に応えたり、さらに同じような管理業務をパートナーに代わって対応したりと、管理上の無駄が発生しています。調査によると、米国の医師はカナダの医師と比較して管理業務に50％以上の時間を費やしており、米国では医療管理業務に従事する人員が44％多いことが調査により明らかになっています。

管理業務の無駄は医師、医療機関、消費者にとって通常運転となってしまっています。

以下の例について考えてみましょう。

- ローラは重度の糖尿病を患っています。彼女にはかかりつけ医と内分泌科医がついており、時々緊急医療で治療を受け、保険を通じて看護師の健康アドボケイト[†14]のサポートを受け、医療従事者全員で彼女のケアを管理しようとしています。複数の健康アドボケイトが定期的に連絡を取り合い、ローラの糖尿病の管理を手助けしようとしています。しかし、どの健康アドボケイトも、ローラを担当している医療機関も互いに連携することはありません。検査や治療など、ローラのケアの多くが重複しており、連携がとれておらず多数の無駄が発生しています。
- メロディーは、保険会社の健康増進プログラムを通じて血液検査を受けました。血液検査を受けることで彼女の健康保険プランでカバーされていない医療費の償還に使用している医療サービス口座で恩恵を受けられるからです。30日後に、年1回の健康診断で同じ血液検査が行われてしまいました。彼女は検査の重複や何度も採血されることを煩わしく思いました。
- 2歳のサムは、救急救命室で長く待たされ、皮膚の変色と高熱で病気が悪化してしまいました。彼女はいわゆる人食いバクテリアに感染していました。すみやかな治療を行うことが重要なのに、抗生物質の投与や支持療法が遅れたために、不必要に手足を切断しなければならず、サムは高価な薬、特注の義肢、特殊な衣服、および車椅子が一生必要になりました。これは無駄なことです。

今日の医療システムは効率的ではなく、常に最新の状態を維持するための変化が求

†14 [監訳注] アドボケイトは、ある人の本来の権利が行使されない状況にあるとき、その人の代弁者となって、その権利を擁護、支援することである。健康におけるアドボケイトとは、患者のニーズを見極めて、医療機関や介護施設、生活サポート機関などの第三者の協力を得られるように介入することとなる。

められているため、私たちは機敏に対応可能なリアルタイムの医療システムを必要としています。ここに挙げた問題はすでによく知られているものです[†15]。データや新しいAIツールを使ってリアルタイム学習する医療システムは、今よりも問題をうまく管理できるようになるでしょう。リアルタイムの医療システムを構築し、展開することは容易なことではありません。ですので、「成功間違いなし！」と言い切るわけにもいかないでしょうが、筆者は達成できると信じています。では、どのような方法で実現できるのか、いくつかご紹介しましょう。

5.2.1 管理プロセスと無駄

医療における運営管理の無駄を省くには、効率化を進めることが重要です。そしてAIはまさにその役割を果たせる存在です。AIの機能は、請求処理、収益サイクル管理、診療文書の作成、規制に対応するための業務、カルテ管理などがあります。医療提供者は管理業務や規制に対応するための業務に取られている時間の最大25％を、患者のためにもっと有効に使うこおとができると、医療機関は報告しています。2019年発行のAnnals of Internal Medicine（米国内科学会の医学学術雑誌）に掲載された研究によると、医師の燃え尽き症候群や管理業務に費やす時間に起因する診療時間の減少による医師の高い離職率と収益の低下により、控えめに見ても年間46億ドルが失われていると推定しています[†16]。AIが管理業務を代行すると、効率化が図られ、医師の潜在的な負担が軽減され、燃え尽き症候群が緩和される可能性があります。

AIと組み合わせたRPA（ロボティック・プロセス・オートメーション）による医療の管理業務でのテクノロジー活用は、すでに大きな前進を遂げています。医療機関はコストの最適化に注力し、達成するためにRPAを活用しています。現在、患者とのやりとりにAIが活用されているのが4％ほどであるのに対し、2030年までには医療プロセス・非医療プロセスに関わらず患者とのやりとりの20％にAIが利用されるようになると見込まれています[†17]。NYP PPS（The New York-Presbyterian Performing Provider System）は管理業務にRPAとAIを利用することで、ワークフローを自動化し、機械学習を用いてプロセスにおける一連の意思決定を改善するシステムです。 NYP PPSはプロジェクトにおいて、RPAベンダーのWorkFusion

---

†15 Institute of Medicine of the National Academies, “Best Care at Lower Cost: The Path to Continuously Learning Health Care in America”(https://oreil.ly/UsT7i), September 2012.

†16 Shasha Han et al., “Estimating the Attributable Cost of Physician Burnout in the United States”(https://oreil.ly/Q676X), Annals of Internal Medicine 170, no. 11 (June 2019): 784-790.

†17 N. F. Mendoza, “50% of US Healthcare Providers to Invest in Robotic Process Automation in Next 3 Years”(https://oreil.ly/BNXNu), TechRepublic, May 21, 2020.

（https://www.workfusion.com）と提携しています。WorkFusionはまた、自動化プラットフォームに機械学習機能を組み込んでおり、教師あり学習を用いてデータに基づく意思決定に活用できるようになっています[†18]。NYPはこれまで財務プロセスに焦点を当ててきましたが、今後はコーディングやサプライチェーン管理といった分野での活用も視野に入れています。AIと組み合わせたRPAは、互いに通信できない古いシステムや統合を必要とする複数のプラットフォームなどを含めた医療機関や保険会社が抱える多くの管理業務の問題解決に成功しつつあります。

支払いや請求処理の業務にAIを適用することで効率が向上し、ひいては無駄の削減につながります。保険会社は、数億件、時には数十億件の請求が正確かどうかを検証する必要があります。コーディングの問題や不正確な請求を確実に特定、分析、修正することで費用の削減につながります。不正確な請求に対する支払いは、私たちの医療システムにおいて相当量の無駄となり得ます。AIは、異なる複数のデータベース間でデータのマッチングを行い、そのデータを検証できます。AIが用いられなければ、この作業は、人と技術を組み合わせて人海戦術的に行うことになります。

医療機関や患者が経験する管理上の負担を軽減し、無駄を省くと同時に、保険会社にとってもプロセスを合理化し無駄を省く最近のソリューションには、患者が実際に治療を受けている間にリアルタイムで行われる保険適用対象かの判断をするものも出てきています。AIは、薬剤の即時の適用（特にフォーミュラリー外やTier1以外の薬のための[†19]）をサポートするさまざまな処理を容易にするために用いられます。また特定の調査、検査、処置の依頼において、基準が満たされているかを確認するために患者の医療記録を確認する際にも利用できます。

実際にはどのようなものなのでしょうか？　患者としては、診察の際に標準外の処方を承認してもらうことができます。例えば、高血圧の治療で、薬局の給付では第一選択とならない薬を服用しているとします。AIは、あなたの個人健康記録を

†18 Tom Davenport, "New York-Presbyterian, WorkFusion, and the Intelligent Automation of Health Care Administration"(https://oreil.ly/tqR6r), Forbes, September 15, 2019.

†19 ［訳注］フォーミュラリー（formulary）は「医療機関において患者に対する最も有効かつ経済的な医薬品の使用方針」であり、医療機関や保険会社がフォーミュラリーを作成して医薬品の適正使用と費用の削減に努めている。フォーミュラリーを構成する主体が医療機関か保険会社かは、それぞれの事情による。フォーミュラリーでは医薬品は複数の階層（作成者によって階層の数は異なる）に分類され、低い階層から高い階層になるに従って、利用（事前）承認に関する条件が厳しくなっていく。本稿ではフォーミュラリー外や第1階層以外の医薬品、つまり、より条件が厳しくなる医薬品に対して説明が要求されるようになるので、AIを活用して、その医薬品の適用を正当化するための根拠を収集させていることを念頭においていると思われる。

スキャンし、統合システム†20で過去の請求を確認し、請求された薬に関して保険適用の対象となるための他の身体的または検査結果の基準があるかを確認することができます。このプロセスは通常、医師があなたのカルテと利用可能なデータを一通り確認しなければなりません。AIは、このようなかたちでケアの効率化を可能にします。患者の中には、医療機関が保険の承認申請という手間のかかる作業を行ったあと、薬が保険適用になったかを知るために何日も、あるいは何週間も待たされる人もいます。患者がプロセスを面倒に感じ、薬の入手が困難であると判断して、処方された治療を見送るリスクがあります。AIは、このようなすべてのシステムを強化し、適時な治療の提供を保証するとともに、管理業務のコストを削減し、薬物治療のアドヒアランスを支援することで治療の効果を向上させます。

また、AIを活用することで、処置や検査の事前承認依頼を即座に処理・分析し、医療事務の無駄を省けます。現在、記録の請求、記録の確認、適切な部署への承認依頼の取り次ぎ、臨床検査や処置の依頼の確認、複雑または不明確な症例の評価などに人的資源が使われており、大きなコストがかかっています。さらに、事務の担当者や医師が請求を完了させるのに必要な情報を取得するために、時間と資源が費やされています。もちろん、患者に請求の状況や保険会社の審査結果を伝えるのにも、さらなる時間と資源が費やされています。また、検査について適切な承認が得られるように、依頼された検査や処置の日程を調整するのにも、時間とエネルギーが費やされます。このプロセスにかかる時間は、数日から数ヶ月に及ぶこともあります。治療の遅れは、患者の健康状態に影響を与える可能性があるのに、単純な医療事務であるはずのものに膨大な資源が投入されていることがわかります。AIは、システムの効率性を高めることでプロセスを改善し、無駄を省くことで、こうした問題に対処できます。

†20 ［監訳注］原書では「integrated system」。過去の病歴や治療歴を網羅的に検索できるように、複数の医療機関から医療情報の提供を受け、統合的に管理しているEHRやレジストリ等を想定していると思われる。

AIを活用することで医師の燃え尽き症候群を緩和できる

医師の燃え尽き症候群は、米国をはじめ各国で大きな問題になっています。医師の約3人に1人がキャリアのどこかで燃え尽き症候群を経験し、プライマリ・ケアの医師の45％が「可能であれば仕事を辞めたい」と述べています。さらに、毎年300〜400人の医師が自殺しています。燃え尽きる理由は多様で個人差がありますが、多くは、官僚的/管理的な業務が多すぎて、十分な支援がないまま労働時間が増加していることに起因していると言われています。AIはその解決策となり得ます。AIが事務的な負担を軽減し、効率を上げるとともに、承認などの問題に確実に対処しなければならないという責任から免除することで、医師の生活の質を向上させ、必要な時間を取り戻し、医療費の節約を生み出せるのではないでしょうか。

AIは事前承認プロセス全体を合理化できますし、実際に現在でもいくつかの医療システムで利用されています。AIは、診察中に検査や処置の承認に関する意思決定を可能にします。例えば、医師が患者の膝の不安定さを評価するためにMRIをオーダーすると、申請要件が自動的に作成されます。そして、申請の結果が診療現場ですぐに確認できるようにデジタル形式で医師に送信されます。また、AIを利用することで、患者がまだ診察室にいる間に医師が完了させた承認申請の結果を照会できます。このように、AIの利用により、手続きから人手の作業を取り除き、治療の障壁をなくし、患者の受療の遅れを回避できます。患者の健康、患者と医師の生活の質に影響を与え、さらに効率化によって無駄な管理費用を削減するという利点もあります。

AIによって効率化が進み、管理プロセス/タスクを削減するにつれて、情報の取り込みや処理を行うために必要だった人材は不要になります。それでは、AIの導入によって雇用が脅かされることはないのでしょうか？

5.2.2 雇用の安定とAI

本書の他の章では、AIが医療提供者の能力を強化できることについて触れました。このことはAIが人間の仕事や経験に取って代わるのではないかという懸念につながります。この神話については、「1章　AIの神話と現実」で否定し、AIの統合と利用に関する倫理が、自動化による仕事の置き換えの回避を目的としていることを説明しました。しかし、依然として懸念は根強く残っています。

デロイトと英オックスフォード大学マーティン・スクール（Oxford Martin School）が共同で行った2014年の研究（https://oreil.ly/ZNsfW）では、今後10年から20年の間に、英国の医療職の35％が自動化されて消滅する可能性があると予測しています。他の研究では、人間の仕事の置き換えを伴うテクノロジーの普及を制限するさまざまな外部要因について言及しています。これらの要因には、テクノロジーの費用、規制や社会的受容の欠如、労働市場の成長とコストなどが含まれます。これらを総合すると、実際の雇用の喪失は15％程度に抑えられると予想されています[†21]。

これまでのところ、医療現場でAIによって雇用が失われたという報告はありません。最も自動化されやすい医療の仕事は、事務作業や情報伝達にかかる業務などがありますが、患者との直接的な接触に関わるもので自動化されるものはありません。一般的に、雇用者はAI化されたプロセスをサポートするために再教育されたり、新たなスキルを身につけたりしています。

米国病院協会の医療イノベーションセンターは、医療従事者の新たな役割と責任について、展望を発表しています[†22]。この展望では、AIで自動化された定型的な業務から労働者が解放されるにつれて、より付加価値の高い仕事に移行することが示唆されています。生産性と効率性が向上することにより、人間はより大きな責任を伴う業務に集中することができます。労働者は、AIとともに働くことで新しい技能を身につけます。

5.3 医療従事者の時間

看護師は、病院において医師よりも多くの医療的な業務をこなしています。看護師は、時間の大半（38.6％）をナースステーションで過ごし、患者の病室にいる時間は3分の1以下です[†23]。2019年にイランで看護師と医師を対象に行われた調査では、病院で時間を浪費する要因として挙げられた17の要因のうち、最も多く言及されたのは紙文書でした[†24]。医師が事務処理に時間を浪費しているという話であふれてい

---

†21 James Manyika and Kevin Sneader, “AI, automation, and the future of work: Ten things to solve for”(https://oreil.ly/ziMmI), McKinsey Global Institute, June 1, 2018.

†22 AHA Center for Health Innovation, “AI and the Health Care Workforce”(https://oreil.ly/17yKZ), December 2019.

†23 Ann Hendrich et al., “A 36-Hospital Time and Motion Study: How Do Medical-Surgical Nurses Spend Their Time?”(https://oreil.ly/Jcybh), Permanente Journal 12, no. 3 (2008): 25-34.

†24 Kamran Bagheri Lankarani, “What do hospital doctors and nurses think wastes their time?”(https://oreil.ly/sA5QO), SAGE Open Medicine 7 (May 5, 2019).

ます[†25]。AIの基本的なツールである自然言語処理と深層学習は、こうした課題に対処します。AIを使った音声認識システムは、コンテキストが理解されないために言葉が誤解されることがある単なる転写サービス[†26]と比べて、医学用語を理解して書き起こすことができます。自然言語処理の上に深層学習を重ねることで、言葉やコンテキストを理解するだけでなく、医師個人特有の診療行為や言葉遣いも理解できるようになります。基本的に、AIは医師の考え方を学習して、それに基づいて医師の言葉を書き起こすようになります。このような医師とテクノロジーのつながり方に到達するためには、医師の仕事の進め方を見直し、使用されるシステムを再構築する必要があります。リアルタイム医療では、大量の文書管理業務から解放されます。

5.3.1 環境と融合した人工知能

AIは、医師が患者と臨床的に有意義な関与ができる時間を確保するためのソリューションの一部となり得ます。素晴らしい可能性を秘めたソリューションとして、ACI（Ambient Clinical Intelligence[†27]）があります。ACIは、医師と患者を再び結びつける方法として注目されています。医師がキーボードを打ったり、診療録に書き込んだりする代わりに、マイク、スピーカー、生体情報モニターを診察室に組み込むのです。診察中でのすべてデータはすべてクラウドベースのシステムを通して取得されるので、医師とコンピュータとのやりとりは不要になります。AIは、音声認識技術を使って音声だけで部屋にいる個人を識別特定できます。ACIは、会話型AI技術（機械学習、音声合成、自然言語処理の応用）を統合し、診断に向けたガイダンスと臨床インテリジェンスを提供します。AIは、患者の病歴および症状に基づいて見落とされている可能性のある診断を指摘し、危険性のある薬物相互作用を特定して代替薬を推奨し、検査において最善の次のステップを提案し、診断や治療ガイドラインの推奨事項について医師に注意を喚起し、フォローアップのための診察の予約を生成し、介入によるデータ/結果をまとめるなどして、医師の仕事を支援できます。また、診療中に発生する日常的なミスをAIを適用することによって回避できるため、患者の健康状態も全体的に改善されるでしょう。

医師が管理業務から解放され、医師の燃え尽き症候群が減少することで、診療に

---

†25 Bruce Y. Lee, “Doctors Wasting Over Two-Thirds of Their Time Doing Paperwork”(https://oreil.ly/iRaKa), Forbes, September 7, 2016.

†26 ［監訳注］転写サービス（transcription service）は日本では聞き慣れない用語だが、医師のやりとりやテープからカルテに書き起こす（転写）業務である。

†27 ［監訳注］Ambient Clinical Intelligence は無理に訳すれば環境臨床知能とでもなるか。Ambient Intelligenceは人間を取り巻く環境が人間をサポートするものにしようというものである。

あてる時間が増加して医療全体が改善され、ひいては省資源で健康状態を改善することにより、長期的な医療費の節減につながるのです。MicrosoftはNuanceと提携し、ACIの開発と展開を促進させています。Google、Amazon、Appleもまた、患者と医療従事者の関係を強化する同様のテクノロジーに取り組んでいます。これらAIソリューションはまだ発展途上にあります。一方、AIを応用して明らかに効率化できることが確認された分野の1つは医用画像診断の研究でした。

5.3.2 画像診断と分析におけるAI活用

AIはパターン認識能力に特に優れているため、画像の診断や分類に強みを発揮します。放射線医学と病理学は、AIが強力な影響と効率化を及ぼすことが実証されている分野です。これらの分野でさえ、AIが医師の代わりをすることはより大きなリスクを生むことになるため、AIが医師に置き換わることは起こりそうにありません。AIの利用は放射線科医の仕事の仕方に変化をもたらしますが、放射線科医に取って代わることはありません[†28]。

放射線科医は、X線、CT、MRI、超音波、陽電子放出断層撮影（PET）など、医師が人体の内部構造や組織を間接的に可視化するために使用するあらゆる検査を読影します。病理医は、組織や生検のスライドにおいて、特定の疾患や病態に見られる特定のパターンを有する組織を顕微鏡で調べます。AIアルゴリズムとパターン認識により、経験豊富な人間の目でも見逃してしまうような異常を発見できます。AIが病気の特定において放射線科医や病理医よりも優れていることを示す研究が数多くあります。このことから、AIが医師の役割を引き継いだと期待する人もいるでしょうが、未だそうなってはいません。

AIと人間の知能は、医用画像を評価する際に同じようなアプローチをとります。人は画像を見れば見るほど、正解と間違いを学んで診断能力をより高めることができます。しかし、AIは無制限にデータを入力できますし、人間の目の能力を超える画素密度によるより詳細な検査が可能になるので、もう一段階上のレベルの診断能力に到達します。これにより、放射線医学のような分野は、「職人技や経験に基づく」科学から、「客観的な」科学へと変化します。

放射線科医は、かなり以前からデジタルの世界と関わってきました。放射線科医は、昼夜を問わず世界中のどこからでもデジタル画像を解析するので頻繁にリモート

†28 Thomas H. Davenport and Keith H. Dreyer, “AI Will Change Radiology, but It Won’t Replace Radiologists”(https://oreil.ly/7XXHs), Harvard Business Review, March 27, 2018.

ワークを行っています。放射線科医と検査を依頼する医師とのやりとりは、以前と比べると限定的なものとなりました。以前は、検査を依頼した医師が頻繁に放射線科を訪れて、放射線科医と一緒に撮影結果を確認していました。その際、検査を依頼した医師が放射線科医に臨床的な情報を提供し、放射線科医はその情報をもとに画像の評価と診断の確度を深めていました。今日のAIと放射線科医は、このような追加的なサポートなしに行っています。例えば、経口避妊薬を服用している35歳の女性が、心拍数の上昇と酸素飽和度の異常で息切れが激しくなってきたとします。経口避妊薬の使用は血液凝固のリスクを高めることが知られています。この情報と肺のCT画像で見つかった異常から、放射線科医は肺血栓塞栓症[†29]の可能性があると診断するでしょう。もし、この同じ患者が重度の喘息持ちであり、肺機能の急激な変化を引き起こすアレルゲンにさらされたこと、避妊薬の使用以外に肺血栓塞栓症の危険因子がないことなどの追加の臨床情報を入手していれば、CT画像の不確定所見は肺血栓塞栓症である可能性は低いと解釈されるでしょう。

人間が依存するような追加の臨床情報がなくても、AIはその優れたデータ分析によって、より高度な報告と診断を提供することができるので、AIは放射線科医に対して一歩リードしているように見えます。病理医も同様の課題に直面しています。これらのことを考えると、あらためてAIは医師に取って代わることが期待されるかもしれませんが、そうではなくAIは医師の能力を補強するために利用されていくのです。AIは、人間の放射線科医や病理医ができないような効率化を実現しているのです。

AIが放射線科医の能力を高めている一例として、次のようなことが挙げられます。前述したように、膨大な量のデータ解釈が必要でありながら、依頼する医師から提供される臨床的情報は少ないものです。現状は、放射線科医は画像の評価に時間をかけ、異常に関する臨床的な解釈は行わず、画像そのもののレビュー評価のみを提供するのにとどまっています。放射線科医は画像評価の専門家であり、臨床的に詳細な情報が提供されれば最も正確な診断を提供できることが多いため、適切な臨床情報が提供されない現状は、理想的な状態からの大きなギャップを生み出しています。放射線科医が臨床的な解釈を提供しなければ、他の医師は（知識があるものの）画像の詳細なニュアンスを十分に理解することなく、独自に臨床的な解釈を行うことになります。AIは、画像解析とデータの評価の基本的な作業を放射線科医に提供することで、このギャップに対処するのに役立ちます。そして、放射線科医や病理医は、完全な臨

†29 ［監訳注］原文では「lung clot」。直訳すると「肺の血塊」であるが、文意から想定されるのは肺血栓塞栓症であると思われる（魔狸先生ご指摘による）。

床的解釈を行うために必要な時間を確保することができます。

また、AIがこれらの分野を強化するもう1つの方法は、再現性を高めることです。つまり、AIは画像レビューの一貫性を高めます。人間による画像の評価は、AIによる評価に比べて主観的であるため、評価能力に大きなばらつきがあります。AIは医師を補強することで、より客観的なプロセスに近づけます。また、AIは電子カルテのデータマイニングを行い、放射線科医や病理医に結果の解釈に影響を与えるようなより多くの臨床情報を提供することもできます。

AIが放射線医学や病理学以外に付加価値を与えられる分野には、医師の確認を必要としない検査の陰性結果の識別、過去のスキャン/検査との比較、異常な検査結果に対する医師の解釈を支援するための電子カルテからのデータ集約、検査の品質管理、審査への意思決定支援の援用などが挙げられます。診断の伝達、患者の価値観や嗜好の重み付け、臨床判断、教育、政策や規制の適用、医師の介入が必要な治療などはAIでは対応できないため、AIは労働の効率性に影響を与えることはできますが、医師と置き換えることはできません。AIは効率化をもたらし、評価と提案のレベルをより高いレベルに引き上げます。効率化により医療費の無駄がなくなり、医師は患者本人に集中できるようになります。

現実には、すべては患者を中心に回っているのです。より良い治療とその治療の提供体制の強化は、健康状態の改善につながります。患者の生活に関わるAIの適用先としては製薬業界もあります。科学発展の賜物として新しい薬物療法を開発し、命を救っています。新薬が生まれるまで、あるいは既存の薬が再利用されるまでには、多くの開発段階があるため、医薬品開発や医薬品の承認に時間がかかるという問題があります。AIは、製薬システムの非効率性と無駄を解決するのに役立ちます。

AIの活用による医薬品の節約

医療費の無駄使いの要因として日常的に考慮されているわけではありませんが、医療費のうちもう1つ大きな割合を占めているのが医薬品です。1つの新薬を開発して試験するのに26億ドル、10年以上かかると言われているため、医薬品開発は製薬会社にとって挑戦的な課題となっています。そして、新薬の開発コストは9年ごとに倍増しています。製薬会社は、AIをプロセスに組み込むことで研究開発時間を短縮し、医薬品開発プロセスにおいて費用と時間のかかるエラーを減らせる、というメリットを感じています。

2017年に多くの大手製薬会社がAIスタートアップと組んでプロセスの合理化に取り組みました。その例の1つにアストラゼネカがバイオ医薬品企業のベルグと組んで、神経疾患のバイオマーカーの探索と薬剤開発に取り組んでいます。他にも、ジェネンテック（世界的な製薬・ヘルスケア企業であるロシュの子会社）がGNSヘルスケア社のAIプラットフォームを使って、がん治療薬の分析を行っています。この共同研究では、大量のがん患者データをコンピュータモデルに変換し、このモデルを使って、がん化学療法の新しい治療標的を特定しようとするものです。全体的な目標は、AIを適用して現在のプロセスの効率を高めること、つまり、よりハードではなくスマートに仕事をこなすことで新薬の生産にかかる時間を短縮することです。

医薬品開発にAIを活用し、プロセスを効率化してコスト削減につなげた例として、テクニオン-イスラエル工科大学のシャハール・ハレルとキラ・ラディンスキによる研究があります。現在、製薬会社では、まず研究者が非臨床試験を行うという流れになっています。微生物や動物の研究をもとに、新しい治療法に使えそうな特定の分子を探すというものです。分子探索は、科学的な経験や現在の治療薬に基づく治療の新しい仮説から生み出されます。ハレルとラディンスキは、このような現在の医薬品開発のモデルに従うのではなく、人間のガイダンスなしにコンピュータが賢く予測することを可能にしたのです。彼らは、1950年までにFDAに認可されたすべての医薬品の化学組成と何十万もの既知の分子に関する情報をコンピュータシステムに入力しました。そして、この膨大なデータをもとに、AIが候補となる分子を導き出しました。驚くべきことに、ハレルとラディンスキーは、既存の薬をもとに1,000種類の新薬を提案するようシステムに指示したところ、提案された薬のうち35種類が、実は1950年以降にFDAによって承認された薬であったことがわかりました。このシステムは新薬創製のための新しいモデルとして、時間を大幅に短縮し、実行可能な薬物療法を予測できるものとして非常に有望なものです。

現在、ほとんどの製薬会社は、有望な新薬を求めて大量の分子をスクリーニングしています。そして、生物医学の研究者は、それらが有効な薬物であるかを判断するために、数多くの試験を行います。このプロセスは、非常に時間がかかるものです。AIが人間にとって労力と資源を必要とする分子スクリーニングを行うことで、このプロセスを支援します。

さらに、AIは、与えられた分子形態の薬物の生物系における有効性と安全性を予測するのにも役立ちます。そのため、可能性を秘めた新薬が動物系において有効性を欠く、あるいは予定された投与者に好ましくない副作用を引き起こす可能性が判明し、医薬品開発プロセスが頓挫する可能性を事前に予測・特定できます。このようにAIを活用することで、大幅な時間と人的資源の節約ができ、研究者は人的資源をより有効に活用できるような開発段階に到達できるのです。この結果、医療費が大幅に削減され、新しい治療法がタイムリーに生み出され、患者の健康状態が改善されるのです。

また、AIは既存の医薬品を、既存の病気や症状の代替療法として転用できる可能性があるかを調べることもできます。実際に市場に出る可能性のある医薬品は10％以下です。しかし、これらの「失敗した」治療法のそれぞれに、何百万ドル、何百万時間という人的資源が費やされています。AIは、さまざまな開発段階にある「失敗した薬物療法」の膨大なデータベースを分析し、元々設計されたときのものとは異なる疾患治療プロトコルに使用するために転用（「転用（repurpose）」とは、当該医薬品が開発された当初の目的とは異なる治療にも使えないかを模索する試み）できるかを調べられます。COVID-19の治療におけるレムデシビルの使用のように、転用が効果的でない、あるいはわずかな効果しかないことがよくありますが、標的治療薬はもっとうまくいくことが多いのです[†30]。

AIに関連する利点の1つは、人間に見られるバイアスがないことです。例えば、ある研究者が自己免疫疾患（ループス[†31]など）の治療のための薬物を設計したとします。医薬品開発の過程で、その分子や薬剤がループスの治療には適さないことが判明するかもしれません。この分子は自己免疫疾患の治療のみに使用されることを意図していたので、別の使いみちを検討するとしても、他の自己免疫疾患の治療のみに考慮されるべきであるという人間のバイアスがかかるかもしれません。AIはそのようなバイアスを持たずに分析するので、この薬をがんの化学療法薬として、あるいは湿疹の治療薬として使えることを発見するかもしれないのです。このような転用はよくあることです。ブプロピオンは、精神疾患の治療薬としてのみ使用されていましたが、ブプロピオンを使用する患者と禁煙の間に相関関係があることが研究者によって明らかにされました。現在では、この薬（商品名ザイバン）はタバコ中毒の治療薬としてよく知られています。ブプロピオンは1980年代に作られましたが、禁煙を助けるという用途が見つかったのは2000年代初頭でした。

人間の研究者が、意図した用途で処方された薬と、予期せぬ副作用の相関関係を見いだすのに何年も何十年も待つ代わりに、AIが分析を行い、既存の薬や開発に失敗した薬の新しい用途を見つけ、世界中の患者に利益をもたらすことができ、さらにコストと時間の節約にもなります。

バイオインフォマティクス企業のインシリコ・メディシン（Insilico Medicine）は、治療領域に合わせて薬を設計するのではなく、新薬の治療効果が期待できる場所をAIで予測することに成功しました。インシリコはAIを使って、既製品の医薬品に曝露したヒト細胞の膨大なデータを検証し、その結果を開発中あるいは発売されたばかりの医薬品と比較します。このプロセスを通して、その医薬品が元々意図されていた用途とは異なる用途にも使えることを発見できます。

注意すべきこととして、FDAはまだAIが開発した薬を承認していません。ですが、開発段階の薬や既存の薬の代替の用途を発見し、市場に投入されるまでの膨大な時間を短縮できることが期待されています。分子の同定や薬物設計の段階から始めずに済むとなると、医薬品の開発に関連する費用は著しく減少します。また、特定の患者の症状に対して代替治療が利用できるようになるまでの時間も短縮されます。製薬におけるAIの利点の一部として、時間の効率化、プロセスの効率化、時間がかかる人間の作業時間の減少、患者に追加の治療法を提供するための所要時間の短縮などが挙げられます。

5.4 まとめ

医療には膨大な無駄がありますが、AIを活用することで、その一部を是正できます。効率化が鍵です。医療に不可欠な構成要素でありながら人間の感性や思考を必要としない時間のかかる仕事を、AIは引き受けられます。AIは医師の診療を強化しますが、それをもって医師を置き換えるといったリスクは発生しません。むしろ、AIの能力を利用して、医師や医療制度の負担を軽減し、ケアの非技術的な側面に集中でき

†30 ［監訳注］原書が出版されたのは2021年4月である。その前の執筆期間当時はCOVID-19の治療についてさまざまな知見が集められていた段階であり、著者の指摘の通りレムデシビルに著効は見られないと主張する論文もいくつか出ている。しかし、最近の例では、レムデシビルで効果が見られる対象者の報告も出ている。日本では2021年8月にレムデシビルの保険収載がなされており、効果がある旨も報告されている。従ってこの部分については現時点ではあてはまらない可能性があることについて指摘しておく（木村、魔狸）。

†31 ［監訳注］この「自己免疫性疾患（ループス）」は「全身性エリテマトーデス」のことと思われる（魔狸先生ご指摘による）。

るようにすべきです。それによって、私たちは皆、より低いコストで、より健康的な生活を送ることができるようになるのです。

本章で述べたように、AIはさまざまなアプローチで医療の無駄を解決できます。

- 請求、支払い、給付処理のリアルタイム処理
- リアルタイム処理とAIの組み合わせで医療費の決裁環境を再構築†32
- 消費者/患者の個別最適化による、患者への支援とウェルネスの実現
- 診断をより正確に、早く、幅広く提供する
- 冗長な事務処理の削減
- 紙文書作成の手間を削減
- AIを活用した患者の消費行動の修正により、ドクターショッピングを減らし、適切な医療機関への効果的な誘導

AIが適用されるところでは、どこでも効率化が図られ、医療費の削減が実現します。医療へのAIの導入が遅々として進まないことが懸念事項となっています。医療分野ではテクノロジーの導入は、医師を患者から引き離し機械だけで医療が行われるようになると懸念されているため、医療におけるAIの活用に関する議論は静観されています。私たちは透明性を提供し、AIが医療の提供方法にどのような影響を与えるのか、そしてなぜ費用を抑えて無駄を削減することがより健康な社会という目標を達成するために重要なのか、について理解を深める必要があります。未来に目を向けると、現在のAIの医療への応用をさらなる高みに引き上げる新たなトレンドが見えてきます。将来的には、AIは我々の医療システム、医療提供者、支払者、患者にとって不可欠な存在となり、最終的にはステークホルダーをシームレスに連携させる医療が実現されると考えています。

†32 "How AI Can Help Reduce $200B in Annual Waste", Optum, n.d.

6章
AIを使った医療アプリケーションの登場

人類が誕生して以来、テクノロジーは人間の労働負担を減らし、効率性を高めて、人々が他のことに興味を持てるようにしました。経済や社会に影響を与える汎用技術（GPT）は、医療を含むすべての産業に最大の影響を与え続けています。電気、電子、機械、自動車、コンピュータ、医薬品、インターネット、そして現代のAIは汎用技術の一例であり、ゲームチェンジャーとなりました。汎用技術は至るところに導入されており、継続的なイノベーションのための構成要素であり、究極的には人々の生活様式を改善することを目的としています。AIは汎用技術であり、同じく社会に医療を改善する機会を与えてくれます。

私たちの医療システムは、ここ数十年医療提供体制があまり変わっておらず、制度疲労を起こしているのではないかと思います。病気になったり、気分が悪くなったりした人は、かかりつけ医を受診したり、専門医の予約を取ったり、あるいはインターネット検索やお気に入りの健康アプリを使って自身で診断を試みたりします。そして、医師に予約を入れ、検査を依頼し、治療を受けます。これには時間がかかり、結果も一貫性がありません。

今日の医療システムは、人々が健康を維持するために積極的に関与するのではなく、時折起こる事態のみに対応するようになっています。アンビエント・インテリジェンスが登場し、スマートな“モノ”が爆発的に増え、水面下の至るところにてAIが使われることにより、私たちは医療の方向性を変えられます。私たちは、人々が自分の健康状態を自己管理し、またそれを支援する、より魅力的なソリューションを構築することができます。患者は医療の消費者であり、家庭内の機器、ウェアラブル端末、ソーシャルメディアを通じて関与できます。

本章では、人々の健康を維持することが当たり前になった未来を想像してみましょう。前章で述べた個別化医療とコネクティッド・ケアが現実のものとなるのです。患者は医療従事者と同じ空間にいる必要はなく、最善の治療を誰もが即座に利用できるようになります。本章では、AIを搭載したアプリケーションの可能性という視点を通して、医療の未来を紹介します。経営者、医師、スタートアップ企業などが、彼らの力の限りにAIヘルスケアの開発を進め、人々の健康的な生活に役立つアプリ、ウェブサイト、サービス、製品などのアイデアを実現することを期待しています。

6.1 人々の健康改善

これまでの章では、AIを活用した技術が、人間の生活の質、そして量を向上させる可能性について説明してきました。この概念は非常に重要であるため、ここで軽くおさらいをします。医療におけるAIは、次のようなことに利用できます。

- 集団健康モデルを分析して、糖尿病などの発症リスクのある患者を特定し、発症を予防するために介入する[†1]
- 治療計画を最適化し、患者に最適なアクションを提供[†2]
- 医療や遠隔医療をより効果的にする個別化医療を実現する
- AI臨床判断支援システムによる臨床判断の強化[†3]
- 医師の専門知識を、これまで十分なサービスを受けていなかった地域や社会でも利用できるようにして医療サービスを民主化する[†4]
- ウェアラブル端末などのデジタル技術を活用し、医師を受診する代わりに自宅で検査を行うことで、医療システムにアクセスできない人々を見守る
- デジタル画像を解析し、眼の疾患やがんなどの病気をより正確かつ効率的に発見する[†5]
- 患者、消費者、医療機関、保険会社、その他医療エコシステムのすべての人との連携をスムーズにすることで、リアルタイム医療へと変革する

---

†1 Irene Dankwa-Mullan et al., “Transforming Diabetes Care Through Artificial Intelligence: The Future Is Here”(https://oreil.ly/S8Stf), Population Health Management 22, no. 3 (2019): 229-242.

†2 Rajiv Singla et al., “Artificial Intelligence/Machine Learning in Diabetes Care”(https://oreil.ly/yzrFm), Indian Journal of Endocrinology and Metabolism 23, no. 4 (2019): 495-497.

†3 Jessica Kent, “How Machine Learning Is Transforming Clinical Decision Support Tools”(https://oreil.ly/ryzGN), HealthITAnalytics, March 26, 2020.

†4 “Connected health: How digital technology is transforming health and social care”(https://oreil.ly/IA12J), Deloitte Centre for Health Solutions, April 30, 2015.

†5 Sandeep Ravindran, “How artificial intelligence is helping to prevent blindness”(https://oreil.ly/bdf62), Nature, April 10, 2019.

- 新薬開発の効率化[†6]

ムーアの法則は、コンピュータの能力が18ヶ月ごとに倍増することを説明していますが、AIの能力はさらに大きなペースで向上するであろう証拠がいくつも見られます[†7]。医師、看護師、ケア提供者、医学部、ヘルスケア企業、医療機関、保険会社は、お互いに見えるかたちで協力する必要があります。私たちは、アウトカムを改善するために医療をどのように変革できるかについて、より想像力豊かに考えなければなりません。基本的に、AIを利用したより良いアプリケーション、ソリューション、サービスが協力して構築され、賢明に運用されれば、私たちがより長く健康的な生活を送ることができるようになるはずです。

6.1.1 人々の暮らしを豊かにする

AIのようなテクノロジーは、便利な道具になることもあれば、悪用するための道具になることもあります。多くの研究者、科学者、哲学者がこれらの問題に対してさまざまな議論を行っています。医療の場でAIを使用する際の明確で明白なリスクとは、患者に害を及ぼすようなミスを犯してしまうことです。AIが普及することによって、1人の医師や1人の医療従事者によるミスとは全く異なる規模のエラーを拡大させる危険性があります。事務的な面だけを見ても、救命にかかる医療処置の認可を拒否したり、保険金を支払わなかったりすれば、人々に破滅的な影響を与える可能性があります。医療においてAIに代理権や自律性を持たせるのは、まだ時期尚早です。AIは人類に奉仕し、医療従事者の仕事を補強し、医療システムの改善を支援しなければならないのです。

医療におけるAIの機能が人々の生活を向上させるためにどのように機能しているかを説明するために、医療におけるAIについて、1920年代の主婦になぞらえて、そして特に家電製品のようなホームテクノロジーがどのように主婦の生活を向上させることを期待されていたかということと比較してみましょう。

1920年代に家電製品は女性の生活を大きく変えました。当時の家事労働者の大部分は女性でした。掃除機や冷蔵庫が普及し、主婦がより多くの仕事をこなせるようになりました。人を雇う余裕のない中流階級の主婦は、さまざまな家電製品を購入する

---

†6 Kathleen Walch, “The Increasing Use of AI in the Pharmaceutical Industry”(https://oreil.ly/NMPpV), Forbes, December 26, 2020.

†7 Cliff Saran, “Stanford University finds that AI is outpacing Moore's Law”(https://oreil.ly/FacYD), Computer Weekly, December 12, 2009.

ことで、家事の時間を短縮することができたのです。ここで注目すべきは、これらの技術的な発明（電気トースター、電気アイロンなど）が、GPTである電気を必要としたことです。1924年にはアメリカの家庭の3分の2が電気を使えるようになっていました。しかし、新しい技術である自動車が導入され、結局は家事の減少で浮かせた時間を奪ってしまいました。1920年代に家事に費やされていた時間と同じくらいの時間が、現在では子どもの送り迎えに費やされていると言われています。家事に費やす時間は同じままで、使われている技術だけが違うのです。

私たちの挑戦は、AIを使って医療を変革し、医療のあり方を改善することです。1920年代に家電製品で家事の一部が軽減されたように、今日インターネットが普及し、医師はAIを使うことで業務の時間が短縮され、患者を直接見るためにより多くの時間を充てられるようになるでしょう。もちろん、AIソリューションの構築により、医師が個々のAIシステムを使いこなすために時間を費やさざるを得ないのであれば、大きな進歩は望めません。だからこそ、目に見えない状態あるいはバックグラウンドで稼働し、音声のような自然なインタフェースを通してやりとりするコンピューティングが当たり前のものにならなければならないのです。

電気が発明された1800年代後半から、アメリカ人主婦の半数以上が電化製品を利用するようになる1925年まで50年ほどを要したというのは注目すべきことです。GPTの普及と応用は時間のかかるものです。「1章　AIの神話と現実」では、GPTの属性を定義し、説明しました。今後は、AIを活用した技術を医療に役立てるために積極的な行動を起こすことで、GPTとしてのAIはより早く普及するでしょう。

6.2 テクノロジーを医療現場で機能させる

では、実際にテクノロジーを医療に役立てるにはどうすればいいのでしょうか。また、自由な時間を奪っているかのようなテクノロジーにどう対応すればいいのでしょうか。

その答えは、患者データと他の医療関連システムを統合するために、これらの技術の活用をサポートするインフラとプラットフォームを構築し、AIを活用したテクノロジーを利用して、患者の治療の合理化、医師の管理業務の軽減、ヒューマンエラーの減少、費用の削減、患者アウトカムの向上を目指すことです。

まずは一例として、AIを活用した応用技術が、現在の医療をどのように変えていくかを見ていきましょう。そのためには、アンビエント・インテリジェンスへと繋げていくアンビエント・コンピューティング（「3章　モニタリング＋AI＝個別化医療への処方箋（Rx）」を参照）が必要です。次節では、アンビエント・インテリジェンスを定義し、患者、医師、病院システム、支払基金、保険者の視点を通してどのようにあらわれるかを見ていきます。

6.2.1 アンビエント・インテリジェンス

アンビエント・インテリジェンスとは、人の存在に敏感に反応するようになった物理的な空間にあらわれる知能のことです。アンビエント・インテリジェンスには、物理的環境にAIを埋め込んだスマート・オブジェクトが必要です。アンビエント・インテリジェンスは、こうしたスマートな環境で行動する患者、消費者、または医師にインテリジェントなサービスを提供するために、すべてのインテリジェントな“モノ”をまとめます。**図6-1**は、アンビエント・インテリジェンスを備えたスマートな環境を示しています。

アンビエント・インテリジェンスは、スマート環境における行動を支配・規制するインテリジェンス・AIシステムによって実現します。環境の設計によって、採用される機能が決まります。例えば、高齢者向け住宅のスマート環境には、カメラ、熱センサー、温度センサー、体重計など、さまざまなセンサーがあります。入居者の高齢者が数日間キッチンに立ち入っていないとか、転んで起き上がれなくなっているといったことを環境が察知します。このような事象をインテリジェンス・システムが理解し、ケア提供者や医療従事者を呼ぶなどのアクションを起こします。環境の設計次第では、高齢者は音声やジェスチャーで環境と対話できます。

これは目に見えず、環境にシームレスに存在することから、アンビエント・インテリジェンスと表現されています。インテリジェンス・AIシステムは、デバイス、サービス、人、テクノロジーを統合し、在宅高齢者の見守りなどの望ましいユースケースを可能にします。インテリジェンス・AIシステムによる統合は、しばしばデジタル・メッシュと表現されます。個別最適化、学習、予測、確率的推論など、すべてがインテリジェンス・AIシステムによって処理され、環境をインテリジェント化するのです。

Nature誌の記事†8は、このテクノロジーが医療の（比喩的に）ICUのような暗くて観察されない領域に関する我々の知識をいかに向上させられるかを説明していま

†8 Albert Haque, Arnold Milstein, and Li Fei-Fei, “Illuminating the dark spaces of healthcare with ambient intelligence”(https://oreil.ly/qKNVl), Nature 585 (2020): 193-202.

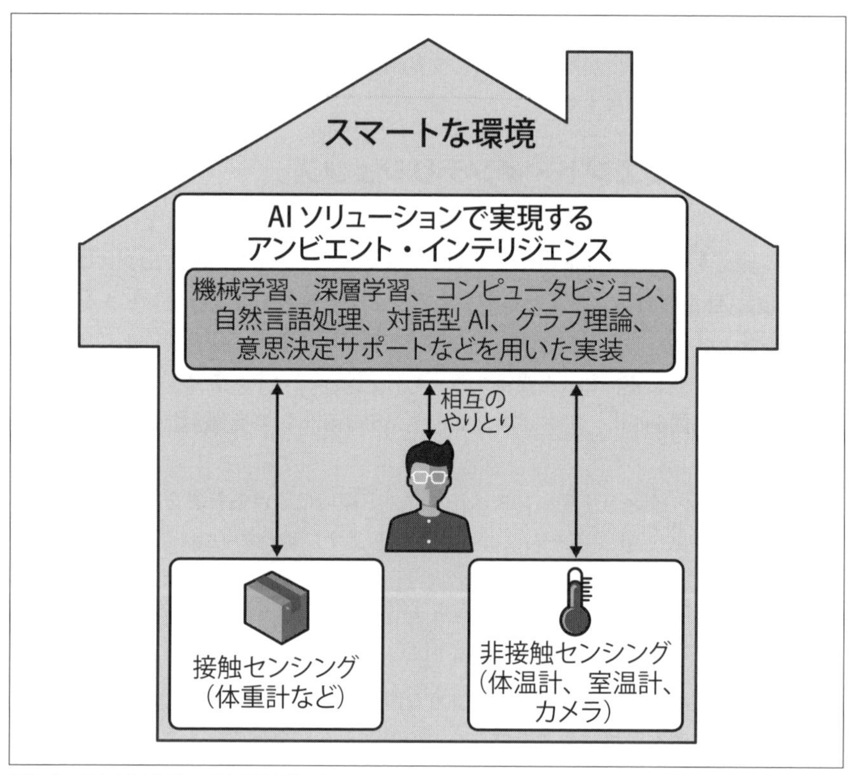

図6-1 アンビエント・インテリジェンス

す[†9]。ICUでは、治療計画に従って患者の可動性を監視し改善することが重要です。病室や医療機関の部屋にアンビエント・インテリジェンスを設置すれば、書類作成、病歴の検索、スケジュール管理、患者の質問への回答など、さまざまなタスクで医師を支援できます。

アンビエント・インテリジェンスは下記のようなメリットを提供します。

- 仕事、生活、遊びとテクノロジーのシームレスでユビキタスな統合
- 人の存在や行動を感知して反応する環境

†9 [監訳注] 詩的な表現でわかりにくいが、集中治療室(ICU)は重篤な状態の患者を24時間体制で管理する部屋である。おそらく著者はICUは照明が暗く落ち着いた環境であるとイメージしていて、その暗闇の中で医療機器やモニターからの光がICUの空間を照らし出しているように、AIによって人間の行き届かない知識や知覚が補完されてより良いケアにつながる、という心象風景を描いていると思われる。

- 人間のニーズを理解する住宅・介護施設・病院
- よりスマートで統合された日用品（例：体重計、水筒、歯ブラシ、家電製品、鏡）

図6-2は、AIサービスがエッジとクラウドの両方に存在するアンビエント・インテリジェンスの世界を示しています。家屋、介護施設、病院内のインテリジェントなオブジェクトはシームレスに動作します。それらを装着する利用者は、モバイルデバイスのアプリや家庭内のインテリジェントなオブジェクトなどを通して活動します。

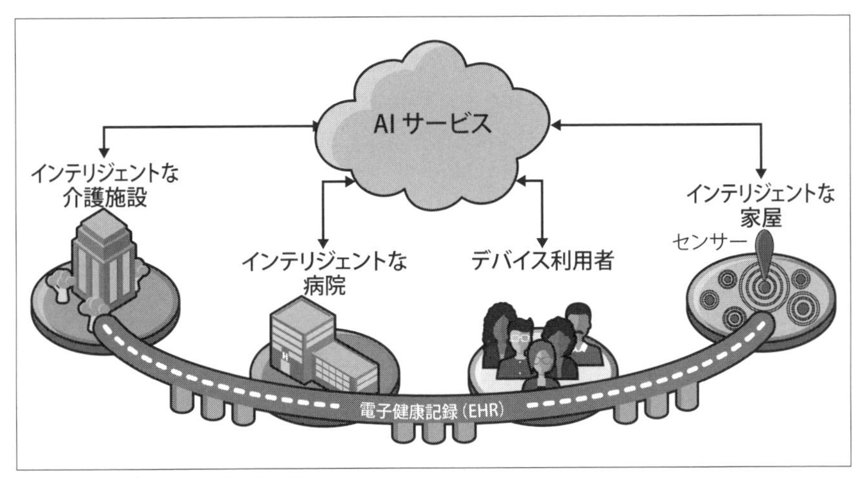

図6-2　アンビエント・インテリジェンス

AIとIoTの進歩は、アンビエント・インテリジェンスの段階的な発展を促進します。特にビッグテックやスタートアップ企業がその発展の中心となるでしょう。次の節では、患者、医師、病院、保険会社の視点からテクノロジーを見ていきます。

6.2.2　患者の視点

急病診療所、救急救命室、病院、診療所など、診察の予約や検診を希望する場合、私たちは書類に記入しなければなりません。この書類はどこに行くのだろうと考えたことがありますか？　同じ医療システム内で治療を受ける場合でも、治療を受ける場所が変われば、さらに多くの書類が必要になります。

最近では、タブレット端末を使ってデータベース上の自分の記録を直接編集できるようになり[†10]、状況は改善されました。しかし、この情報は私たちの移動先に常に共有・連携されているわけではないようです。このような医師の管理負担と患者の無駄な時間を少しでも解消するために、IHR（個人健康情報管理：Individual Health Record）が開発されました。米国のある大手医療保険会社は、独自のIHRシステムを構築し、その保険会社の会員は日常的に利用しています。

患者のIHRは、患者とともに移動します。IHRには最新の処方状況、病歴・手術歴など患者個人の生涯にわたった、すべての情報が含まれています。AIはまずここで活用できます。電子カルテ（EHR）以前は大量の紙カルテが書庫に保管されており、さらに古い紙カルテは医療情報保管施設に送られていました。人間が紙カルテからデータを抽出するときに混乱が生じる可能性があります。「組織学的検査（顕微鏡での評価を必要とする検査）」と記載された子宮頸がん細胞診の結果は、スキャンされて通常の検査結果の下にファイリングされるべきでしょうか、それとも病理検査結果の下にファイリングされるべきなのでしょうか？　人間がファイリング作業をすると、このように検査結果をどの項目にファイリングするかについての一貫性が保たれない可能性があり、後に医師が最新の結果を見つけることが難しくなります。人間による電子カルテへのデータ入力でも、心エコー図（心臓の超音波検査）が、全く異なる疾患に関連する腹部超音波検査の下にファイリングされるといったミスを引き起こしたことが報告されています。

AIは、こうした問題を直感的なインタフェースで解決できます。従来は時間と人的資源をかけていた仕分けを、AIを活用した技術によるインテリジェントな仕分けによって、データを適切な場所に配置するプロセスを自動化することができます。AIはさらに、音声認識や文字起こしを行い、電子記録への自動入力も可能にします。音声コマンド、ビデオ録画、病期や皮膚所見を記録するための写真も、自動的にシステムに取り込めます。さらに、AIが処理が困難であると判断した場合は、人間の評価や介入が必要なタスクであることをユーザーに警告を発することもできます。

そのようになれば、患者は追加の書類を必要とせず、自身に関するすべての情報が登録された状態で診察室に入れます。また、医師は診察時に患者の背景を把握するために私たちの健康状態と投薬に関するすべてのデータを即座に確認できます。眼のスキャンや顔認識、音声認識ソフトウェアにより、運転免許証の提示などによる本人確

†10 ［監訳注］原書での表現は「use of tablets to enter this information directly into our records」。紙書類のように毎回すべて入力するのではなく、データベース上に個人情報が記録されており、タブレットを通して必要に応じて参照、更新したり、新しい依頼があれば必要な差分の情報だけを追加入力するといったように配慮されている状態を想定して、このような表現をしているものと思われる。

認をすることなく、患者本人であることを確認できます。支払いに関する情報はIHRに記録されているので、私たちは書類に記入したり保険証を提出したりする必要はなく、直接事務局に伝達されます。AIは、診察中のすべての診療行為と関連している健康データの文書化を可能にします。診察室でのアンビエント・コンピューティングは、私たちが医師の診察を受けている間に、すべてのバイタルサインと関連する特定時点の患者に関するデータを取得します。医師やスタッフは、人と人との直接の対話に自由に時間を割くことができ、私たちと医師とのつながりを妨げるテクノロジー（タブレットやその他のデバイスなど）の存在を感じさせないのです。AIアプリケーションを搭載したスマートデバイスの使用による効率化は、適切な人間と対話する時間を確保しながら、我々の生活を向上させるという技術的目標を達成することになるのです。

医師の診察を受けたあとは、通常会計窓口に移動して自己負担分の金額の支払いが完了しているかどうか、また、フォローアップの診療を受けるための紹介状や検査が予約されているかを確認します。しかし、現在のシステムでは、検査を予約しても、保険会社がその検査が保険の対象であるかを確認し終わって承認するまでに、患者は数日から数週間ほど待たなければなりません。これまでの章で述べたように、薬と検査/処置の両方の事前承認を、治療を遅らせることなく即座に完了させる技術はすでに存在します。本書の執筆時点でも、独自のIHRを作成した保険会社が、リアルタイムに投薬や検査の承認判定を行うシステムを開発し、医療機関のネットワークに展開しています。患者は、診察室を出る前にフォローアップのための検査、処置、紹介状などを予約して完了させることができます。手続き上、自己負担分の金額は自動的に医療貯蓄口座（HSA）から引き落とされ、医師の診察料や検査費用などを含む診察に関する請求は完了し、IHRに登録してあるデビットカードやクレジットカードを通じて診察室を出る前に支払いが行われます。保険証の裏に記載されているカスタマー・サービスの番号に問い合わせなければ解読できないような内容の請求通知書が自宅に何通も届くようなことはなくなるのです。

カスタマーサービス担当者（CSR）はエージェント（代理人）やアドボケイト（代弁者）などさまざまな呼び方があります。彼らの役割は、顧客や患者からの苦情や質問に対応し、最近の予約で発生した可能性のある人的ミスを修正することです。カスタマーサービスに連絡する必要がある場合のシナリオを考えてみましょう。あなたは最近の予約で保険でサポートされている医療ネットワーク内の医師を選択し、保険の控除額を支払いたいと考えています。しかし、何らかのミスにより、その受診したいと思っていた医師は医療ネットワーク外として表示されてしまいました[†11]。請求書が正しくなかったので、CSRに電話します。CSRが親切であれば、医師のオフィスに電話してエラーの原因を確認する間、15分から30分間あなたを保留にし、システム内で修正し、新しい請求書をあなたの自宅に送ります。AIはこうした事務作業をすべて円滑にし、この種の人為的なミスを防ぐことができます。エラーや時間のかかる電話が避けられるようになるので、本質的にCSRの必要性は劇的に減ります。ここでも、テクノロジーは人間の仕事を減らし、効率化を図るという目的を達成することになるでしょう。

あなたがかかりつけ医の診察を受けているときに、医師が音声による指示入力を使って専門医の予約を取ります。保険会社は診察中にただちに専門医の診察を承認します。従来のシステムでは、あなたのデータを専門医のオフィスに転送して確認できるように、別途、情報公開（ROI：Release of Information）の書面に署名する必要がありました。そして、診療所のスタッフがあなたの記録を見つけ、関連するすべての検査結果や医師のメモなどをダウンロードし、そのファイルを専門医にメールで送ります。この種の作業を行うのは通常看護師や医師ではなく医療事務員であり、どの情報が関連するのかを知ることが難しいため、ミスが発生する機会が多くなります。AIは、そのインテリジェンスを駆使してデータを確認し、専門医がレビューするために関連するすべての情報を取り込みます。IHRを使えば、すべての記録と関連情報を持ち歩くだけでなく、スマートフォンを使って専門医へ必要な情報を送ることに承諾することもできます。この未来のシナリオでは、あなたの時間の大部分は人と接することに費やせるようになるでしょう。あなたは座って医師と目を合わせて対話していました[†12]。人と接するだけでなく、テクノロジーとも何度もやりとりをしていましたが、それらはとても控えめなものだったので、ほとんど気がつきませんでした。今や、あなたは遅延や手間を最小限に抑え、必要な医療を受けたり追求したりする際のあらゆる障壁がAI対応テクノロジーの助けによって取り除かれ、すべてが満たされ

---

†11 ［訳注］米国では自分が契約している健康保険プランで受診できる医療機関をin-network、そうでない医療機関をout-networkと区別し、それによって保険の控除を受けられるかが変わる。米国の保険は複雑で、まず何回受診してもトータルの医療費が控除対象の金額（deductible）を越えるまでは全額自己負担となる。そして、控除対象の金額を越えてから、その越えた分の一部分を保険会社が負担することになる。なので、当該の患者は、控除対象の医療費として認定してもらえるようにin-networkの医療機関を選んだが、手違いによってout-networkの医療機関として請求されてしまったということ。修正されない限り、控除対象の金額として積み上がらないので、保険会社の一部負担を受けるところから遠くなってしまう。

†12 ［監訳注］今は医師が電子カルテばかり見て、患者の顔を見て話す時間が減ったというような批判がある。そのような批判を念頭にAIを導入すると医療従事者も事務作業の負担が経験するため、患者との対話により集中できるようになる、ということを言いたかったと思われる。

ています。

　このように、目に見えないテクノロジーであるアンビエント・インテリジェンスが、業務上の摩擦を減らし、患者の体験を向上させることを実証してきました。次は、医師の体験をどのように改善されるかを見ていきましょう。

6.2.3　医師の視点

　1人の医師が医学のあらゆる分野で専門家になることは不可能であり現実的ではありません。医療分野の領域はあまりにも広大であり、また成長し続けています。そのため、医療はより専門化され、すべての医師がそれぞれの専門分野に特化するようになっています。ペイシェント・ジャーニーに必要とされる、患者の治療を指導し、治療の司令塔となるプライマリ・ケアを担う医師が不足しています。これまでにも、司令塔たる医師がいない場合にばらつき・無駄があり、質が低い治療を招くことについて述べてきましたが、さらに詳しく見ていきましょう。

　最近は、専門分野や専門技能（心臓の専門医は循環器内科など）だけでなく、働く場所や時間帯でも分類されるようになりました。ホスピタリスト（hospitalist：入院医療のみを担当する医師）、ノクターナリスト（nocturnalist：夜間のみ勤務する医師）、レイバリスト（laborist：出産のみを扱う産婦人科医）など、数え上げればきりがありません。医療が高度に細分・分断化した現在では、プライマリ・ケア医が、患者の治療過程全体を管理する人物として、より重要性を増しています。プライマリ・ケア医は、何かを建設したりエンジニアリングしたりするときのプロジェクトマネージャーやプログラムマネージャーに似ていることが多いのですが、これになぞらえるとしたら、「エンジニアリングされる」のは患者の治療プロセスです。

　さらに説明すると、糖尿病を患っているときに循環器内科を受診した場合、循環器内科医は心臓の問題だけに注目し、血糖値の問題には触れず、別の医師がこの状態を管理することを期待します。しかし、コントロールされていない糖尿病は心臓疾患の大きな危険因子であり、糖尿病をコントロールすることで心臓の健康状態を改善できます。私たちは人間として一体的な存在であり、個別の臓器系ではありません。今日のシステムでは、プロジェクトマネジメントの役割の必要性があまり認識されていませんが、患者はプライマリ・ケア医がその役割を果たすことを期待しています。しかし、医師は、時間的制約や業績に関する評価基準のために、しばしば特定の症状のみに集中することを余儀なくされ、患者の治療が複数の専門医や医療機関を必要とする状況でペイシェント・ジャーニーを導いていく能力を持ち合わせていないかもしれません。

ここで、テクノロジーと効率化の必要性はどのように作用するのでしょうか。AIと同様に、プライマリ・ケア医は膨大なデータを取り込み、それらの情報を短時間で処理して、複雑な診断や治療計画を立てています。AIには医師を助ける役割があります。AIは、膨大なデータベースを分析し、医療管理上の判断を導くための情報を取り込むことに優れており、また、人間の医師が燃え尽きてしまうような多くのデータでも取り込める無限の能力を持っています。テクノロジーは、ファシリテーターとして医師を助けるのです。大量のデータの取り込み、診療記録や患者情報の確認、薬の相互作用の評価、治療のサポートなどをAIが行うことで、医師の管理業務などが軽減され、医師が患者と向き合う時間が増えます。同様に重要なこととして、AIは患者のヘルスケア・ジャーニー（生涯を通じた健康状態や医療との関わり方）に関わる知識を追跡し保持するために利用できます。

病室に入ると、医師は患者に関して必要な病歴の記録を音声で検索します。診察室でタブレットに書き込んだり、パソコンに打ち込んだりする必要はないのです。患者と医師の間で発生するすべてのデータと作業は、テクノロジーによって把握されます。医師の診察時には、部屋全体に設置された目立たないセンサーで生体情報が取得されます。患者との会話や医師の指示は音声センサーに伝えられ、診察内容や治療方針が記録されたメモが作成され、スマートフォンで閲覧できるようになります。あなたの担当医が、肺炎の予防接種の時期であることを見落としていたので、AIが担当医に対して、あなたに今日予防接種の検討を伝えるようさりげなく促します。あなたの担当医が新しい降圧薬を処方しましたが、その降圧薬は特定の少数民族では効果がないことや、深刻な副作用があるかもしれないことは気づいていませんでした。あなたが診察室を出る前にAIが医薬品の文献を調べて、この公表されたばかりの情報を特定し、それをあなたの担当医に伝えます。そして、医師はあなたと確認して適切な降圧薬に処方しなおします。

新しい降圧剤が効いているかどうかを知るために医師は何週間も待たずとも、接続されたセンサーがあなたの血圧に対して薬が効いていることを医師に知らせてくれます。AIはあなたの個人的なデータポイントを確認し、あなたにとっての正常範囲、そして医師の指示に対して適切な範囲に留まっているかを確認します。あなたの活動レベルや全体的なエネルギーが良好であることを示していたとしても、測定値に顕著な下降もしくは上昇が生じれば、医師に警告を発するのです。テクノロジーは、あなたの現実のデータをもとにした治療の意思決定を可能にし、医師の仕事を強化します。介入に関するリアルタイムの情報がケア提供者に提供され、テクノロジーを駆使したコミュニケーションを通じて治療に対してあらゆる緻密な調整が行われ、薬局は必要に応じて薬の変更依頼を直接受けることができます。

このような情報がリアルタイムで医師に伝えられることの価値は計り知れないものがあります。リアルタイムに近い状態で、患者は治療に関して細やかな調整を受けられます。こうした調整を通して血圧や血糖値などの数値が大きく変動するのを防ぐことができるのです。実際、AI搭載のコネクテッド・デバイスは、インスリンポンプや持続的グルコースモニターが糖尿病患者の管理で行っていることを反映していると言えるでしょう。原理は同じです。血圧や血糖値が異常に大きく変動するのを抑制することで、人体への微小な損傷やダメージが少なくなります。また、これらの値の大きな変動に伴う症状の発生を防ぎ、患者のQOLを向上させます。医学的状態を継続的に把握・管理することで、医師は患者がより健康で生きがいのある生活を送るための新たな手段を手に入れることができるのです。これまで情報不足に悩まされていた医師が病気をコントロールできるようになり、それによって患者は恩恵を受けられるようになったのです。

AIによって強化された技術によって多くのことが処理されるため、医師はAIによってわかりやすくグループ化された関連データを評価したり、患者のために時間を費やしたりすることができるようになります。また、AIが継続的に医療データベースを検索し、最新の治療計画や医薬品を調べることで、次の最適な治療計画やステップに関するリマインダーを送ってサポートすることができるのです。

医療機関のスタッフは、患者や薬局、保険会社への電話連絡などの負担がなくなり、患者の治療を円滑に進め、患者が煩わしさを感じることなく医療機関で良い体験を享受できるよう、自由に行動できるようになります。患者はもう、診察室で誰かが会計について説明しに来るまで20分も30分も待つ必要はないのです。医師やスタッフは、部屋割りや患者の移動を最適化することによって収益の改善も期待できます。医師に時間が取り戻されて、患者にとって最も重要なことを行えるようになり、患者との関係を発展させて、患者の医療と健康行動上のニーズを真に理解し、対話の障害となるものが排除された状態下に患者との1対1の対話を通して患者やその人格全体に対してしっかりと向き合えるようになります。

これまでの章では、医療従事者とそのスタッフがいかに管理業務に膨大な時間を取られているかについて述べてきました。この負担をテクノロジーで軽減し、患者のニーズや要望を効率的に処理することで、医師は自身の医学知識を最新のものに維持することに時間を使えるようになります。AIは、医療の変化を予測する学術論文を医師に知らせたり、治療ガイドラインの更新や医薬品の回収を通知したりすることを通して医師を支援します。これにより、医師は刻々と変化する医療システムや医療の最新情報を確実に把握できるようになります。医師に多くの情報が与えられることは、医療を提供する側にも患者側にも恩恵があります。AIの支援によってミスが少なくなります。

AIを活用した技術と医師の知識の両方を用いて病状を細やかに共同管理することで、医師はより良い品質スコア（患者はHealthgradesなどのオンラインレビュープラットフォームを通じて評価し、保険会社は品質スコアを使用して、誰をカバーしどのような償還を提供するかを決定する）を得ることができます。医療機関の品質スコアが高ければ高いほど、診療報酬も高くなり、担当する患者も増えるため、医療機関の収益も増加します。

最後に、AIを活用した新しいトレンドは、医療機関の自立性を高め、患者に対してより深く注力できるようにします。事務的な作業、患者との希薄なコミュニケーション、医療助手が患者を診察室に通すまでの待ち時間（診療形態にもよるが、通常15分以上かかる）、その他の気が散ったり遅れたりするといったことがなくなります。医師は、必要かつ適切と判断した分だけAIに支援してもらい、自分たちが望む方法で診療を行えるのです。医師の燃え尽き症候群について多くの報告がありますが、医師の生活の質を低下させる主な要因の1つに、医師は経済的安定を得るために患者の予約をかき集めなければならないシステムに縛られている従業員にすぎないと感じてしまうことが挙げられています。

1920年代の家電製品の例と同じように、効率化とQOLの向上により、医師と患者の負担を減らすことが目的です。しかし、家電の例と違い、拡大・発展し続けるテクノロジーとその日常生活への思慮深い応用を通じてはじめて、医師と患者のためにそれを達成することができるのです。

患者や医師にとってのアンビエント・インテリジェンスの有用性は、ここに挙げた例にとどまらず、体験や治療を向上させる大きな機会をもたらします。もちろん、これは病院などの医療提供体制側にも及びます。

6.2.4 病院情報システムからの視点

AI技術による事務処理のサポートは医師だけでなく病院情報システムにも当てはまります。請求書、診療報酬請求、コーディング、患者の受付、保険会社による承認など、すべてAI技術の活用によって効率化することが可能です。

現在開発中のユースケースの中に、病院に影響を与えるさまざまな改善に向けた取り組みがあり、今後の利用拡大が期待されています。BIDMC（ベス・イスラエル・ディーコネス・医療センター）は、退院が遅延する問題に対処するためにAIを採用しました[†13]。BIDMCのAIの取り組みの一例として、BIDMCのデータをAIに統合することで、手術室の最も効率的な利用を決定できるようになりました。手術の種類、外科医のスケジュール、麻酔科医のスケジュール、および患者の入院期間などに基づいて計算を行い、推奨するためにAIが使用された結果、手術室の利用効率が向上しました。BIDMCの報告によると、整形外科医のスケジュールを2つ変更するだけで週の初めに必要とされるベッドが18％減少したそうです[†14]。こうして病院の患者収容力は増加し、システム内の患者の管理と流れが改善されました。

患者が自宅に戻ったときに必要な耐久性医療用具（DME：durable medical equipment）[†15]が用意できない、退院先の介護施設を探すソーシャルワーカーが不足している、介護施設が空いていない、といった医療以外の問題で患者が退院できずに入院し続けると、そのコストは膨大なものになります。その結果、多忙な都市部では患者が滞留し、救急救命室（ER）は病床を待つ患者でさらに混雑することになります。本来なら急性期病院から他の施設に転院したり帰宅できるほどに回復した患者たちによって、病床が占有される事態に陥ります。

AIツールは、他の後急性期医療機関を調査し、利用可能な在宅医療機関、耐久性医療用具の業者、患者データ、社会経済的変数などの膨大なデータベースを分析し、患者の身体的状況が整った時点で適切な時機に退院を促せます。AIは、時間の経過とともに複数のケースを評価・学習し、患者の医学的・社会的な基準に基づいて、最適な退院施設（または自宅）を推奨します。その結果、再入院（新たな問題が発生したため病院に戻される、または安全に自宅へ退院する準備が整っていない）が減り、費用が削減されるため、患者と病院システムの双方にメリットがあります。保険の種類にもよりますが、退院後30日以内に再入院が繰り返された場合、メディケアでは特定の条件下において保険適用から外れる場合があります。

さらに、治療判断に適用されるAIは、すでに多数の病院システムで採用されています[†16][†17]。そして他の方法でも退院時期にも影響を与えるためにAIの採用が拡大し続けています。健康関連のニュースサイトであるSTATでは、ミネソタ州のフェア

†13 Matt Wood, “Improving Patient Care with Machine Learning at Beth Israel Deaconess Medical Center”(https://oreil.ly/UMu2t), AWS Machine Learning Blog, March 4, 2019.

†14 Beth Israel Deaconess Medical Center, “AI-OK”, Giving Matters, Summer 2019.

†15 ［監訳注］耐久性医療用具は病気や怪我からの回復を助けるために、長期間にわたって使用される医療用具であり、医師から処方される。車椅子、杖、義肢などがある。

†16 Lauren Paige Kennedy, “How Artificial Intelligence Helps in Health Care”(https://oreil.ly/79Z2g), WebMD, reviewed by Arefa Cassoobhoy, November 29, 2018.

†17 Kumba Sennaar, “How America’s Top 5 Hospitals Are Using Machine Learning Today”(https://oreil.ly/4gBvn), Emerj, last updated on March 24, 2020.

ビュー・ヘルスシステム（Fairview Health System）が、Qventus社が開発したAI退院ツールを活用して、入院患者のすべての変数を分析し、退院や評価のタイミング、そしてどの評価を進めるかについて円滑に判断できるようになった事例が紹介されていました。医師は病院のダッシュボードの周りに集まり、退院予定日のある患者を表示し、それぞれの退院について潜在的な障害を特定できます。例えば、金曜日に退院する予定だった患者が、MRIを1日早く予約できれば、水曜日か木曜日に退院することができます。その成果は驚くべきものでした（https://oreil.ly/bu1UX）。最初の1年間で、午前中の退院が2倍増加し、患者の平均在院日数が8〜11％短縮されたと報告されています。

病院では他のAIの応用も試みられています。オレゴン健康科学大学（OHSU）では、ほぼすべての成人の入院患者が敗血症（感染に対して患者の免疫系が異常に反応したことによる臓器機能不全を呈している状態であり、命に関わる）を発症していないかをAIツールを使ってモニタリングしています。OHSUは、OHSU医療ネットワークを構成する主要な大学病院と2つの提携市中病院間の医療連携をAIを利用して調整しています。GEヘルスケアとの提携により、患者データと病院の国勢調査情報を活用したAIシステムによって、市中病院で潜在的な敗血症のリスクがある患者を特定し、より高度な治療が可能な大学病院に転送できるようになりました。同時に、症状の軽い患者は、必要に応じて市中病院に転送されて治療が行われます。患者は症状の程度に応じた適切な環境で治療を受けられるため、患者の安全性が高まります。このAIシステムの導入以来、OHSUは転院を拒否する回数が減少したことを報告しています（これは医療システムにおける病院環境の適正さと効率性の指標となります）[†18]。

AIツールは、ある種の肺炎の原因となる細菌を特定するのにも有用です。BIDMCでは、研究者が救急救命室（ER）から肺炎で入院した集中治療患者5万人のデータを調査し、そのデータセットでニューラルネットワークを訓練しました。AIツールは、肺炎の原因となっている細菌の種類を予測できました[†19]。

細菌性肺炎と診断された患者には、いずれにしても抗生物質が投与されるため、このツールの利点は明らかではありません。ここで重要なのは、医療の世界で薬剤耐性菌が増え続けており、これらの病原菌に対処するための特効薬がほとんどないという

†18 Jennifer Fox and Sam Worley, “A New App Sees Signs of Sepsis Risk in Patients—and Spurs Staff to Action” (https://oreil.ly/G9zex), GE Reports Stories | GE News, September 26, 2018.

†19 “Artificial Intelligence Can Help Predict the Bacteria Responsible for Pneumonia in Emergency Rooms” (https://oreil.ly/2poZW), American Society for Microbiology (press release), July 23, 2020.

ことです。薬剤耐性を考慮しないと、患者には何の効果もなく、もしくは害すら及ぶ可能性のある抗生物質が処方されることになります。唾液や痰のサンプルや喀痰の培養など、従来の臨床検査は、結果が出るまでに数日から数週間かかります。AIを利用した技術では、細菌の種類を予測できるため、最適な治療計画が立てられます。つまり、特定の細菌感染に的を絞った治療が行われるため、患者の治癒や反応がより早くなるのです。治癒が早ければ、治療の質が向上するのと同時に入院期間が短くなり、病床の回転が速まり、より多くの患者が受療できるようになるので、収益が増加します。

病院でのAIツールの活用の可能性は無限大です。オックスフォード大学附属病院は、周辺の複数の病院情報システムと連携して、e-Stroke suiteの技術を使用しています。このAIテクノロジーは、2020年3月に初めて導入されました。このソフトウェアは、脳とその周辺の血管の画像を分析し、損傷の可能性が高い部位とそれに関連して閉塞した血管を自動的に強調表示します。AIの支援を得て画像を迅速に分析することで、患者が最善のアウトカムを得るために、どのような介入を行うべきかを判断できます[†20]。

実際、多くの医師グループが病院システムにAIを組み込むように呼びかけています。複数の主要医療機関の医師たちが「BMJ Health & Care Informatics」に論文を発表し、病院でのAI活用の少なさを嘆き、患者ケアの強化のためにAI技術を適切に活用するよう呼びかけています。論文では「医療現場への具体的なAI導入の乏しさと私たちの日常生活におけるAI活用の現状から来る期待との間には明確な乖離がある」と述べています。また、著者らはAIの導入のために、まずそれを阻む病院情報システムの混乱を解消すべきだと病院に呼びかけています。その解決策の1つとして、病院のワークフローとプロセスにAIを統合する臨床部門の創設を提唱しています[†21]。

現在の臨床ワークフローに対してAIテクノロジーを真にシームレスに統合することを通してのみ、医療におけるAIの有用性が評価され、その目的が達成されるのです。病院情報システム、医療従事者、患者にとっての効率性と自由度を高めることは、AIと医療の仕組みが真に統合されることで達成します。そうでなければ、電子カルテの場合のように、機能不全のシステムで終わることになります。電子カルテは効率性を高め、ミスを減らし、医療の質を向上させるはずでした。しかし、その代わり

†20 Hannah Crouch, "Oxford University Hospitals begins using AI to help stroke recovery" (https://oreil.ly/ntPQ8), Digital Health, July 31, 2020.

†21 Christopher V. Cosgriff et al., "The clinical artificial intelligence department: a prerequisite for success" (https://oreil.ly/tacId), BMJ Health & Care Informatics 27, no. 1 (2020).

に、電子カルテ内の直感的でなくアクセスしにくい部分に入力された大量の不正確なデータを抱える羽目になったのです。公平に見て、電子カルテはもともと診療所での診察時に発生した費用をコード化するための請求ツールとして設計されました。その電子カルテを臨床データベースとして利用し、患者の実際の医学的問題の把握に使おうとしたので機能不全が発生しているのです。

最後に、医療保険者や支払者について、AIがどのように彼らの仕事のやり方を改善できるかを見てみましょう。

6.2.5 保険会社の視点

医療保険は多くの規制下にあり、州法や連邦法、そして規制当局によって規制されています。従来から医療保険者は事務処理に忙殺されていました。これまでの章では、ビジネスの観点からAIを活用することで、業務の合理化、管理負担の軽減、消費者/会員/患者との間で発生する複数の取引で発生するエラーの減少を図ることができることを説明しました。AIのようなテクノロジーは、これまで手間のかかっていたプロセスを自動化し、コスト削減や時間短縮につなげられます。さらに、消費者をより理解するためにAIを活用できます。AIを他の技術に応用することで、消費者行動の予測、病気の発症予測、消費者の嗜好の理解、消費者の特定の目的に合わせて最適化された価格と製品ソリューションを選定して提案できます。

AIを搭載したテクノロジーは、特定の消費者の嗜好や起こりうる健康リスクに合わせた最適な健康を維持・改善する製品を提供することができます。このような嗜好や健康リスクに関するデータはこれまでにも存在はしていましたが、活用されていませんでした。AIは、このデータを日常的に利用できるようにするための技術的な解決策を提供します。消費者1人1人の嗜好や健康ニーズに合わせて提供することで、保険はより魅力的になり、その効用は消費者にとって価値あるものとなります。一般的にY世代とZ世代[†22]は健康保険の利用頻度が低く、積極的な医療に本質的な価値を見いだせない傾向があるため、AIを利用して保険を世代に合わせて最適化することで保険ビジネスの増加を促進できる可能性があります。

メディケアやメディケイドのような事業分野に大規模に適用されるAIは、地域、嗜好、社会経済状況、その他医療費に影響を与える変数に至るまで、データを掘り下げられます。この技術により、保険会社はさまざまな分析セットや変数を設定するツールを手に入れ、無数の方法でデータを分析し、これまで以上に市場に関する洞察を得

†22 ［監訳注］Y世代は1980～95年生まれ、Z世代は1995年以降の生まれの世代。

ることができるようになるのです。将来的には、どのデータセットと分析の切り口とが健康アウトカムの改善に最も影響を与えるのかをAIに判断させるようになるでしょう。つまり、AIは分析そのものを容易にするだけでなく、どの部分母集団に、より焦点を当てた集中的な管理を行うべきかの判断にも利用できるようになる可能性があります。そして、人々がより健康的な生活を送れば、保険会社の財務基盤も改善されるでしょう。

今説明したことを実現するために必要な人的資源は相当なものになるでしょう。この分析をAIに行わせることで、AIが効率的に分析し、その知能を駆使して、どのモデルの分析が顧客の健康を改善しながらも最も良い節約につながるのかを、学習を通して判断できるため、コスト削減と時間短縮が可能となります。またしてもAIによって効率化と時間短縮が達成されるかもしれません。これにより、人間のアナリストや科学者は、解決策の検討やトラブルシューティング、そして現在の医療や保険会社の支払い・補償モデルを破壊するような真に革新的で創造的な方法を考案することに専念できます。

さらに、AIを活用した技術は、詐欺、無駄、不正請求という新たな技術分野にも応用が可能です。全米医療保険詐欺防止調査協会（NHCAA：National Health Care Anti-Fraud Association）は、控えめに見積もっても、年間680億ドル以上が不正請求に費やされていると推定しています。別の試算では最大で2,300億ドルとも言われています。残念ながら、世の中には悪質な医師が存在します。マーク・ウェインバーガー医師は、耳鼻咽喉科医として教育を受け、個人開業で年間1,400万ドル以上を稼ぎ出していました。彼の収入は、彼の診療所を訪れた何百人もの患者に手術を勧めることで成り立っていました。後に、その手術は不必要なものであったこと（何百人もの患者に関する保険の承認を得るために、たった1つの副鼻腔の異常所見が見られるCT画像が使い回されていました）、あるいは全く行われていなかったことが判明したのです。

AIを活用した技術はどのように役立つのでしょうか。AIは今日、患者や医療保険者を守るため、詐欺、無駄、不正請求への対応のためによく使われています。Blue Cross Blue Shield協会[†23]傘下の保険会社であるHighmarkは、AI戦略を立てて、2019年に2億6,000万ドル以上の削減を実現しました。2015年から2019年の5年間の推定削減額は約8億5,000万ドルでした。HighmarkではAIを利用して、医療機関の振る舞いや請求業務の変化を分析し、標準的な請求業務からの逸脱を従来のツールよ

†23 ［監訳注］非営利の医療保険連合。

りもはるかに効率的に予測できるようにしました。Change HealthcareはHighmarkの調査結果を検証し、同社のAIプログラムが業界標準を上回っており、団体顧客の医療請求の10%を削減し、全米の支払者よりも33%近く削減したことを明らかにしました†24。従来の詐欺、無駄、不正請求を検出するツールはハードコードされており、多くのアルゴリズムが使用されていました。医療保険者のシステムで不正行為が捕捉されても、時間の経過とともに不正行為の手法が変化するため、そのツールは限界があるものでした。また、ルールやアルゴリズムを更新するために必要な作業は高価で人的資源を必要とします。AIを使えば、人間のサポートなしで医療提供者の行動の変化を学習し、適応させることができます†25。

同様に、AIを保険数理やリスクモデルに適用することで、保険会社のリスクを低減し、結果として保険会社の利益を増加させるような、よりテーラーメイドな商品を提供できるようになります。自動車保険業界ではすでにAIが活用され、「安全な運転者」を特定し、運転者の安全性に応じた「マイル単価」による価格設定にインセンティブを与えています。これと同じような応用が医療保険にも可能で、保険数理モデルへのAIの応用が進んでいます。AIの予測モデリング能力を用いて、消費者のリスクに応じて医療保険の価格設定を決定しています。従来の保険数理モデルは、集団分析と保険金請求データの均質性を前提とした計算モデルに依存していました。AIモデルでは、個別の保険金請求データもモデルに加えることができます。また、AIにはコスト要因の変化に基づいてモデルを調整する機能がありますが、AIを搭載していないモデルにはありません†26。現在は積極的ではありませんが、Kaiser Permanente†27を含む多数の保険会社が、医療費の削減を推進し、質の高い健康アウトカムを実現しながら貯蓄と利益を増やすために、AIによるデータの統合とより徹底した分析に向けて検討しています。

事例を挙げていくときりがありませんが、最後にAIの業務効率化についてまとめます。保険会社にとって、AIのバーチャルアシスタントやその他の技術を活用して顧客、クライアント、クレーム、支払い、その他健康保険システムに不可欠なすべてのプロセスに対応させて管理負担を減らすことは、エラーの減少、効率性の向上、保険

†24 Jessica Kent, "Artificial Intelligence Saved over $260M in Fraud, Waste in 2019" (https://oreil.ly/net3K), HealthITAnalytics, February 4, 2020.

†25 "Making the case for using AI for healthcare fraud, waste, and abuse detection" (https://oreil.ly/DsXJq), Brighterion, July 7, 2020.

†26 Nicholas Yeo et al., "Literature Review: Artificial Intelligence and Its Use in Actuarial Work" (https://oreil.ly/wR2Bh), Society of Actuaries, December 2019.

†27 [監訳注] 米国の大手医療保険会社。

労務士が管理業務以外の業務を行う時間の増加、人間同士の交流に依存したより高度な思考に集中できること、AIに対応したテクノロジーを健康状態の改善と費用削減にどう応用できるかを検討するシンクタンクの創設につながります。これらはすべて保険会社と私たちに利益をもたらし、テクノロジーを使って人間同士の交流と高度な思考のための時間を作り出すという究極の目標に到達できるようにします。

ここまで、医療エコシステムの主要な構成要素の視点から、テクノロジーの活用について考察してきました。次節では、AIを適用・採用することで医療にもたらされる新しいアプリケーション、ツール、サービスの可能性について検討していきます。

6.3 新時代のアプリケーションやサービスの到来

AIを活用したサービス、アプリケーション、ソリューションを用いることで、患者の最適なケアパスを支援し、医師の意思決定を改善し、システム連携を円滑にし、患者の体験を向上させ、無駄を削減するヘルスケア企業、病院、医師には計り知れない恩恵が待ち構えています。このような未来を実現するには、ヘルスケア企業、テクノロジー企業、アカデミアの連携は必須でしょう。医療の改革への道筋は、投資やイマジネーションを必要とする困難なものであり、逆風が吹く非常に険しい道のりです。

- 古いシステムと大きな技術的負債が、既存企業の俊敏性を低下させ、運用コストを増加させ、現状を変える意欲を阻んでいる
- 医師と患者に質の悪い体験をもたらす、連携不可能かつ冗長なアプリケーション
- 資金繰りが厳しく、技術インフラを変更する余裕がない医療機関
- システム的な問題を解決し円滑な連携を実現することに協力をしない職員

このような課題を抱えてはいますが、医療の流れを変えるインテリジェントなシステムを構築する機運は確実に高まっています。AIは、医療従事者と患者が病気の診断と健康や病気の管理をより良く行えるように、全く新しいインテリジェントな医療システムと予測アプリケーションを提供することができます。AIはリスクの層別化を支援し、どの患者が費用のかかる疾患を発症したり現状の健康状態が悪化したりするリスクが最も高いかを判定します。AIは、大量のデータ（遺伝子、行動、社会経済、診療、処方、請求など）を分析し、ケアパスや治療に反応しやすい患者を特定するためのパターンと予測モデルを学習できます。患者に対する治療法の選択方法を変え、

画一的なガイドラインを越えて、個別化されたインテリジェントな医療アプローチに移行することができます。

次節では、患者、医師、病院、保険者の体験や医療アウトカムに影響を与える可能性のあるアプリケーションや製品について簡単に説明します。実は、これらのコンセプトの多くは、ここまでの議論でお馴染みのものだと思います。医療の提供や体験のあり方を根本的に変える可能性のある、将来のアプリケーションを垣間見ることができるのです。

6.3.1 ケアプラットフォームの整備

AIを利用して患者のケア活動を大幅に向上させるプラットフォームを作ることは医療にとって大きな好機となります。このプラットフォームは、ケアの分断や医療ミスを減らせます。ケア・コーディネーションとは、すべての指標や医療情報を医療従事者と共有することです。今日のプライマリ・ケア医、ケアセンター、病院、看護師などは、それぞれが提供するケアを効果的に協調させるための時間や余力がありません。結果として、患者のケアはしばしば分断され、行き違いが生じています。ケアの調整を行うプラットフォームは、患者データの爆発的な増加に対応し、データのサイロ化や医療機関間の乏しいデータ共有による悪影響に対処し、統合されたケアを提供できるようにします。このようなプラットフォームは、複数の専門医や医療従事者からサポートを受けている患者に大きな恩恵をもたらします。

ケア・プラットフォームは、さまざまな情報源からケアに関する洞察を提供し、ワークフローを変革し、ケア・コーディネーションにおける意思決定をサポートします。このプラットフォームは、患者に価値を提供したり、ケアチームが協力したり、そしてますます拡大していくエコシステムの中で運営するための新しい手法を提供します。臨床データはリアルタイムで取得され、診療現場にて検査が行われ、仮想的な司令塔はケアパス全体を見渡す機能を提供します。リアルタイムな日程調整とケアチームの連携がシームレスに行われます。

ケア連携のためのプラットフォームでは、センサー、モバイル機器、エッジデバイス、インテリジェントな“モノ”、医療機器、ウェアラブルを介したタッチポイントが、病院、家庭、身体、ケアセンターなどのあらゆるケアを提供する場所においてシームレスに連携して動作しています。プラットフォームは、医師によるケアを補強するために、正確かつタイムリーな患者のモニタリングと評価を促進するためにAIを使用して、さまざまな情報源からのデータ取得を支援しなければなりません。またプラットフォームは、状態、症状、または患者からのフィードバックの変化について、タイムリーかつ正確なコンテキストに応じたコミュニケーションを提供しなければなりません。

ケア・プラットフォームは、特定の機能に限定された製品やソリューションではなく、組織が患者や顧客を感嘆させるようなアジャイルなデジタル体験を提供します。「7章　医療機関のための大規模AI」では、ケア・プラットフォームの概念について説明していきます。クラウドやインターネットといったコンピューティング時代に生まれたオンライン・デジタル企業にとってプラットフォームは、誰もが当然のように使える当たり前のものです。主なポイントは、自社が所有または構築していない他のプラットフォームとシームレスに統合できるような多くの機能と能力を備えたプラットフォームをより多く構築することです。増殖するアプリケーションや特定の機能に限定されたソリューションから脱却し、プラットフォーム思考を取り入れましょう。

6.3.2　疾病管理プラットフォーム

高血圧、糖尿病、行動健康状態（behavioral health condition）、心房細動などの疾病状態は、疾病管理プラットフォーム（disease state management platform）（複数の情報源からデータを収集し、予測モデルや分析を使って疾病の状態や状態変化の確率を評価する仮想的なケアチームが運営するプラットフォーム）を利用した方が良いと思われます。図6-3では、疾病管理プラットフォームの構成要素が描かれています。

このアプリケーションは、インテリジェントなウェアラブルセンサーと組み合わされた家庭内のセンサーやスマート・オブジェクトを使用して、患者に関する信号を継続的に収集します。AIと機械学習アルゴリズムを用いて、疾病の状態を評価します。患者用アプリは、健康状態と食事の変更を教えるために使用されます。このプラットフォームは、臨床リスクの管理、患者ケアの改善、および突発的な発症の予防に使用されます。

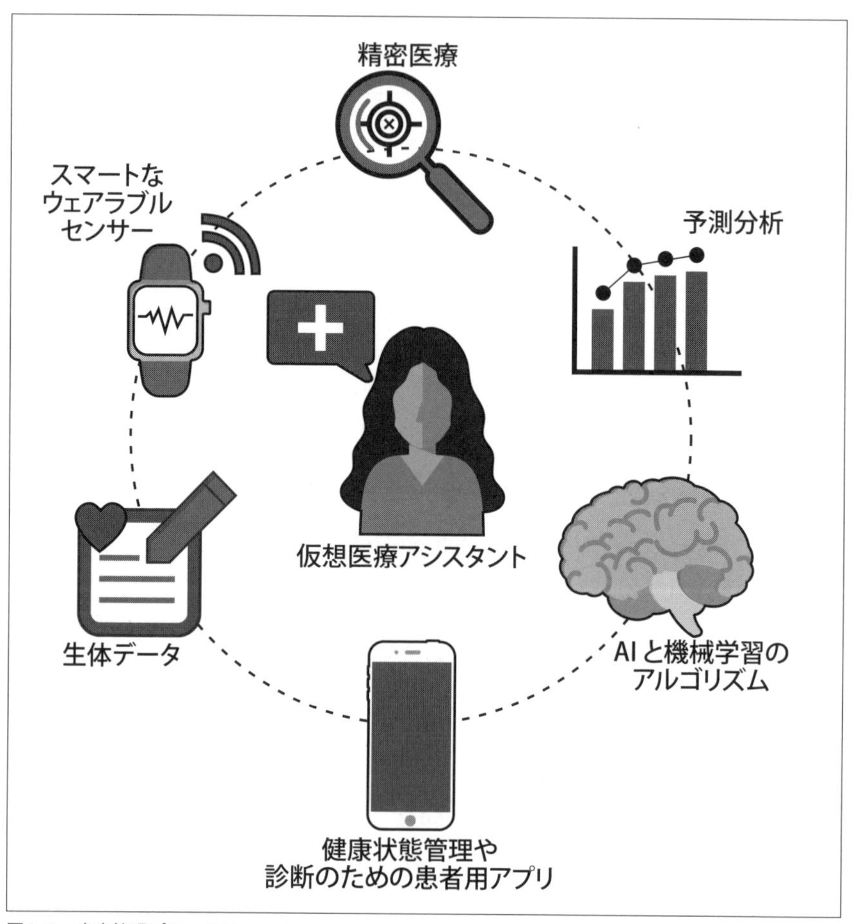

図6-3 疾病管理プラットフォーム

6.3.3 人間と機械間の新たな体験の提供

クラウドとモバイルを活用した会話型AIは、患者体験の向上に焦点を当てた新しいアプリケーションの基礎となります。音声による会話は、患者や消費者の医療システムに対する体験を刷新します。以下に対応するいくつかの新しい会話型AIアプリケーションが出現するはずです。

- 医療機関等と顧客との関係の改善
- 個別化されたサービスの提供

- 実行に移せる洞察の提示
- 音声応答ユニットなどの業務の自動化

現在のコンピュータ・インタフェースを音声、ジェスチャー、タッチなどの自然なユーザー・インタフェースに置き換えたり、拡張したりすることによって、人々が快適に、簡単に、そして楽しくテクノロジーを使えるようになり、高齢化社会と障害者に役立つ大きな機会を提供します。自然なユーザーインタフェースは、ある意味テクノロジーの存在が表に見えなくなるものでなければなりません。さまざまなアプリケーションに接続して利用できるサービスを作成することも可能でしょう。このようなサービスは、深層学習、自然言語処理、音声認識技術を使用して構築されます。言語モデルサービスを作成することで、患者や消費者とコンピュータやテクノロジーとの関わり方を変えられます。

例えば、患者や消費者が自分の給付の確認、予約、医療機関の検索、請求が拒否されたものを解決するときなどのやりとりの際に出てくるような、音声応答装置による迷路のように入り組んだ質問を最小化する、あるいは無くしてしまうこともできるでしょう。利用者は、これまでは電話のボタンや音声コマンドを使って、一連の録音されたメッセージや選択肢を選び取って進めていました。一方、これからの音声応答ユニットは、利用者が医療サービスにアクセスする際に利用者を認証し、その後提示されるさまざまな選択肢や追加項目を利用者が円滑に選び取れるように、会話型AIのインタフェースを提供できます。

コールセンターを持つ企業は、収集した膨大なデータの宝庫から、言語モデル、自動音声認識、自然言語処理、深層学習などを駆使して、人々との新しい自然なインタフェースを生み出す膨大な機会を得ることができます。これらのサービスは、先に述べたどのプラットフォームでも利用でき、顧客や患者が自然なインタフェースを使用してテクノロジーやコンピュータと関わることができるようになります。

6.3.4 カスタマージャーニー・プラットフォーム

プライマリ・ケア医の診察では、患者が予約を入れた理由に注目します。患者は、年に一度の健康診断を受けに来たのかもしれませんし、治療が必要な怪我や病気を持っているかもしれません。医師は通常、その個別の理由のために患者を診察して診療記録を作成し終えて、次の患者の診察に取りかかります。このように受診時に作成された診療記録はそれ自体で完結していますが、さらに個々の医師によって作成された診療記録を統合して、包括的かつ縦断的な患者の健康体験の記録として提供する技術が利用できるようになっています。

理想的には、医師は診療の際に、患者の直近の経験や病歴などすべての必要なデータが揃っている状態であることが望まれます。そのデータは事実、洞察、治療・診断上の推奨事項など医師が5分以内に消化できるような簡潔な情報として提示されるようにし、診察時には目の前の患者に集中できるようにします。カスタマージャーニー・プラットフォームはこのような取り組みを可能にします。患者や消費者の視点で立つと、利用者はカスタマージャーニー・プラットフォームにアクセスすれば今までの医師とのやりとりをすべて閲覧できます。例えば、サンフランシスコに住んでいたとしても、カスタマージャーニー・プラットフォームにアクセスしてそれぞれのやりとりを見てもらうことで、シカゴの医療機関を受診することもできるようになるでしょう。そして、あなたのかかりつけ医はそのやりとりや適切な診療記録を見ることができます。シカゴで腎臓結石のような病状が発生した場合、シカゴの医師はあなたのカスタマージャーニー・プラットフォームを通じてあなたの治療の経緯を確認することもできます。

6.3.5 臨床判断支援ツール

臨床判断支援ツール（プラットフォームやサービスなど）は、膨大なデジタルデータ、研究データなどを処理し、医師、看護師、医療従事者全般をサポートし、さまざまな病態の治療方法を提案して医療現場を支援するものです。このようなツールは、医師にこれまで知られていなかったデータや洞察を喚起し、潜在的な問題を発見できます。

最新の医学的アドバイスに基づいて患者を治療することは、ますます難しくなっています。医師は患者を治療する際に、増え続ける医学研究の成果、ベストプラクティス、その他の関連データなどに取り組まなければなりません。最新の医学的知識を把握して最新の状態に維持できるかどうかが、患者ひとりひとりの健康、安全、治療に影響するのです。電子カルテは増え続ける情報を管理するのに役立ちますが、臨床判断支援システムによってもたらされる患者固有の推奨事項は、医師を補強し、医師の意思決定を向上させます。患者の治療、治療ガイドライン、検査、そして患者の治療全体が大幅に改善され、患者の健康に影響を与えるようなエラーを減らすことができるでしょう。

6.3.6 アンビエント・インテリジェンス環境

センシング技術とスマートデバイスと、それらから収集されるデータから得られる洞察を組み合わせることで、インテリジェントな環境を実現します。センサーの発達によって臨床的な状況認識能力が高まり、現実のものとなりました。センサーを使用している例をいくつか挙げます。

ガルバニック皮膚反応センサー

汗腺の活動の変化を検出することで、ストレスなどの環境に対する感情の起伏を把握できます。手術後の回復期にある患者は、ストレスや欲求不満を感じることが少なくありません。ガルヴァニック皮膚反応センサー（Galvanic skin response (GSR) sensors）は、そのストレスレベルを示し、治療方法の変更の必要性を示唆することができます。

生体センサー

さまざまなセンシング技術により、人体の音響伝導特性を捉えます。骨密度、軟組織、軟骨の違いにより、異なる信号が発生します。このようなセンサー技術により、接触せずとも患者の状況がわかるという新しい情報収集手段を実現することになります。

消化型センサー

患者のデータを直接医師に送り、患者に合わせた治療を支援します。

ウェアラブル・センサー

糖尿病や循環器疾患など、さまざまな健康状態を遠隔でモニタリングするために使用します。

アンビエント・インテリジェンス空間は、センサー、AI、スマートデバイス、IoTなどの技術を利用して、没入的、対話的、あるいは自動化されたコンテキスト体験を実現します。医療分野では、このような空間は家庭や介護施設に展開される可能性があります。そこでは人間とテクノロジーに対応したシステムが連携して相互作用し、複数の要素が一体となって、高齢者介護などのサービスの提供、治療計画の順守の向上、時たま発生するイベントの予測などを行えます。

6.3.7 デジタルツイン・プラットフォーム

「3章　モニタリング＋AI＝個別化医療への処方箋（Rx）」で述べたように、デジタルツインは物理的なもの（我々の場合は消費者や患者）の仮想的な複製です。もし、個人の健康状態を幅広く収集し、仮想空間上に人間の状態を投影した上で分析し、個人レベルでの理解や行動を容易にするAIベースのプラットフォームがあったらどうなるでしょうか。これが、デジタルツイン・プラットフォームのコンセプトです。私たちひとりひとりがデジタルツインを持っていて、私たちや主治医がそれを使って現在の健康状態をモデル化し、将来の健康状態を予測し、健康増進や将来の疾病状態や突発的な疾患の発生の予防をピンポイントに提案できるとしたら、どうでしょう？ **図6-4**はデジタル・ツイン・プラットフォームを描いています。

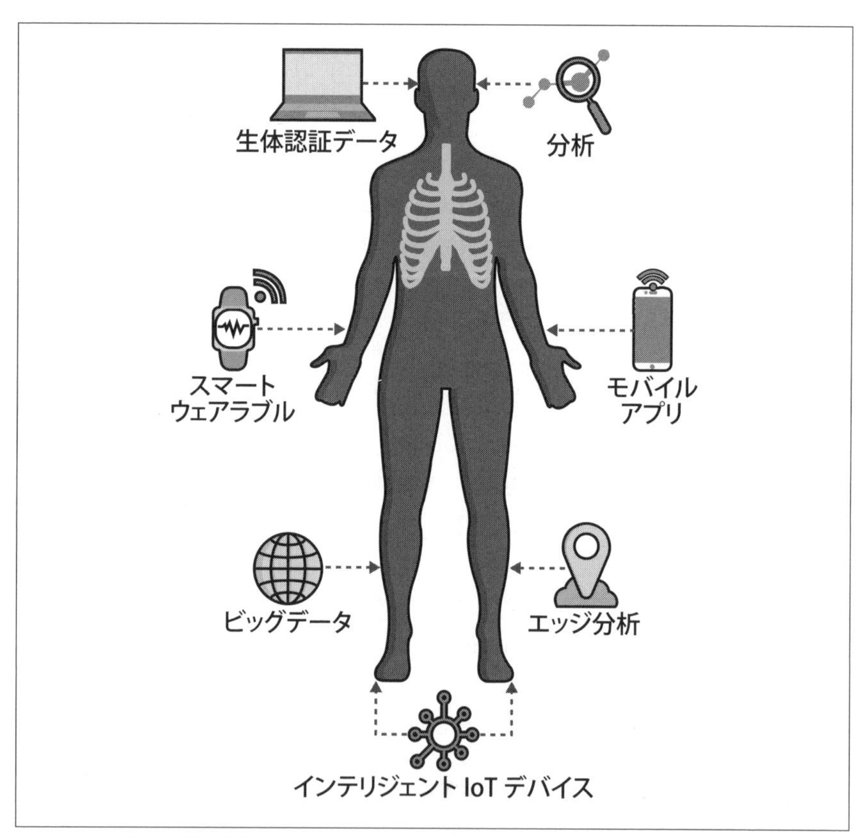

図6-4 デジタルツインプラットフォーム

デジタルツインは、日々多くのシグナルを消費し、AIを利用して継続的に洞察と予測を生成するために、感知し、反応し、より賢くなる必要があります。臨床データ、処方箋データ、電子カルテ、ゲノムデータ、及び行動データは継続的なシグナルとして入力に供されます。ソーシャルメディアサイトからのデータは、消費者や患者の許可を得て、安全かつプライバシーを守りながらデジタルツイン・プラットフォームにフィードできます。ある研究において、Facebookは、ソーシャルメディアへの投稿とその投稿した人のライフイベントや状態との間に明確な関連性があることを示し、抑うつ状態などの行動状態、危険因子を理解する、あるいは将来の病状を予測する方法を提案しました[†28]。

医師、患者、消費者は、モバイルアプリを装備したこのようなプラットフォームを利用して、自分の健康に関与し、より良い情報を入手し、より健康な生活を送るための動機付けや感化を受けることができます。デジタルツインは、患者の健康状態のタイムラインを提供します。患者や医療提供者は、利用可能なすべてのデータを使って、過去、現在、未来の健康状態を確認できるようになります。

デジタルツイン・プラットフォームは、医師と患者の関係性のさらなる強化と相まって、より高いレベルのエンゲージメント、より深い患者理解、より個人に最適化された治療プランを実現するものです。

6.3.8　リアルタイム医療

診療報酬請求のリアルタイム判定に関するホワイトペーパー[†29]で、支払機関であるInstaMedのCEO兼共同設立者のビル・マーヴィン（Bill Marvin）は、「リアルタイム請求処理とは30秒以内に請求に対する判定と回答が得られること」と定義しています。さらに、リアルタイムというのは患者や消費者の目の前で行われることである、とも付け加えています。これは、銀行や小売業での決済で得られている体験とほぼ変わらない体験を得られるということです。消費者はAmazonの価格と店頭での購入価格を比較するのと同様に、スマートフォンのアプリを使って膝のレントゲンが安いかどうかをチェックできるようになることを望んでいるのです。このホワイトペーパーで重要なのは、リアルタイム判定は「技術的な特性であり、それ自体はこれまで広く見過ごされてきた業界が抱える既存の問題を解決するものではない」ということです。もちろん、これは請求処理にとどまらず、価格の透明性、不正行為などへの対策も含まれます。つまり、不誠実な医療機関が、実際に提供していない医療サービスについて政府や保険会社から金をだまし取ろうとすることをリアルタイムで拒否でき

†28　Raina M. Merchant et al., "Evaluating the predictability of medical conditions from social media posts" (https://oreil.ly/nnbiT), PLOS ONE 14, no. 6 (2019).

†29　［編集注］原書にはURLが記載されているが、現在はアクセスすることができない。

るということでもあります。

新しいプラットフォームやアプリケーションの登場は、消費者体験、ワークフロー、意思決定プロセス、統合、適切なタイミングでのテクノロジーの適用といった観点から「リアルタイム性」について再定義する契機となっています。パラダイムを変えること、そして現実の問題に対処するためには新しい運用モデルが必要であることを理解することが鍵となります。

そうすることで消費者が銀行や買い物をするのと同じように医療を利用できるリアルタイム医療が可能になるのです。

6.3.9　振る舞いのインターネット（Internet of Behaviors）

デバイスが爆発的に増え、相互接続が進むと、新たなデータソースが生まれるだけでなく、健康状態や、その健康状態に寄与する行動についての新たな知見も得られます。調査分析会社ガートナーは、**振る舞い（行動）のインターネット**（Internet of Behaviors）もしくはIoBという言葉を提唱しました。IoBは、ウェアラブル、ソーシャルプラットフォーム、位置情報、自宅や身体にあるさまざまなセンサーを通してモニターされる人々の行動に着目しています。AIを活用することで、複数のデータソースからデータを相乗的に統合し、医療機関は患者の治療状況について情報を入手できます。Facebookが行った6100万人規模の実験は、現実世界での行動がソーシャルプラットフォームに影響されることを示唆しています（https://oreil.ly/49jpo）。COVID-19のパンデミックでは、体温、位置情報（接触者の追跡用）などのデータを取得し、組み合わせて感染拡大を抑える行動を促すために用いていました。

もちろん、IoBを適用することの意味に関する倫理的な議論は最重要事項であるべきです。しかし、人々を健康的な行動に導くアプリケーションを作るという好機でもあります。リチャード・H・セイラー（Richard H. Thaler）とキャス・R・サンスティーン（Cass R. Sunstein）は2009年に出版した著書『Nudge: Improving Decisions About Health, Wealth, and Happiness』（邦訳版『実践行動経済学』日経BP）にて、人々の選択の自由を制限することなく、有益な方向へ誘導する方法を示しています。医療機関が消費者や患者が健康的なライフスタイルや結果につながるような行動を取るように導くソリューションを生み出すチャンスがあるのです。トーマス・ダベンポート（Thomas Davenport）、ジェイムス・ガッザ（James Guszczza）、グレッグ・シュワルツ（Greg Szwartz）は、糖尿病の治療にナッジ[†30]を用いることについて、ハーバードビジネスレビューに記事を書いています（https://oreil.ly/oUrpP）。このようなソリューションを実現するためのテクノロジー、行動科学、分析技術が新たに登場しているのです。

6.4 まとめ

人体は複雑なシステムであり、継続的なケア、緊急の治療、病気の予測と予防、患者体験、そして健康などの医療のあらゆる場面において豊富なデータを提供しています。膨大な量のデータを利用できるようになることで、本章で紹介した医療プラットフォームが生み出される機会につながっていきます。

今日のCOVID-19のパンデミックによって遠隔医療とバーチャル医療が持つ力が明らかになってきました。銀行業務が対面からモバイル、オンライン、そして電子バンキングへと移行していくのを目の当たりにしたように、医療システムでの患者や消費者の体験についても同様の移行が進行中です。このような最終状態に至るには、プラットフォーム思考、インテリジェントなデバイス、ツール、およびAIを使用したサービスが必要です。そのための新しいプラットフォームもいくつか登場するでしょう。

次章では、「大規模AI」について論じます。AI導入までの道のりは組織ごとに異なるため、大規模AIへの道のりも異なるでしょう。大規模AIの議論では、ビッグテック企業の役割、コンピューティングの新時代、そしてプラットフォームの役割について見ていきます。AIファーストになるために必要最低限のこと、そして大規模AIに至るために必要なプラットフォームの基本要素について紐解いていきます。

†30 ［監訳注］セイラーの定義によると、ナッジ（nudge）とは、選択肢を制限したり、経済的なインセンティブを大きく変えることなく、予測可能な方法で人々の行動を変えるアーキテクチャを指している。

7章
医療機関のための大規模AI

医療には、「4つの目標」と呼ばれる、目標を調整するための内的な羅針盤があります。4つの目標とは、人々の健康増進、医療体験の改善、1人当たりの医療費削減、医療従事者のワークライフバランス改善、から構成されています。この4つの目標はまだ達成されていません。医療におけるAIの多くの成功にもかかわらず、AIはまだ4つの目標に実質的な影響を与えるような規模には達していません。現実の医療現場におけるアルゴリズムの成功は、依然としてささやかなものにとどまっています。機械学習モデルは、研究室の環境よりも実世界の方で成績が悪くなることが多いのです。しかし、AIの可能性に対する興奮はまだ続いています。4つの目標の約束を実現するような銀の弾丸は存在しません。本章では、ビジネスと技術のステークホルダーが協力してAIを主流のものとし、4つの目標に実質的な影響を与えるために、医療機関向けの大規模なAIについて何ができるかについて焦点を当てて議論していきます。

7.1 大規模AIの実現

AIは、毎年飛躍的な進歩を遂げており、この10年間、そして今後数年間も、最も影響力のある技術の1つになることが確実視されています。例えば、2012年には、いくつかの物体認識タスクにおいて、機械が人間と同等以上の能力を持つようになりました。これをきっかけに、機械が医師を凌駕できるかを調べるための研究や取り組みが始まりました。深層学習が医師と同等の診断能力を達成した事例がいくつか報告されています。例えば、皮膚がんの検出では、皮膚科の専門医と同等の診断能力を達成しています。ICUにおいて病気の発生や病気の進行の予測に基づく介入は従前からの課題でしたが、深層学習は人間による介入に関する予測のベースラインを上回りました。音声認識、再入院の予測、介入に関する判断の強化、保険請求の事前承認、複雑な診断群の分類、疾患の転帰や予後の予測など、数十年前にはAIが引き受けることが不可能と思われたタスクが増え続けています。しかし、このような改善は実験室の中で行われているのであって、実際の医療現場や臨床の場では十分な成果をあげられていないものが多いのです。組織は、大規模なAIに注力することで、AIのプロジェクトを研究室の中から全世界に展開できるでしょう。

わずか10年あまりの間に、深層学習と言語モデルの進歩が自然言語処理を加速し、臨床コーディング、会話型AI、バーチャルアシスタントなど医療におけるさまざまな活用事例を実現し、手書きやタイピングを音声メモや音声認識に置き換えることができました。患者と機械、あるいは医師と機械の間を取り持つ医療に特化した会話型AIの実現は、目前に迫っています。AIの研究開発をしている企業であるOpenAIは、驚異的な言語処理の進歩をうかがわせる文章生成AIを発表しましたが、フェイクニュース、スパム、デマの拡散に使われる可能性があるため、一般公開のかたちで共有するのは危険すぎると説明しました。OpenAIが作成した言語モデルは、自然言語理解・処理を採用する企業にイノベーションをもたらします。これらのイノベーションは、AIの急速な進歩・向上を示す事例です。自然言語処理の利用におけるイノベーションのルネサンスが起きており、医療に影響を与えうる大規模AIが実現可能になりつつあります。

組織で大規模AIを実現するには、AIの導入が4つの目標の1つ以上の要素に効果的な影響を与えられるように適用すべき箇所を理解する必要があります。AIを他のテクノロジー（IoTやグラフデータベースなど）と組み合わせてワークフローの中に組み入れることで、よりインテリジェントなシステムを構築することができます。加えて、以下の問題提起への対処を検討することが、AI導入の方向性を定めるのに役立ちます。

- AIの採用は、4つの目的の1つ以上の構成要素に直接影響するか？　製品の成功、ビジネスプロセス、ワークフロー、またはソリューションにおいて、AIがどのように重要な影響をもたらすかを説明できるか？
- 問題に対処するための十分なデータと、そのデータへのアクセスはあるか？
- 問題に対処するために、ビジネス面と技術面の両面で適切なリソースと人材があるか？

AIを大規模に導入するにあたっては、そのAIがビジネス戦略上の大部分を占めるかどうかに関わらず、AIに関する戦略を策定することが必要不可欠です。組織によって文化や慣習が異なるため、異なる組織向けのAIの設計が同じようなものになることはまずありません。戦略を策定しても実行しなければ、何の意味もありません。ただの無用なアイデアの集まりになってしまいます。AIにかかる戦略を策定し、積極的に実現に向けて取り組まなかった組織は、AIの導入が組織に実質的な影響をもたらすために必要な無数の要因に対して積極的に取り組んだ組織と比較して、AI導入の成果が縮小あるいは最小化されたものになってしまうでしょう。**図7-1**に、AI導入の成功の可能性と影響力を最大化するために不可欠なAI戦略の構成要素を示しています。

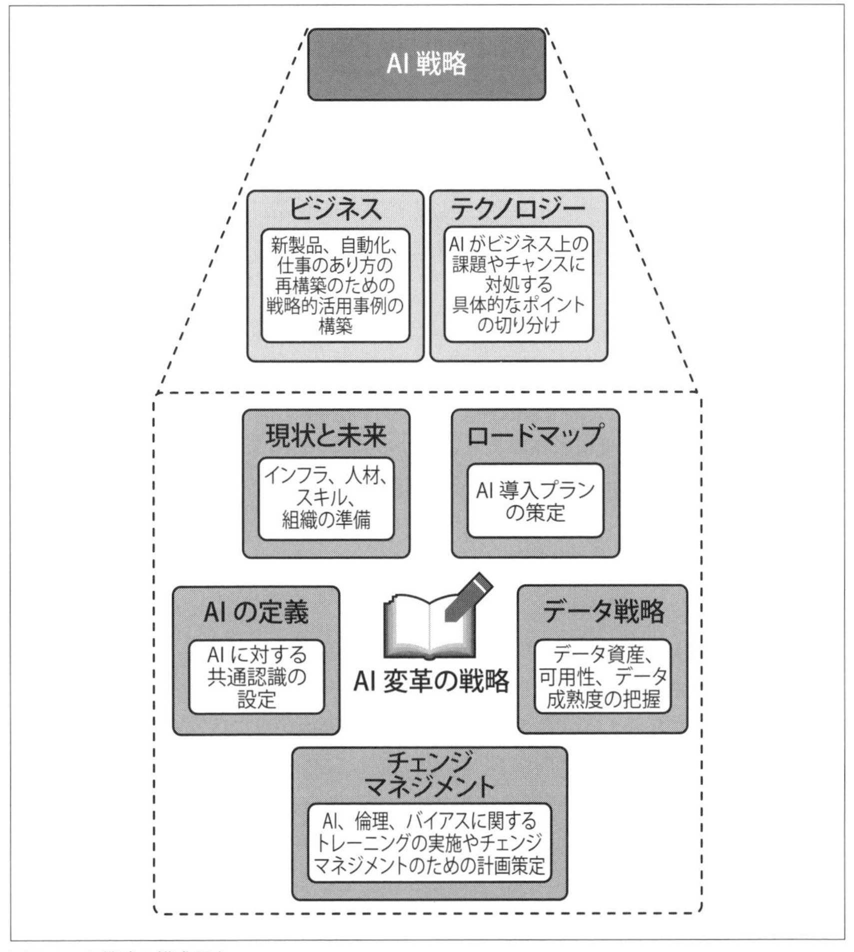

図7-1 AI戦略の構成要素

AI戦略が欠如している状態は、運転手も地図も目的地もない車を持つようなもので、影響力のあるステークホルダーのAIに対する見解、定義、価値観に翻弄されながら坂道を転げ落ちていくだけになってしまいます。AI戦略が成功するための鍵は、ビジネスのチームとテクノロジーのチームが協力して課題を理解しながら、解決策ではなく問題そのものについて誠実に取り組むことを大事にすることです。ビジネスのステークホルダーは、機材管理、ネットワーク運営、臨床コーディング、医療ネットワーク管理、住民の健康管理、臨床判断支援、遠隔患者モニタリング、在宅の高齢者のケアなど、あらゆる分野において、システムへの要望リスト、活用事例、課題、あるいは厄介な問題をまとめる必要があります。仕事の内容、自動化、新製品について再考しなければならないときもあるでしょう。それぞれの課題から、システムのさまざまなギャップが見えてくることもあるでしょう。そして、その多くの問題の解決のためにAIを活用できる可能性があります。テクノロジーのチームやIT部門は、それぞれの活用事例、課題、あるいは厄介な問題を取り上げ、ビジネスのステークホルダーに考えられるソリューションを1つ以上提案する必要があります。繰り返しになりますが、問題そのものに誠実に取り組むことが、ただちに解決策に取り組むことよりも重要なことなのです。

AIが実用的なプロジェクトを特定することは難しく、適用可能な事例を理解する上で曖昧なところがあります。そのため、AIの実用化が行き詰まる可能性もあります。AIがどのように定義されているかについての共通認識を作ろうとする組織は、少なくともAIについての最低限の知識を身につける必要があります。AIに関する視点と、その視点がビジネス領域全体でどのように関連していくのかを、組織は用意する必要があります。

コンピュータ科学者であり起業家でもあるアンドリュー・ン（Andrew Ng）は、Google BrainチームやBaidu（百度）AIグループとともに行った革新的な活動を通して、大規模な組織で何が有効であるかの知見を得て、「AI変革プレイブック」(https://landing.ai/ai-transformation-playbook）を出版するに至りました。スポーツ・チームのプレイブックにチームの戦略とプレイ方法が書かれているように、AI変革プレイブックには、医療機関がAIでより強固になり、AI企業になり、私たちが呼ぶところのAIファーストの組織になるための青写真を提供しているのです。このプレイブックは大規模な組織を対象としていますが、すべての組織がその規模に合わせてプレイブックのすべて、あるいは大部分を採用することで成功を収めることができるでしょう。

大規模AIを実現するには、組織の規模に応じてさまざまな技術的な作業が必要になります。AI戦略では、インフラ、データ戦略とガバナンス、機械学習の運用、人材とスキル要件、組織モデルにおける現状と将来の状態を把握し、AI導入のためのロードマップを推進します。

医療分野全体のイラスト（**図7-2**）は、医療変革をもたらす大規模AIの実現に関わるさまざまなステークホルダーを描いた図です。

医療分野の各ステークホルダーは、大規模AIを実現するためにそれぞれ異なる道筋をたどることになります。それぞれにとって大規模AIは異なる意味を持つことになるでしょう。例えば、財政的な制約がある医療機関は、オーダーメイドのソリューションを作るのではなく、AIソリューションを購入することを選択するかもしれません。そういった組織はAIの才能を競い合ったり、オンプレミス[†1]で計算機資源を構築したりできる可能性は低いでしょう。つまり、AIを大規模に導入するには、適切な購入戦略を選択する必要があるのです。医療ソリューションを提供する事業者が、古い技術を新しいAI技術と称してパッケージ化し売り出そうとする可能性があることを考えると、"買い手は用心深く"あらなければなりません。多くのテクノロジーやアプリケーションの提供者は、AIをめぐる誇大広告に便乗して、自社の製品の機能や特徴をAIや機械学習機能を持つものとして表示していますが、これはAIソリューションを求める買い手にとって問題です。そのような企業は、AIがどのようにビジネスのスピードを加速し、ビジネス上の成果を達成するかを語るのではなく、単なるテクノロジーとしてAIを売り込んでいるため、買い手が製品のAI機能の価値について判断することが困難になっています。

AIベンダーのソリューションの評価には、AIの変遷を理解し、適用可能なAI技術を判断するためのAIの専門知識が必要です。例えば、NLPを使用する臨床コーディングのソリューションは、AIのように聞こえるでしょうが、導入する価値があるAIだとは言えないかもしれません。NLPのために古典的な機械学習アルゴリズムをハードコードしたAIソリューションは深層学習モデルなどを用いたものよりも、買い物として良い選択とは言えないかもしれません。

ベンダーは、AIの定義を示し、自社製品が使用するAI技術を説明することを義務付けられるべきです。ベンダーは、自社の製品が時間とともにどのように改善するのか、あるいはルールベースで構築された製品と比較してデータを用いて時間とともにより賢くなっていくものであるのかを明確にし、また実証できなければなりません。

†1 ［監訳注］オンプレミスは、サーバやソフトウェアを使用者が管理している施設の構内に設置、運用する形態。

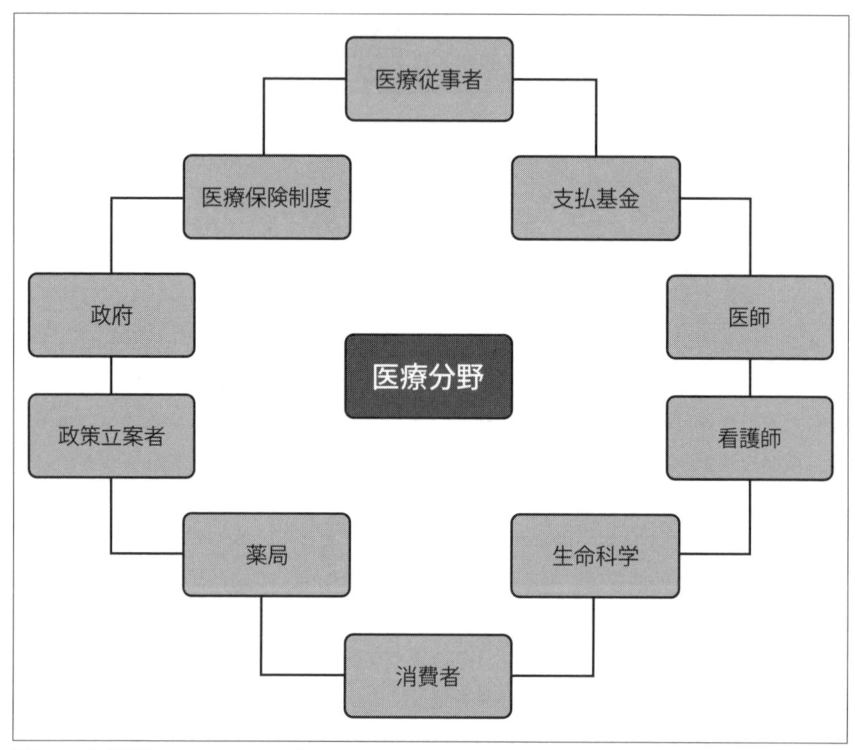

図7-2 医療分野とステークホルダーたち

ベンダーは、自社製品がどのようにAIを使用しているかを提示するだけでなく、AIが自社のソリューションにどのように適用されているかを示す必要があります。買い手は、AIがどのようにビジネスのスピードを促進するか、また、データの改善や量の増加に伴い、製品がより良くなるサイクルをどのように生み出すかをよく見る必要があります。

機械学習モデルをメンテナンスするためのプロセスを記述することで、組織は自らとベンダーのそれぞれの責任範囲を理解できます。買い手は機械学習モデルをメンテナンスするためのスキル要件を認識し、必要なデータと計算機資源の要件を理解しておかなければなりません。モデルをメンテナンスする責任は、ベンダーと買い手の両方にある可能性があります。買い手であるヘルスケア企業は、製品を購入する際にこのような責任の所在や内容を適切に評価し、それに応じて人員を配置しなければなりません。

ベンダーはウェブサイトやセールストークの至るところにAIという単語を喧伝しているため、それが古典的な機械学習の手法よりも深層学習など新しい手法で構築された本来のAIの能力を見極めにくくさせていることを、買い手は理解しておく必要があります。つまり、ベンダーがAIに言及する際に、使用する手法に関して不透明な部分があるのです。そういった状況では、アナリスト企業や組織内にいるAI分野の専門家などが意思決定を手助けできます。

AIによる医療の変革は一朝一夕にできるものではありませんし、大きな障壁があります。しかし、変革はできうるものであり、AIがもたらす潜在的な価値によって、この取り組みは価値あるものになります。

7.2 医療の変革

ベンチャーキャピタリストでサン・マイクロシステムズの共同創業者であるヴィノッド・コスラが100ページにわたる挑発的な論文（https://oreil.ly/JKSQe）で、医師が行う仕事の80％はテクノロジーに取って代わられると大胆に述べてから数年が経ちました。この2016年の論文で、コースラは、テクノロジーは我々が知っている医療を再発明すると主張し、"Dr. Algorithm"という造語を作りました。コースラの論文で挙げられているいくつかの重要なポイントは本書にも反映されており、要約するに値するものです。以下に要約を列挙します。

- 医療を変革するチャンスはある
- テクノロジーは医師の能力を増幅し、適応力（コンピテンシー）を高める
- 集団と個人に関する医療データの津波は、患者の診断とモニタリングを改善することを可能にする
- 変革は直線的なものではなく、多くの軌道修正を伴うさまざまな道筋があり、進展と後退の両方が見られるだろう

医師たちは、このような主張はあり得ないことだと思うかもしれません。しかし、AIファースト・ヘルスケアには、私たちの発想の転換が必要であり、膨大なデータのパワーを背景として、確率論、統計的に証明された技術を医師の診療や医療に導入することが大きな利点をもたらすことを認識しなければなりません。そして、私たちはさらに多くのことを行うことができます。AIやその他のソフトウェア、ハードウェアの双方のテクノロジーを結集させ、インテリジェントでスマートな医療サービスやシ

ステムを構築できるのです。医療提供者（つまり、医師や病院の医療提供体制）は、今後、AIを活用した適切なデータ駆動型の、より科学的なツールによって、より良いサービスを提供できるでしょう。

機械学習やアルゴリズムへの情熱は、時には推進力となり、時には失望も生みます。ケアに影響を与えるためには、患者の医療経験を向上させ、人々の健康を改善し、医師の仕事と生活のバランスを改善し、コストを管理するという、医療における4つの目標を実現するために、患者ケアにプラスの影響を与えるエンジニアリングツール、サービス、およびプラットフォームが必要です。AIツール、サービス、プラットフォームを活用すれば、コスト削減は可能です。しかし、私たちがアルゴリズムだけに注目し、AIアルゴリズムを使って医師よりも優れたものにしようとしても、そうはいかないでしょう。アルゴリズムが現実の世界と出会ったときに、マンモグラムにおけるがんの検出やがん性皮膚病変の特定のようなモデルを訓練するために使用したテストデータは、正確性は高くとも有効性が低い場合があります。つまり、アルゴリズムだけでは患者ケアを改善することはできないのです。私たちは、「2章　人間中心のAI（Human-Centered AI）」で述べたように、人間中心のアプローチで設計されたインテリジェントなシステム、ツール、サービス、プラットフォームが必要なのです。医師や技術者は、機械学習アルゴリズムへの思い入れを抑え、影響力のあるAIツール、サービス、プラットフォームを構築するには、アルゴリズムを適用する以上のことが求められることを認識する必要があります。

AIファーストの医療を実現するには、モデルの偏り、ブラックボックス化したモデル、人的障壁、必要な資源と費用、変化への抵抗など、さまざまなハードルがあります。AIファーストとは、ビジネス上の成果に焦点を当て、未来を再考し、人間を取り組みの中心に据え、インテリジェントなソフトウェアやモノを構築することです。AIアルゴリズムとモデルは、最終成果物ではなく、ビジネスを行う過程で活用するツールです。

AIファーストを実現するには、医療機関やヘルスケア企業が、AIやグラフデータベース、ブロックチェーン、ゲノミクス、IoT、アンビエントなどの付随するテクノロジーを用いることで達成可能な望ましいビジネス上の成果を定義する必要があります。医療提供者や医療機関はアクター[†2]の集合体であり、それぞれが独自の目標を持ち、日常的に仕事を達成するために個別のワークフローを実行しています。臨床的

†2　［監訳注］アクター（Actor）とはユースケースのモデリングを行うときに使われる要素であり、システムを使う利用者や、システムと連携する外部システム等が果たす役割を定義するものである。アクターが持つ目的と機能がシステムの機能要件を規定する。

に影響を与えたり、あるいは4つの目的に対処するインテリジェントでスマートなAIファーストシステムを設計する場合、既存のワークフローやビジネスプロセスを理解することが不可欠です。さらに重要なのは、そのプロセス及び、そのプロセスの成り立ちと存在理由、求められているビジネス上の成果、アクターの動機などを理解することです。例えば、業務がなぜ存在し、そのように実施されるのかがわからないとします。その場合、時代遅れであったり不要であったりするワークフローや非効率なプロセスを（改善することなく無理矢理）AIでエンジニアリングしなければならず、非常に非効率な方法でAIを利用する羽目になるでしょう。

その結果、AIを用いて有意義な影響を与えることができず、技術やIT部門、そしてもちろんAIに対する不満が募ることになります。医師、医療従事者、またはヘルスケア企業がなぜそのような行動を取るのかを理解できない場合は、組織がイノベーションを起こし、ワークフロープロセスをAIでインテリジェント化する機会を逃す可能性が高くなります。そうなれば、AIで臨床的な影響を与えるという挑戦も失敗に終わり、医療費の削減は夢物語のままです。

AIファーストの医療を考えるとき、ユーザーは医師、コールセンターのオペレーター、ビジネスアナリスト、経営者、保険計理人など、多様な本業を持っていることを理解する必要があります。そして、それぞれのユーザーは自分の仕事に集中しているため、プラトンの洞窟の寓話のように自分の視点だけで問題や医療の世界を見ることが多く、人間の知覚のみでは実際の知識を導き出すことはできません。ユーザーは、自分の役割、仕事、ワークフロー、ビジネスプロセスの一部というレンズを通して、ビジネス、問題、ソリューションを見る傾向があるのです。多くの場合ユーザーは、技術、何が実現可能なのか、またその可能性についての最新の状況について理解していません。また、ソリューションの設計を任されたIT担当者が、技術的に何が可能かを理解していないこともよくあることです。IT担当者が不正を行うことはあっても、IT担当者（エンジニア、アーキテクト、デザイナーなど）を管理する機関や団体はなく、IT担当者が最善のアドバイスを提供し、最適なソリューションを設計することを保証することはできないのです。30年以上前に、ジェラルド・ワインバーグ（Gerald Weinberg）はこう書いています。“もしプログラマーがプログラムを書くように建築業者が建物を建てたら、最初に現れたキツツキのために文明が破壊されただろう”と。30年の間に、この業界は著しく改善されましたが、「ワインバーグの第二法則」として知られるようになったこの法則は、残念ながら今日でも真実なのです。

では、どのように改善し、AIファーストを実現するのでしょうか？　理想的には、組織は、ビジネスプロセスを所有する誰かを幹部に割り当て、そのビジネスプロセスにいるすべての構成員のために、ビジネスプロセスを機能させる権限とビジョンの両方を与えることです。組織の主要なビジネスプロセスを掌握するのは、1人の経営幹部であるべきです。ビジネスプロセスのオーナーシップを持つ経営幹部には、重複するビジネスプロセスを排除するための権限と監督、そして相互接続されたシステムに注力させる能力を持たせます。

また、AIファーストのためには、これまでとは異なる方法でソリューションを設計しなければならないことも認識しなければなりません。ユーザーは何が技術的に可能なのかを知らないかもしれませんし、IT部門ですら正しく理解できていないかもしれないことをおさえておく必要があります。ユーザーは発生している問題の渦中にいるために、自分たちの仕事を別の方法で取り組むように再考したり、客観的に検討できるように可視化したりすることができないものです。ユーザーや企業はAIの機能要件に関心があるのではなく、特定のビジネス上の成果を達成する際の問題や課題に関心を持っていることについて認識してください。真の課題を認識するためには、テクノロジーの設計と調達の方法を見直す必要があります。

哲学者であり作家でもあるニコロ・マキャヴェッリ（Niccolò Machiavelli）は、1513年に書いた「君主論」（The Prince）の中で「新しい制度ほど計画が難しく、成功するかどうか疑わしいものがなく、管理が危険なものはないことを忘れてはならない。なぜなら、発案者は、古い制度を維持することによって利益を得ているすべての人々の敵意を引き受けることになり、新しい制度によって利益を得ようとする人々からは生ぬるい擁護しかもらえないからだ」と述べています。AIで医療を提供するという重要な課題に取り組むことは、採用を阻む人間の障壁に立ち向かうことに他なりません。

今日、ほとんどの医療従事者は、情報システムで発生している問題について回避策を講じているものです。医師が慣れた使い方にこだわる理由の1つは、問題をIT部門に相談するたびに、いつも答えは「ノー」であったり、問題解決に必要な労力を見積もると法外な時間とコストを請求されることがあるためです。その結果、ベンダーやサプライヤーが利用するテクノロジーの選択を左右することが多いのです。1978年に作られた「ワインバーグの第二法則」は、ITの暗黒時代を物語っていますが、残念ながら現在もその法則は変わっていません。多くのアプリケーションは、お粗末なソフトウェア、貧弱なシステム、バグだらけのシステム、不十分な性能のシステム、使い勝手の悪いシステム、そして何よりも医師のニーズを満たさない、医療に役立たないシステムです。これはITだけの問題だと思われるかもしれませんが、そうではありません。多くの場合、ITはビジネス上の要望に応じたものを作り出すものです。

インターネットやクラウド時代の企業は、素晴らしい顧客体験と個別化に対応したソフトウェアを開発するための道標となる北極星を掲げています。**図7-3**ではさらに、組織が大規模AIを実現するために実行可能なAIの活用事例に向けた3つの並行アプローチについて説明しています。今日、多くの企業は、主にAI技術の導入に焦点を当て、既存の製品やサービスを改善するためにアルゴリズムやモデルに取り組んでいます。AIを使用して将来の医療をどのように再構築するかという戦略的なビジョンを持つことが、ゲームチェンジャーにつながり得ます。**図7-3**では、3つのアプローチについてより深く掘り下げています。

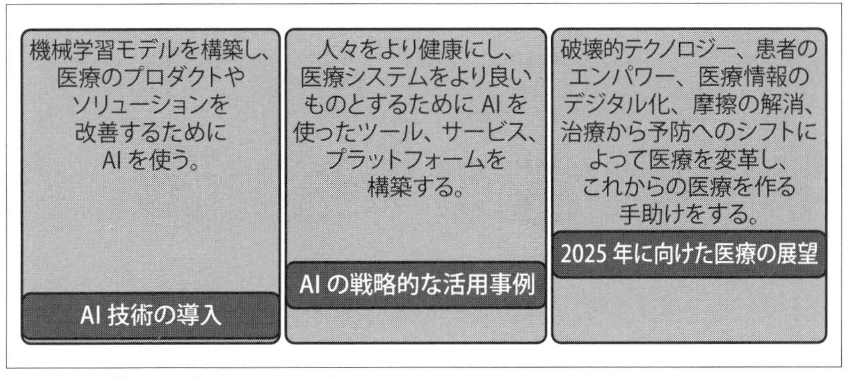

図7-3　大規模AIを実現する3つのアプローチ

これらの3つのアプローチのうちのいずれかを進めるためには、医療界のさまざまな関係者に、これらの指針を説得し、強制し、指示し、または約束させる必要があります。

- 変化を受け入れて、過去と決別する
- 同じ事を別々に取り組むのではなく、協働する
- ゼロから作るより、組み合わせて構築する
- テクノロジー系企業および/または学術機関との連携
- 継ぎ目のない、スムーズなペイシェントジャーニーを目指す
- 意識する必要のないエンジンやプラットフォームを採用する

AIによる医療の変革は容易ではありませんが、デジタルネイティブ世代は進むべき

道を示すパンくずを残していっています。変革のためには、組織がキャズム[†3]を越えることが必要です。

7.2.1 キャズム越え

多くの組織では、新しいテクノロジーの導入とそのエバンジェリストの興奮によって、キャズム越えの道のりが始まります。このキャズムの前には、CIO（最高情報責任者）やCTO（最高技術責任者）などの技術者がいます。彼らは、AIなどの新しい技術を学び、実験し、その大きな可能性を見いだしています。キャズムの向こう側にいる、COO（最高経営責任者）、事業部門の幹部、ビジネスのステークホルダーは、技術チームやテクノロジーをあまり信用しない傾向にあります。このような組織では、IT部門は過剰な約束をしがちであったり期待を下回る成果しか出せないものと見なされています。AIによってもたらされる機会と可能性が見えている組織は、このような状況をうまく切り抜け、キャズムを乗り越える方法を見つけ、新しいテクノロジーを活用しながらビジネス上の指針の検討を進めています。

図7-4は、キャズムをうまく乗り越え、チームが一丸となって前進している様子を表しています。

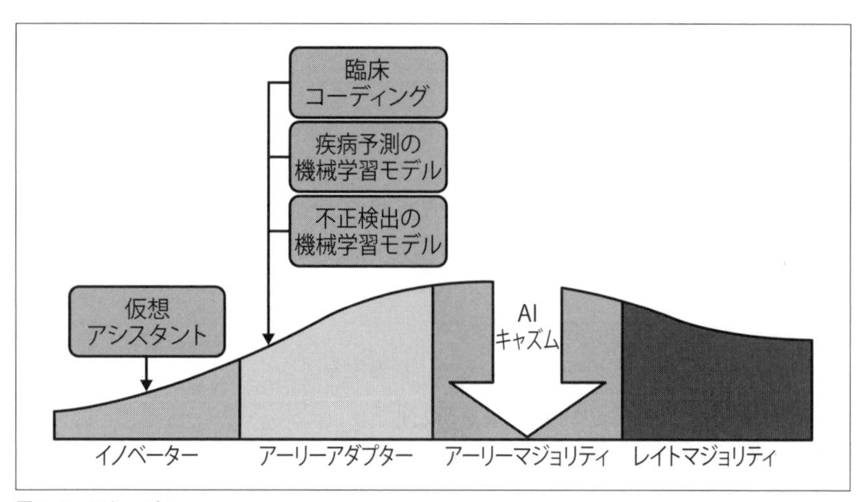

図7-4　AIキャズム

†3　［監訳注］「キャズム」は新しい製品や商品が開発されてから普及に成功するまでに超えなければならない厳しい障壁（深い溝）という意味で使われている。

イノベーターとアーリーアダプター（早期から注目して先行的に導入している人・組織）は、共通の組織的特徴を持っている傾向があります。それらの組織には、財政的な制約がなく、日常的に調査活動のための時間と予算が提供されています。こういった組織には、研究開発のための資金が確保されています。CIOとCTOはビジネスのステークホルダーと良好な関係を築いていることがよく見られます。この関係性は、ビジネスに重要な価値を提供することで互いに一貫した成功を収めてきたことから生まれることが多いようです。

AIについては、組織の中のイノベーターやアリーアダプターのチームがキャズムを越えました。彼らは機械学習を使った分析やデータサイエンスで本番稼働を実現し、成功させました。本番環境では、疾病予測のための機械学習モデルが、大規模な集団健康管理、不正・濫用検知に役立っています。例えば、幽霊病院（ゴーストプロバイダ：実存しないが不正な請求をするときの隠れ蓑として使われる）の発見や、医療システム内の乱用や無駄の特定などです。

AIのキャズムの反対側にいる、AIから価値を見いだせないアーリーマジョリティもまた、いくつかの共通した特徴があります。その特徴とは、ビジネスとITの関係の破綻、戦略的かつ効果的なリーダーシップの欠如、人材の活用と育成の失敗、イノベーションを犠牲にして業務効率に重点を置いていること、などです。2012年のHarvard Business Reviewに掲載された論文（https://oreil.ly/wgYGo）で、マクスウェル・ウェッセルは大企業がイノベーションを起こせないのは、イノベーションが苦手な構造になっているからだと論じています。

技術者は、AIがビジネスにとって重要であると確信しています。彼らがこの視点について強く主張するので、組織は強制されて嫌々ながらも取り組んでいます。こういったやり方では、変化はイノベーションに不可欠であるにもかかわらず、組織は変化を受け入れません。このようなビジネスとITの断絶から、大きなキャズムが生まれます。このキャズムは、AIが登場したから起きたのではなく、数年、数十年かけて生み出されてきたものです。多くの場合、IT部門が十分な成果を上げていないという認識が直接の原因となっています。キャズムを埋める方法は複数考えられますが、その1つが“医療プラットフォーム”という目に見えないエンジンです。

7.3　見えないエンジン：医療プラットフォーム

プラットフォームという言葉は濫用されており、さまざまな意味に使われています。プラットフォームの概念は数多く存在しているので、多くの混乱を招いています。コンピュータの黎明期には、プラットフォームは主に、マイクロソフト社のオペレーティングシステムであるWindows、すなわち開発者のためのプラットフォーム、というように、アーキテクチャと技術の観点から説明されていました。今日のプラットフォームは、主に目に見えないエンジンとして機能しており、インターネット時代やクラウド時代のいくつかの企業で採用されています。

これらの企業の製品、サービス、能力の根底には、目に見えないエンジンがあり、私たちはそれらをプラットフォームと表現しています。このプラットフォームを創るエンジニアリング活動こそが、「ワインバーグの第二法則」を打ち破る「見えないエンジン」なのです。プラットフォーム・エンジニアリングでは、かつて技術的な能力はビジネスには関係ないものと考えられてきました。例えば、1日24時間、週7日アプリケーションを動かし続けること、1時間ごとに新しいコード、新しい機能、機能の改善を本番環境に投入できること、アプリケーションを世界中でスケールアップ/ダウンできる能力など、非機能要件的なものと考えられてきたのです。これらの属性はすべて、主にプラットフォームと呼ばれる目に見えないエンジンによって実現されます。

プラットフォームにはさまざまなタイプがあり（https://oreil.ly/bYs7e）、ユーザーの所有者、開放性の度合い、マネタイズなど、それぞれのタイプに応じた運用の仕組みがあります。**図7-5**では、プラットフォームの種類をいくつか挙げています。

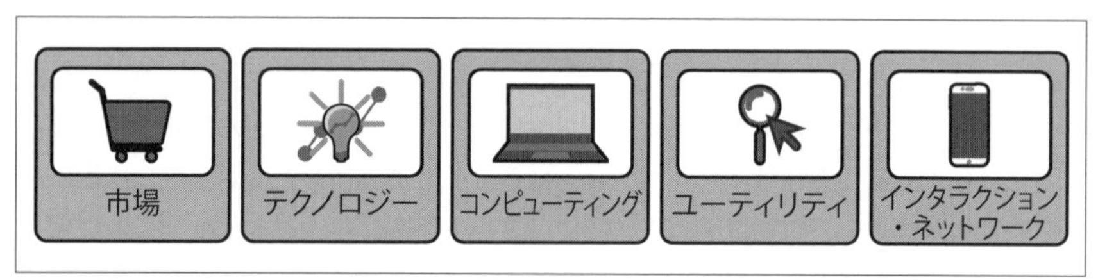

図7-5　プラットフォームのタイプ

AWS、Azure、Twilioなどの技術プラットフォームは、多くの異なる製品で再利用可能なソフトウェアコンポーネント、ビルディングブロック、またはサービスを提供しています。さらに、ビルディングブロックを利用して開発された製品がユーザーに提供されています。医療機関がとある製品を利用しているときに、その製品は裏側でAzureのコグにティブ/AIクラウドサービスなどを使用していることがあり得るのです。

インタラクション・ネットワークとは、Facebook、WeChat、LinkedIn、Twitter、PayPalなどに見られるプラットフォームの一種です。このタイプのプラットフォームは、参加者（人や企業）のネットワークを作り、参加者間のデジタルな交流を促進します。

Google検索、Kayak、Googleマップなどのユーティリティ・プラットフォームは、サービスを提供することでユーザーを惹きつけています。多くの場合、プラットフォームの所有者は、データを収集し、収益化して自社に有利になるように誘導します。ユーザーに提供されるサービスは通常無料であり、プラットフォームの分析機能を利用するときにサービス料金が課金されます。

AppleのiOS、GoogleのAndroid、Microsoft Windowsなどのコンピューティング・プラットフォームは、プラットフォーム（すなわちオペレーティングシステム）のユーザーとサードパーティの開発者を、アプリストアを通じて結びつけています。

eBay、Amazon Marketplace、Airbnbなどのマーケットプレイス・プラットフォームは、需要者と供給者間で取引ができるようにします。これらのプラットフォームは、プラットフォーム所有者自身が商品を販売するストアフロントモデルと、第三者がプラットフォームを利用して商品を販売できるマーケットプレイスモデルをサポートしています。

プラットフォームは、カスタマーエンゲージメント、パーソナライゼーション、業務効率化など、私たちが医療のソリューションや商品に求められるすべての品質を備えています。プラットフォームの技術的特徴は縁の下の力持ち的に表に出ないため、"目に見えないエンジン"と表現されます。

私たちは、21世紀のヘルスケア企業が根本的な変化のためにプラットフォーム思考を採用していかなければ、社会が医療を劇的に改善することはないかもしれない、という挑発的な主張をしています。プラットフォームによって医療の担い手たちは膨大な数の患者やその他の消費者に到達することを可能にし、医療をより良くできるでしょう。プラットフォームにより、より多くの異なるチャネルを通じて医療サービスにアクセスできるようになり、あらゆるところで医療サービスを受けられるようになるでしょう。

プラットフォームはエコシステムによってサポートされ、API（Application Prgoramming Interface）を活用する必要があります。APIは、あるアプリケーションの機能やデータを別のアプリケーションと共有できるようにするもので、医療のためにも不可欠な仕組みです。2つの異なるプログラム同士が企業内部でだけでなく企業を超えて連携することが可能になります。**図7-6**に示すように、APIはエコシステムによってサポートされているビジネスプラットフォームに取り入れられると効果的に機能します。

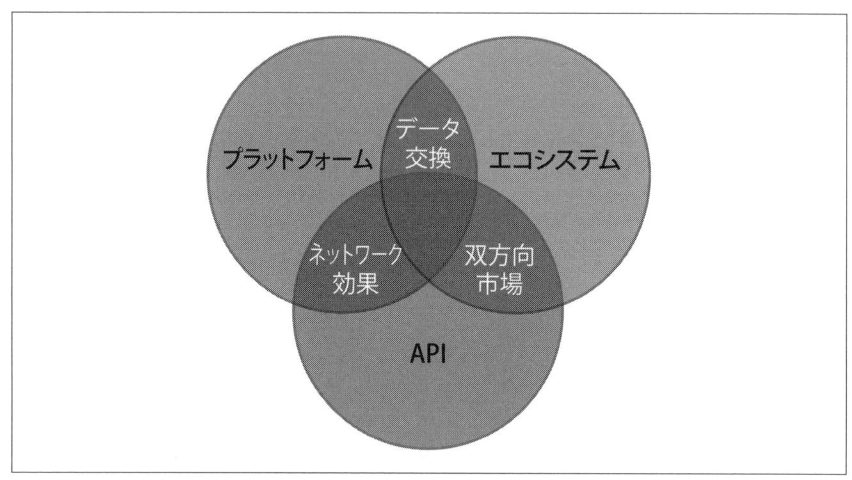

図7-6 プラットフォーム、エコシステム、API

図7-6に示されている同心円は、ビジネスプラットフォームとそのエコシステム、そしてAPIの共生関係を示したものです。この関係性下にあるAPIは、以下のいずれかの理由で使用されます。

- 企業の製品やサービスを拡張するためのデジタル製品として
- 統合のためのツールとして
- エコシステムを育てるための器として
- 第三者のアイデアを取り入れたイノベーションの火種として
- ビジネス・プラットフォームを拡張・拡大する誘導灯として

経済学やビジネスにおいて、ある財やサービスの利用者が、他の人々に対してその財の価値を高める効果のことをネットワーク効果といいます。Wikipediaのネットワーク効果の項目（https://oreil.ly/QvVeV）に詳しい情報があります。APIによって実現・サポートされるビジネスプラットフォームは、第三者（エコシステム）が事前に想定されていないかたちでプラットフォームを利用し、また別の第三者（医療分野における起業家、開発者、スタートアップ）の成長につながり、プラットフォームの利用が拡大し、プラットフォームの所有者が医療への影響力を増大させるという共生関係を生み出します。プラットフォームのネットワーク効果が発揮されればされるほど、その利用規模は大きくなり、医療分野におけるさまざまなプレイヤーにとってプラットフォームの価値が高まります。

現在の医療用アプリケーションのポートフォリオは、過去の課題に対処するために設計されたものです。そのため、その多くはイノベーションの障害になっています。しかし、大幅な変更に伴う費用とリスクのために、それらを全面的に置き換えることはできません。医療プラットフォームは、アプリケーションをよりモジュール化し、さまざまな提供チャネル、接点、様式を通じて利用できるようにするアーキテクチャ上のアプローチです。このアプローチを採用することで、ヘルスケア企業はより迅速にイノベーションを起こし、アプリケーションを柔軟に活用できます。アプリケーションの特性や機能[†4]が組み替えられることで、組織の内外から能力が引き出されます。

多くのヘルスケア企業は、製品を開発し、完成品として販売するという直線的なビジネスモデルを採用しています。これからは非線形なビジネスモデルの概念が鍵となります。21世紀のヘルスケア企業はデジタル化し、ネットワーク効果を活用することで、第三者を通じてヘルスケア製品、サービス、コンピテンシーの採用を拡大していく必要があります（「4章　デジタルトランスフォーメーション（DX）とAI」を参照）。これは、すべての関係者が成長する共生関係となります。より多くの第三者がその医療プラットフォームを採用すればするほど、プラットフォームを開発・所有するヘルスケア企業は、大きな利益を得ることができます。プラットフォームは、第三者が時間、資金、資源を用いて付加価値をつけることによって製品やサービスを拡大・成長できるようにします。すべてを単独の企業で作り上げられるわけではないのです。

企業は、プロダクト戦略を選ぶのか、それともプラットフォーム戦略を選ぶのか、決断しなければなりません。多くの企業は、プラットフォーム戦略を装ったプロダクト戦略を採用しています。しかし、製品（プロダクト）に「プラットフォーム」というラベルを貼るだけでは、プラットフォームは生まれません。プラットフォームは、単体の製品よりも多くの価値を顧客に提供するのです。テクノロジー（クラウド、モビリティ、統計分析、ビッグデータ、AI、SNS）は、ビジネスプラットフォームの構築を可能にするのです。

†4　［監訳注］原書では、「application features and functions」である。feature も function も日本語では「機能」と訳されることが多く、前者は主に性質や特徴の面を、後者は動作面を見ているようである。

7.3.1 医療プラットフォームへの道

起業家でソフトウェアエンジニアのマーク・アンドリーセン（Marc Andreessen）は、プラットフォームを「外部の開発者やユーザーによってプログラミングやカスタマイズが可能で、プラットフォームの設計者が思いもよらなかった、ましてや対応する時間がなかった多くのニーズやニッチに適応できるシステム」と定義しています。プラットフォームの価値は、その機能と、外部のデータ、プロセス、サービス、および機能を接続する能力にあります。プラットフォームは、情報を接続し共有するための、より俊敏な方法を提供します。異なるデータソースとの統合機能（複雑なカスタム機能である場合が多い）が必要なアプリケーションや製品とは異なり、プラットフォームは最初から、より簡単に情報を共有できるように設計されています。この特性こそプラットフォームとアプリケーションとを明確に分けるものです。

次に紹介する3つの医療プラットフォームは、情報を共有するために設計され、APIとエコシステムを採用するというプラットフォームの特性を反映しています。23andMeは、膨大な量のデータを処理し分析を行うことに特化した「純粋な医療プラットフォーム」です。23andMeは、消費者向けのDNA検査サービスを提供しており、健康レポートも提供しています。一時期、外部の開発者にAPIを提供していましたが、組織がビジネスモデルに応じてAPIの利用を開始・中止できるのがプラットフォームの良いところです。One Dropは、「ヘルス・エンゲージメント・プラットフォーム[†5]」です。このタイプのプラットフォームは、特定の健康状態に焦点を当てています。例えば、One Dropは糖尿病管理プラットフォームです。ヘルス・エンゲージメント・プラットフォームは、サポートグループや医師へのアクセスを提供し、患者のケアの全行程にわたって利用者をサポートします。

最も注目されている医療プラットフォームの1つが包括的に医療を網羅するメタ医療プラットフォームである、Tencentです（図7-7参照）。

Tencentは、複数のプラットフォームやモバイルアプリを接続しながら、そのプラットフォームの中で医療サービスを提供しています。チャット、決済、健康記録管理、健康関連プログラム、その他の医療サービスのための対話プラットフォームであるWeChatなど、さまざまな種類のプラットフォームを取り込んでいるのです。では、あらゆるタイプの医療提供者とのオンラインでの予約調整を提供し、iCarbonX

†5 ［監訳注］ヘルス・エンゲージメント（health engagement）とは、健康管理のために、適宜のタイミング、適切な方法で個人に特化したメッセージを発信して、健康増進に向けた行動を促すようにサポートしていくこと。

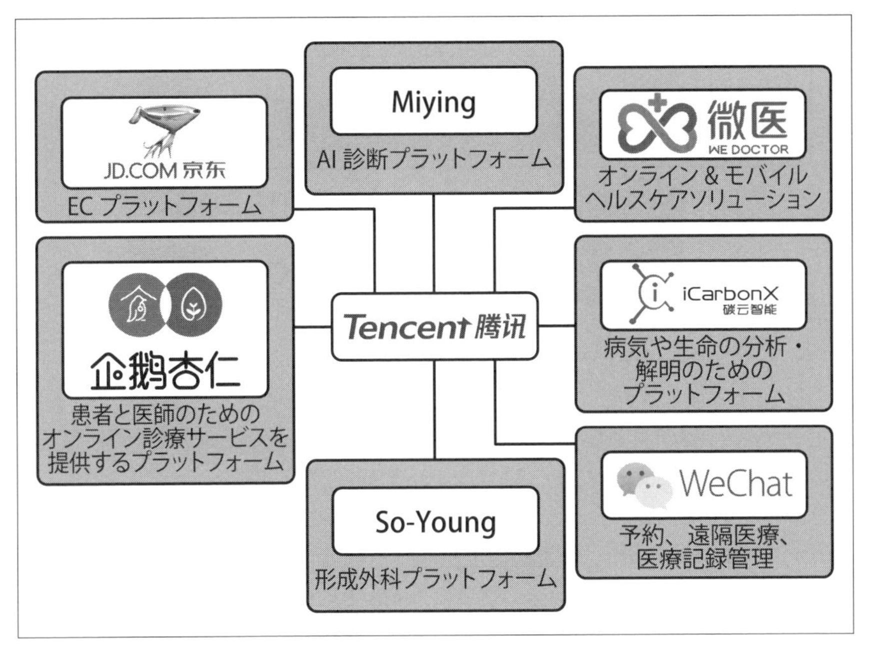

図7-7　メタ・医療プラットフォーム

は、AIを用いてゲノムと他の健康要因を組み合わせ、生命をデジタル化し、分析し、解明できます。Miyingプラットフォームは、AIでサポートされた診断サービスを提供します。Tencent Trusted Doctorsは、患者向けにオンライン診療サービスを提供しています。Tencentは、中国における革新的な医療プラットフォームとしてのビジョンをさらに拡大するために、スタートアップ企業への投資や提携を行っています。TencentはFacebookより5年早く起業しており、初期のデジタルネイティブを代表する企業となっています。

デジタルネイティブにとってプラットフォームは第二の特質であり、ユーザビリティとデジタル化を向上させる鍵です。**図7-8**は、電子カルテシステムなどの医療製品とGoogleやAmazonのようなデジタルネイティブが提供するプラットフォームのユーザビリティを比較したものです。

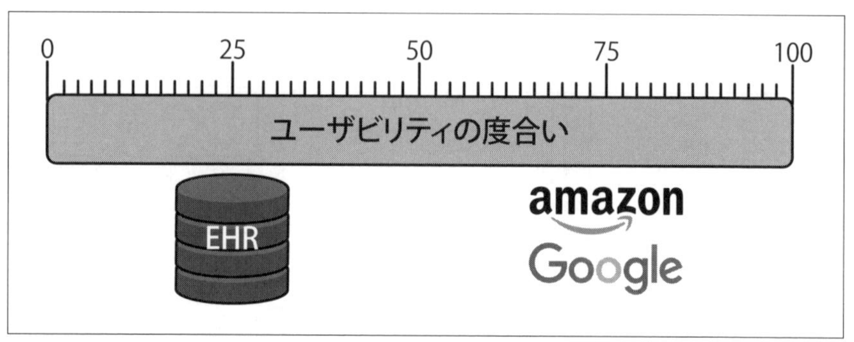

図7-8 ユーザビリティの度合い

電子カルテシステムとGoogle検索のどちらが使いやすいかと聞かれたら、ほとんどの医師は迷わずGoogleと答えるでしょう。同様に、電子カルテシステムとAmazonのどちらが良いかと問われれば、医師は皆、Amazonと答えるでしょう。これは電子カルテシステムに限ったことではありません。ベンダー製品とプラットフォームをあらゆる側面（例えば、ビジネスの機敏性、市場投入までの時間、デジタル化、ユーザビリティ）から比較した場合、プラットフォームの方が優れているのです。プラットフォームは、異なるツールやサービスを（カスタマイズで開発するよりも迅速に）連携させ、コンポーザビリティ（機能や特徴を組み合わせて新しい機能を生み出すこと）を促進するという重要な役割を担っています。プラットフォームは、APIを使用することを受け入れ、ビジネスの機能の組み立てや組み合わせを通じて成果をもたらします。

製品もプラットフォームのどちらもソフトウェアの集まりで構成されています。プラットフォームは第三者がプログラム可能であることで、さまざまな要素との接続性や相互イノベーションの機会を拡大させて、成長を促進します。医療機関は、プラットフォームをイノベーションの中心として活用し、プラットフォーム上にあるさまざまなアプリケーションや製品を、多くの異なるユーザー体験を構成するためのビジネス上の機能を提供するライブラリーとして活用していくこともできます。**図7-9**は、アプリケーションのアプローチとプラットフォームのアプローチを対比しています。

アプリケーションや製品は、ユーザーインタフェース、アプリケーションコード、データベースからなる「閉じた」環境です。アプリケーションは、開発者が意図した通りの動作をし、それ以上のことはしません。これに対し、プラットフォームでは、APIやSaaSサービスによって、外部のパートナーや開発者が新しい機能やコンテンツをプラットフォームに取り込むことができます。対照的に、アプリケーションを改善するには、IT部門の手が空くのを待たなければなりません。

アプリケーションや製品一式よりもプラットフォームの方が新しい機会への対応や変更がはるかに容易です。新しい機能の追加も、プラットフォームなら既存のコードベースを大幅に書き換える必要がなく、より快適に行えます。医療プラットフォームの構築は、「データ・ファブリック」の構築から始めるとよいでしょう。

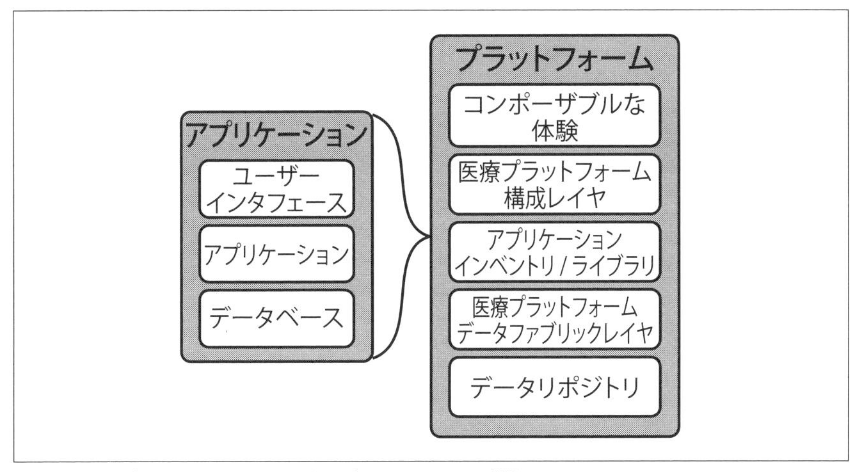

図7-9　医療プラットフォームと医療アプリケーションの対比

データファブリックは、多くの真実の源[†6]、つまりデータリポジトリへのアクセスを管理するアーキテクチャ、サービス、技術で構成されています。データファブリックは、複数のデータの種類とデータソースを接続し、そのデータにアクセスするためのAPIを提供するレイヤだと考えることができます。データファブリックは、データの取り込みとデータ統合サービスを提供し、リアルタイム、ストリーミング、バッチ処理の使い方をサポートします。データファブリックは、メタデータを利用したグラフ技術を採用し、組み合わせ可能なサービスやユーザー体験を実現する機会を創出しています。データファブリックは動的な統合を可能にし、さまざまなユースケースを織り交ぜたり、協働させたりすることができます。

図7-10は、医療プラットフォームの構築は旅のように歩むものであり、「ビッグバ

†6　［監訳注］原書では「sources of truth」。データの発生源（data source）であること、二次的に加工されたものではなく生来のデータであることの意味を掛け合わせていると思われる。

ン」的なアプローチではなく、段階的に行う必要があることを示しています。例えば、23andMeのようなデータ・プラットフォームを作るのか、それともTencentのような巨大なプラットフォームを作るのか、あるいはその中間なのか、プラットフォームの目的、目標、種類を決めることが最も重要です。

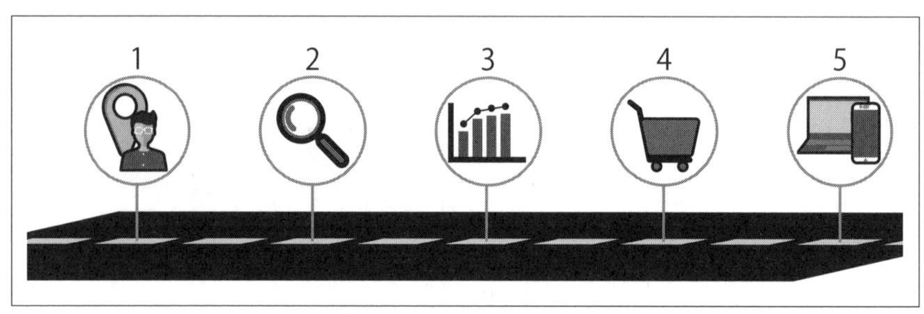

図7-10 医療プラットフォームへの道

データへのアクセスを確保し、土台を整えることは医療プラットフォームの構築の基本です。組織内のデータのコピーや移動をやめ、必要なときに企業内外で安全かつ容易にアクセスし、交換できるようにデータを解放すべきです。これは容易なことではありませんが、APIを通じてデータにアクセスできるようにすることで運用上の柔軟性が得られ、ビジネスの他の部分もAPIを使用して新しい機能を構成することができるようになります。

ステップ1は単純にAPIエコノミーを受け入れることであり、APIによって医療機関は製品やサービスをより速く構築できるようになります。ステップ2はデータファブリックを構築し、APIを利用させることで、リアルタイムに、あるいはその他の方法で、組織全体からデータに容易にアクセスできるようにすることです。あるいは、純粋なデータ・プラットフォームにおいて、APIを介してデータを他者が利用できるようにします。コンポーザビリティを実現する機構としてAPIを使用し、組織内のデータを解放することが目標です。ステップ3では、コンポーザビリティの概念を、疾患診断モデルへのアクセスなどのような他の機能にも拡張できます。このステップによって、"コンポーザブル"な組織が出現します。ステップ4は、社内外の消費者がAPIを使用して新しい機能を構成および作成できるような市場、すなわちデジタル製品を作成することであるかもしれません。最終的には、4段階であれ5段階であれ、ヘルスケア・プラットフォームの構築が最終目標となります。

7.3.2 エコシステム

プラットフォームは、エコシステムを包み入れます。これまでのコンピューティング時代の企業は、創業時からエコシステムを受け入れていたため、これを新しい試みであると捉えるのは間違っています。医療機関は、クラウド、モビリティ、AIプラットフォームが存在しており、従来とは異なる体験を作り出さなければならないことを認識しています。Facebookが開発者にプラットフォームを開放したことは、Myspaceを追い越す上で極めて重要であったと言えるでしょう。そして、他にもエコシステムの価値を示す例は数多くあります。

医療のエコシステムを活性化させ、医療プラットフォームを拡大・定着させるのに不可欠な特性として、以下のようなものが挙げられます。

- プラットフォームは、パートナー、顧客、開発者、大学、その他の構成員がアクセスできる機能を作成または公開する。
- プラットフォームは、それ自体が必要不可欠なものであり、エコシステムのステークホルダーの問題を解決する。
- インタフェースはオープンであり、標準に準拠しており、容易に接続できる——つまりAPIである。
- ハッカソンやコーディング・フェスティバルなどを通して、イノベーションと新しい使い方を奨励している。
- エコシステムの構成員は、プラットフォームやAPIを通じて、価値を付加したり、価値を獲得したりすることができる。
- プラットフォームの所有者は、プラットフォームを通じて価値を獲得し、収益化できる。
- プラットフォームの所有者は、時間とともに進化するプラットフォームの能力と多様性をサポートする。

7.3.3 アプリケーションプログラミングインタフェース（API）

テクノロジーの移り変わりは新たなコンピューティング時代の幕開けを知らせるものです。コンピュータ産業の初期にはメインフレームコンピュータとミニコンピュータが過渡期の技術であり、次にパーソナルコンピュータ、インターネット、そして現在のモバイル端末が登場しました。

かつては、消費者や顧客の目に見える機能や性能に対して、ソリューション構築の予算の大半が割り当てられていました。ビジネスのアジリティ、パフォーマンス、および可用性への配慮は二の次で、それらを実現するための予算を確保するのは大変なことだったのです。しかし、今日、アジリティには、測定可能な事業内容と投資対効果があります。以前は四半期ごとのリリースで十分だったかもしれませんが、今では毎月、毎週、または毎日リリースするのが普通に見られるようになっています。市場の変化、顧客からのフィードバック、医療の規制などに対する迅速な対応が、ビジネスの成否を左右するのです。高可用性と機敏性を備えたシステムは不可欠なものとなりました。

デジタルネイティブ、つまりオンライン企業は、インターネットとクラウドで生まれました。機械学習とAIは彼らの研究分野であり、彼らが話す言語でもあります。APIやマイクロサービスは、ソフトウェアを構築したり、機械学習モデルを提供するための構成要素であり、AIファーストは彼らのビジネスの流儀です。多くの既存のヘルスケア企業が、オンライン企業に指導を求め、あるいは羨望の眼差しを向け、しばしば「なぜ私たちはあのようにできないのか？」と自問するのも無理はないでしょう。

デジタルネイティブでは、文化や開発手法の転換が起こります。オンライン企業は、特定の機能を持つクラウドネイティブなアプリケーションを構築し、問題を解決するために小さな技術群を使用し、ミドルウェアプラットフォームを用いた第3世代のコンピューティングのアプローチを放棄しています。デジタルネイティブは、ビジネスニーズの変化に応じてサービスを頻繁に置き換える、いわば「使い捨ての考え方」を持っています。デジタルネイティブは、失敗と実験を生きがいとして受け容れています。本番環境は、アプリケーションを構成する動的なトポロジーを制御するテスト環境でもあります。その本質は、APIを通じて機能とその利用方法を公開し、いつAPIをデジタル製品として提供するのが合理的かを見定めていく活動の中にあります。

7.4 まとめ

たった1つの企業が医療システムを修復したり、変革したりすることはあり得ません。しかし、小売業や金融業と同じように、ビッグテック企業やその他の非伝統的な企業が、3兆ドルの医療の機会を利用して、医療業界を破壊していくことはあり得るでしょう。実際にどのような“破壊”が起きるのかを予測することはできませんが、米国の医療システムのあらゆる側面に影響を与えることになるでしょう。

デジタル化された患者は、データで武装し、ヘルスケア製品やサービスの利用に関する意思決定を行う権限を得ることになります。医療機関と医師は、患者に対して、患者自身の健康を医療従事者らと共同で管理する管理者となるように促す必要があるでしょう。**図7-11**には、将来の医療に対する期待が描かれています。

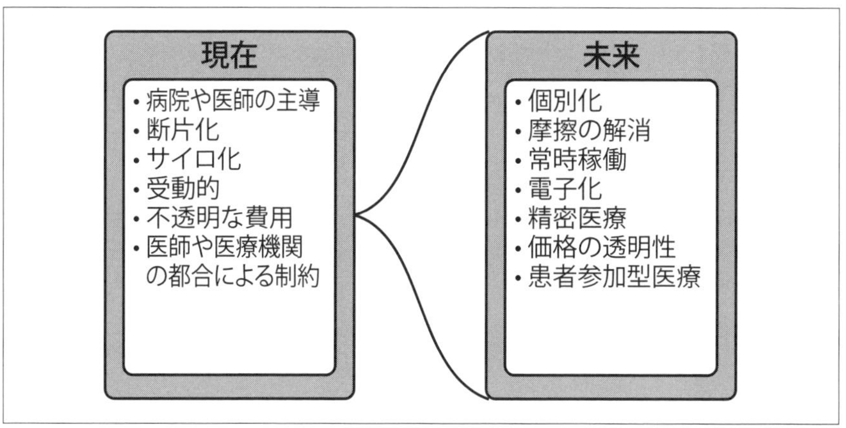

図7-11　未来の医療体験

COVID-19のパンデミックは、医療における格差と課題があること、AIが医療システム、医療機関、医師、一般市民に利益をもたらし、既存の臨床および管理プロセスをより効果的、効率的、かつ公平にする機会があることを浮き彫りにしました。同時に、COVID-19のパンデミックは、医療システムには重大なギャップと欠陥があり、組織や国家がパンデミックを制御する能力に限界があることも露わにしました。こういった事態において、発症する患者の予測や、最適な治療法の選択、接触履歴を追跡（コンピュータビジョンと顔認識技術の利用を通して）することなどにAIが力を発揮できることもわかってきました。このパンデミックやその後の社会では医療においてもAIシステムの開発が進み、導入が広がっていくでしょう。

AIが患者ケアを改善し、医師の生産性を向上させ、医療システムを簡素化し、よりスマートにする可能性は非常に大きいと思われます。医療データから健康行動、ゲノム、社会経済的データに至るまで、データ量の増加がAIの原動力となっています。医療エコシステム特有のもつれと、病気と個人の相互作用の複雑さとが相まって、AIを援用する理由のまたとない後押しとなっています。AIを採用することで、臨床判断や医療システムの再設計など、医療のあらゆる側面に影響を与えられます。患者ケアにおける不当な格差、回避可能な医療ミス、医療アクセスの不平等、非効率性、無駄を削減する機会は、AIによって大幅に拡大します。

AIがビジネスや社会で果たす役割は、テクノロジーの使い方の大きな変化に対応し、医療のニューノーマルを作り出しています。このニューノーマルの時代に、私たちはAIとビジネスプラットフォームの急速な拡大を見ることになるでしょう。エコシステムとAPIは、パーソナライゼーション、自動化、デジタル化、そしてAIの普及のための重要な土台となることでしょう。銀の弾丸はなく、神話的なデジタル戦略もAI戦略も存在しないのです。

デジタルトランスフォーメーション（DX）や進化を達成するための銀の弾丸や魔法のような予定表、脚本、戦略を探している企業は、失望することでしょう。企業がデジタル化を推進する道はさまざまです。ある企業でうまくいったとしても、別の企業ではうまくいかないかもしれません。私たちは、医療におけるAIで何が可能かについて、皆さんの想像力を開花させることができたと思います。

最終的には、次のようなことをする組織が現れることが考えられます。

- 医療を再構築するための「AIイマジネーションセンター」を設立し、テクノロジー企業や学術界と協力して、医療に携わるすべての人々のために新しいものを創造するためのサンドボックスを創設する。
- 組織によってAIの定義が異なることを認識した上で、AI戦略を定義、実現する。AIの有用性は定義よりも重要であり、国または国際的な組織で機能するものが、地方または地域の組織で機能するとは限らない。しかし、目標と測定値を伴った生きたAI戦略を持つことは、非常に大きな利点になる。CEOは、医療に大きな違いをもたらすことができるAIを採用したプロジェクトの上位3つをリストアップしておくとよい。
- APIをデジタル製品として受け入れる。APIは、イノベーションのための医療プラットフォームを実現することで、価値、量、採用を加速させるビジネス上の鍵となる。APIは、ヘルスケア企業のビジネスを容易にすると同時に、そのビジネス能力、コンピテンシー、製品、およびサービスを可能な限り幅広い層に拡大するものである。デジタル製品としてのAPIは、ビジネスの価値提案（value proposition）を驚くほどシンプルなものとし、たえず変化し続けるビジネス環境の中で新しいビジネスプロセスやビジネスモデルを転換して再構成するための労力を最小限に抑える。

現実の問題解決のために必要なAIの規模は、予算や組織、資源の規模や人材の有無によって異なります。だからこそ、多様な組織の連携が欠かせません。最後に、繰り返しになりますが、医療における課題や問題にしっかりと情熱を注ぎましょう。そうすることで自ずと解決策が見えてくるはずです。

索 引

数字・アルファベット

23andMe 224
2型糖尿病 90, 107
Abilify MyCite 141
ACA.. 34
ACI 166
AI
　～と機械学習 2, 5
　～の医療における利用例 176
　起源と定義 2
　広義の定義 4
　自律性 13
　新時代のアプリケーションやサービスの
　　到来 195
　大規模AI.......................... →大規模AI
　汎用技術 18
　人とAIの対話 13
　人々の暮らしを豊かにする 177
　プランニングと推測 11
　ヘルスケアの神話 21
　変遷 14
AIキャズム 218
AIケンタウルス型の医療..................... 60
AIシステムの多様性......................83–85
AIスタック 5
AI戦略の策定........................... 208–211
AIと遠隔医療...................................136
AIの冬... 15
AI変革プレイブック 210
AIベンダーのソリューションの評価.....211
Algorithmic Accountability Act
　.................... →アルゴリズム説明責任法
AlphaGo 5, 11, 16, 61
AlphaGo Master................................ 16
AlphaZero 16, 60
Ambient Clinical Intelligence .... →ACI
API 221, 229
Apple Watch.......................xvi, 129, 133
ASR................................→自動音声認識
AWS Comprehend............................124
BERT.. 47
BIDMC 188
CADUCEUS.................................... 15
COVID-19のパンデミック
　医療における課題 231
　遠隔医療 136
　振る舞いのインターネット 204
　メンタルヘルスケア 135
CTスキャン 29

Deep Blue....................................15, 61
DeepMind............................. 12, 16, 129
e-Stroke suite 191
EBMガイドライン...........................150
EHR................................. 26, 122, 144
Facebook.................... 203, 204, 221, 229
Google
　AlphaGo 5
　BERT.. 47
　Google Wear 129
　音声技術 45
　デジタル・ヘルスケア 129
GPT ....→汎用技術
GSRセンサー...................................201
Highmark 193
HIV.. 25
IA（知識増幅） 65
IBM Watson 15, 43, 46
IBM Watson for Oncology 74
IHR....................................... 182－185
IoT
　～とAI...108
　医療アプリケーション .... 108－112
　医療への影響 96
Jeopardy!................................ 5, 15, 46
MEMS 140
Microsoft...167
MYCIN...3
NYP PPS 161
One Drop...224
OpenAI......................................46, 208
RPA 161
Tay（チャットボット） 78
Tencent...224
WeChat 224
WeDoctor 224
WorkFusion 161

あ行

悪性黒色腫 28
アストラゼネカ 170
アフェクティブ・コンピューティング ... 74
アプリケーション中心のデジタル化 119
アプリケーションとプラットフォーム
　..226
アマラの法則 21
アラーム疲労 .... 105－106
アルゴリズム
　～と機械学習 8
　制約 52, 214
　バイアスの神話 48
アルゴリズム説明責任法 83
アルゴリズム・バイアス ....83－85
アンビエント・インテリジェンス 179
アンビエント・インテリジェンス環境
　..200
アンビエント・コンピューティング
　.. 100－102
暗黙知 73
暗黙的なバイアス 83
意思決定
　支配者としてのAIの神話 47
　治療方針の決定とAI......................153
　臨床判断支援ツール 200
異常を見つける 50
医薬品 .... 169－172
医用画像 .... 167－169
医療記録 .... 157－163
医療従事者の時間
　画像診断と分析におけるAI活用
　　.................................... 167－169
　環境と融合した人工知能 .... 166－167
　無駄を省くためのAI.............. 165－169
医療のオートメーション化 117
医療のギャップ 23
医療の無駄 .... 147－173

医療従事者の時間 ……………… 165－169
医療費とAI……………………………149
管理費 ………………………… 159－161
治療方針の決定とAI……………………153
無駄を省くためのAI…………… 159－165
医療費 …………………… 35－38, 149－153
～の削減 ……………………………35－38
～の無駄
AIの活用による医薬品の節約……169
医療へのアクセス ……………………33－35
医療保険 ……………………… 34, 192－195
インタラクション・ネットワーク ……220
ウェアラブル ………………129, 131, 201
ウェアラブル・センサー ………………201
うっ血性心不全 …………………… 108, 123
エキスパートシステム …………………3
エコシステム …………………………26, 229
遠隔医療 ……………………………136－139
オックスフォード大学附属病院 ………191
オレゴン健康科学大学 …………………190
音声による会話 …………………………198
音声を使ったAI ………………………… 45

か行

顔認識技術 ………………………………… 50
確率的 ……………………………………… 54
過剰な治療 ………………………… 154, 157
カスタマーサービスセンター …………… 86
カスタマーサービス担当者 ……………183
カスタマージャーニー・プラットフォーム
……………………………………………199
画像診断と分析 …………………………167
価値観 ……………………………………71－74
ガルバニック皮膚反応センサー
……………………………………………201
がん
～と人間中心のAI……………………… 73
AIの利用……………………………27－29
アンダーソンがんセンター …………… 74
役に立たない治療の判断 ………………154
考えるAI………………………………… 49
患者保護・医療費負担適正化法 ……→ACA
完全な人工知能の開発 ………………… 42
眼底写真 …………………………………… 37
管理事務 …………………………… 143－145
管理費 ……………………………………… 39
管理プロセスと無駄 …………… 161－164
雇用の安定とAI…………………………164
機械学習
～とAI…………………………………5
～とニューラルネット …………………7
AIは単なる～である …………………… 43
コンピュータビジョン ………………… 10
自然言語処理 …………………………… 10
自律性 …………………………………… 13
事例を使ったプログラミング ………… 20
プランニングと推測 …………………… 11
技術プラットフォーム …………………220
擬人化 ……………………………………… 49
教師あり学習 ………………………………7
教師なし学習 …………………………7, 145
訓練データ …………………………………9
ケアプラットフォームの整備 …………196
継続的な学習 ………………………………7
継続的なモニタリング …………………103
AIを用いた～……………………………102
アラーム …………………………………105
健康連続体 ………………………………106
ゲーム ……………………………………59, 61
血液透析 …………………………… 103, 152
健康の決定要因 …………………………112
健康連続体 ………………………………106
ケンタウルス型の医療
………………→AIケンタウルス型の医療
高血圧 ……………………………… 132, 151
過剰な治療 ………………………………158
管理のためのデジタルツール …………126

妊娠高血圧症候群 108–110
服薬管理 141
交差検証 9
高度な個別化
医療に影響を与える3つの領域 96
個人の健康のための処方箋としての～
.... 93
定義 92
コールセンター 86
心疾患 133
個別化医療
～の処方箋としての高度な個別化
.... 93–102
AIを用いた継続的なモニタリング 102
IoTとAIの医療への応用 108
アンビエント・コンピューティングと
医療 100–102
健康の決定要因とビッグデータ 112
モニタリングとAI 89
雇用の安定 164
コンピュータビジョン 10, 50
コンピューティング・プラットフォーム
.... 221

さ行

細菌性肺炎 62, 190
再現性 169
最初のプログラム 14
再入院リスク 39, 189
ザイバン 171
詐欺 193
自然言語処理
ICU 6
バイアス 71
臨床コーディング 4, 10
失敗の原因（AI） 74
疾病管理プラットフォーム 197
自動音声認識 71
支配者としてのAI 47
社会文化的な価値観 71–74
集団の健康管理 144
純粋な医療プラットフォーム 224
消化型センサー 201
情報公開 184
書類に記入 181–185
自律型AIシステム 13
自律型兵器 84
自律性（患者） 73, 84
事例を使ったプログラミング 20
新時代のアプリケーションやサービス
アンビエント・インテリジェンス環境
.... 200
カスタマージャーニー・
プラットフォーム 199
ケアプラットフォームの整備 196
疾病管理プラットフォーム 197
デジタルツイン・プラットフォーム
.... 201
人間と機械間の新たな体験の提供 198
振る舞いのインターネット 204
リアルタイム 203
臨床判断支援ツール 200
新時代のアプリケーションやサービスの
到来 195
人種バイアス 83–85
深層学習 8, 11, 50
深層ニューラルネットワーク 54
腎臓病 102, 152
心臓発作 133, 141
神話
AIアルゴリズムにはバイアスがかかって
いる 48
AIが病気を治す 25
AIは医師に取って代わる 30
AIは医師よりも良い診断ができる 51
AIは医療の問題を解決する 33
AIは人類存続の危機をもたらす 41

AIは単なる機械学習である 43
AIは見て、聴いて、考える 49
AIへの過剰な期待と期待外れ............ 44
支配者としてのAI.......................... 47
脳をモデルにしている 55
ブラックボックス 54
本物の対話型AI..........................45–47
睡眠中のモニタリング 132
スター・トレック 45
請求処理
ブラックボックスとしてのプロセス ... 55
リアルタイム 203
成人潜在性自己免疫性糖尿病 92
生体センサー 201
説明可能なAI
～とブラックボックスAI.............54, 66
人間のためのフレームワーク 70
説明可能なAI..............................79–81
センサー 201
総合診療医 35, 63
創薬研究 4
ソーシャルネットワーク
医療に影響を与える領域 96

た行

第4次産業革命................................100
大規模AI...207
～の実現 207
医療の変革 213
見えないエンジン 219
胎児の死亡率や罹患率 24
対話型AIの神話 45–47
チェス 15, 60
チェンジマネジメント 68
チャットボット 78, 86
中国
医療アクセス 34
総合診療医 63
チューリング・テスト 41
超知性 19
治療方針
～とAI...153
過剰な治療 157
役に立たない治療の判断 154
強いAI.. 17
データファブリック 227
テクノロジー
～を医療現場で機能させる 178
アンビエント・インテリジェンス 179
医師の視点から 185–188
患者の視点 181–185
病院情報システムから 188–192
保険会社の視点 192–195
デザイン思考 68
デジタルツイン・プラットフォーム
....93, 201
デジタル・ヘルスケア 126
デジタル・メッシュ 179
デジタル薬物療法 141
テストデータ 9
手続き型プログラミング 15
転用 171
糖尿病
服薬管理 139
モニタリングとAI...................89–100
予測 75
糖尿病性網膜症 36
透明性 79
特徴的症状 51
トリアージ 52, 86

な行

入院中のリスク 112
入院費 36, 39
ニューラルネット 7
人間と機械間の新たな体験の提供 198

人間中心のAI 59
　～の要素 65
　AIケンタウルス型の医療 60
　AIと社会文化的な価値観 71
　AIと人間の交叉 66
　AIを理解する人間 78
　起源 64
　定義 72
　人間を理解するAI 74
　フレームワーク 67
　倫理の問題 81–87
人間中心のデジタル化 119
人間の倫理 81–88
妊娠高血圧症候群 108–110
脳腫瘍 28
脳をモデルにしている 55

は行

バイアス
　AIアルゴリズムの神話 48
　AIシステムの多様性の欠如 83–85
　医薬品開発 171
　社会文化的な価値観 71–74
　白血球 76
肺炎 190
肺がん 29
白血球 76
汎用技術 18
ビッグデータ
　～と健康の決定要因 112
　医療に影響を与える領域 96
ビッグテック 129
人とAIの対話 13
皮膚科遠隔診療 134
皮膚がん検出 28
病院情報システム 188–192
病理医 167, 168
非臨床試験 170
フェアビュー・ヘルスシステム 189
服薬アドヒアランス
　MEMS 140
　デジタル薬物療法 141
服薬管理
　～とAI 139–143
　デジタル薬物療法 141
ブプロピオン 171
プライバシー 84
ブラックボックス
　AIの神話 54
　深層学習 11
ブラックボックスAI 54, 66
プラットフォーム
　～とアプリケーション 226
　～とエコシステム 229
　～の構築 224–228
　API 229
　カスタマージャーニー・
　　プラットフォーム 199
　ケアプラットフォームの整備 196
　疾病管理プラットフォーム 197
　大規模AI 219–229
　デジタルツイン・プラットフォーム
　　................................ 201
　臨床判断支援ツール 200
プラビックス 27
プランニング・コンポーネント 11
振る舞いのインターネット 204
文化的多様性 83–85
米国人工知能国家安全保障会議 84
ヘルス・エンゲージメント・
　プラットフォーム 224
ヘルスケアDX 117–146
　～への道程 125
　AI、デジタル化、ビッグテック企業
　　................................ 129
　AIと服薬管理 139
　AIとメンタルヘルス 135

管理事務をデジタル化・AI化する.....143
定義.....117
デジタル・ヘルスケア.....126
デジタル・ヘルスケアに適用されるAI.....128
道程A：デジタルオペレーションとプロセスの構築.....122
道程B：新たな機能の構築.....123
道程C：ビジネスプロセスの変革.....125
予防と慢性疾患の管理.....130
偏頭痛.....98
放射線医学.....167
放射線科医.....31
保険会社.....192－195
母体の死亡率や罹患率.....24, 109－110

ま行

マーケットプレイス・プラットフォーム.....221
慢性疾患の管理.....130
～とAI.....36, 133－135
AIとメンタルヘルス.....135
慢性腎臓病（CKD）.....102
ムーンショット・プロジェクト.....125
無駄.....→医療の無駄
メイジェル（音声技術）.....45
メタ医療プラットフォーム.....224
メンタルヘルス.....135
網膜のスキャン.....85
燃え尽き症候群.....xi, 24, 161, 164
～と管理プロセス.....161
AI活用による緩和.....164
モデルとアルゴリズム.....8
モニタリング.....89
AIを用いた継続的なモニタリング.....102
IoTとAIの医療への応用.....108
アンビエント・コンピューティングと医療.....100－102
健康の決定要因とビッグデータ.....112
個人の健康のための処方箋.....93
モラベックのパラドックス.....19
モンテカルロ.....11

や行

役に立たない治療の判断.....154
ユーティリティ・プラットフォーム.....221
予防の管理.....130
AIとメンタルヘルス.....135
AIと予防医学.....132
弱いAI.....17, 42

ら行

ラジオジェノミクス.....28
リアルタイム医療.....203
リスクのある妊婦.....108－110
リレーションネットワーク.....12
臨床コーディング.....123－124
臨床判断支援ツール.....200
倫理
～と人間中心のAI.....81－88
人間中心のAIの一部となるフレームワーク.....71
人間中心のAIを実現するために.....85
人間を中心としたアプローチ.....83

わ行

ワインバーグの第二法則.....215, 216

● 著者紹介

Kerrie L. Holley（ケリー・L・ホリー）

IBM フェローを経て、Optum（処方箋の適正管理プログラムを提供する企業）に上席技術フェローとして参与し、テクノロジーによる医療の発展に焦点を当てて研究に取り組んでいる。数多くの技術特許を取得し、書籍2冊を執筆している。

Siupo Becker, M.D.（シウポ・ベッカー）

内科と感染症についての臨床経験を有しており、14 年間以上にわたって診療に従事し、現在、UnitedHealthcare 社のヘルスケア戦略担当副社長に就任し、医療の質とコストの生業に影響を与える全国的な医療イニシアチブを推進している。フォーチュン誌が選ぶトップ 50 の企業に対して医療のニーズに対する革新的なアプローチを提供している。また、集団健康管理、症例管理、顧客維持と拡大、そしてデジタルヘルスイノベーションに関するソリューションや製品開発の経験を有する。

● 翻訳・監訳者紹介

木村 映善（きむら えいぜん）

愛媛大学大学院医学系研究科博士課程医学専攻 社会・健康領域医療情報学講座 教授。北海道大学医学部卒業後、愛媛大学総合情報メディアセンター助手、愛媛大学医学部准教授、国立保健医療科学院 統括研究官を経て、現在、内閣府政策参与等を兼務する。医療情報システムの管理の傍ら、主な研究分野として医療情報学、情報工学を手がける。

● 訳者紹介

岡 響（おか ひびき）

セキュリティーベンダーのシニアリサーチャーとしてAI技術の応用・製品化を担当。主な研究分野は自然言語処理、信号処理、並列計算、秘密計算など。

● カバー説明

表紙を飾る動物は、オウム科の最小種であるケラインコ属の一種、アカガシラケラインコ（Micro-psitta bruijnii）です。アカガシラケラインコは、ニューギニア、フィジー、マルク諸島など、東南アジアに近い島でのみ見られます。全長およそ 8cm に成長し、体重は 12 ～ 16g です。アカガシラケラインコは、熱帯または亜熱帯の森林地に生息しています。他のケラインコ属は樹上性のシロアリの巣の近くで繁殖しますが、アカガシラケラインコはより高度な場所に生息し、樹洞内に巣を作るという点でユニークです。雄はほとんどが雌よりも明るい緑色で、鮮やかな赤い胸、青い首輪、緑色の翼、オレンジ色の頭と頬を持ちます。主に地衣類を常食とし、昆虫、コケ、菌類も食べます。ほとんど一日中樹皮にぴったりと張り付いてえさを探し、ゴジュウカラのような素早い動きをします。

AI ファースト・ヘルスケア
医療現場における AI アプリケーションの利用

2022 年 9 月 12 日　初版第 1 刷発行

著　　者　Kerrie L. Holley（ケリー・L・ホリー）、Siupo Becker, M.D.（シウポ・ベッカー）
監 訳 者　木村 映善（きむら えいぜん）
訳　　者　岡 響（おか ひびき）
発 行 人　ティム・オライリー
制　　作　株式会社トップスタジオ
印刷・製本　株式会社平河工業社
発 行 所　株式会社オライリー・ジャパン
〒 160-0002　東京都新宿区四谷坂町 12 番 22 号
Tel　(03) 3356-5227
Fax　(03) 3356-5263
電子メール　japan@oreilly.co.jp
発 売 元　株式会社オーム社
〒 101-8460　東京都千代田区神田錦町 3-1
Tel　(03) 3233-0641（代表）
Fax　(03) 3233-3440

Printed in Japan（ISBN978-4-8144-0003-4）
乱丁、落丁の際はお取り替えいたします。